माझा खांदा, कोपर, हात आणि हाताची बोटे यात वेदना होत होत्या. त्या वेदना असह्य झाल्याने मला अस्थिशल्य-विशारदाचा सल्ला घेण्यास सांगण्यात आले. त्याप्रमाणे मी सल्ला घेतला. फिजिओथेरपीची अनेक आवर्तने होऊनही मला दिलासा मिळाला नाही. माझ्या मित्राने माझी वेदना जाणून घेतल्यावर मला अॅक्युप्रेशरचे तंत्र जाणून घेण्याचा सल्ला दिला. साशंक अवस्थेत डॉ. सक्सेना यांच्याकडून उपचार समजवून घेताना ५ व्या/६ व्या दिवशी माझ्या वेदनांना खूप उतार पडला आणि १० व्या आवर्तनात जादू झाल्याप्रमाणे माझ्या वेदना बंद झाल्या. ज्या आजतागायत पुन्हा कधीही उद्भवल्या नाहीत.

ब्रीज के. टैमनी
I.A.S. (निवृत्त)
सभासद,
National Consumer Disputes Redressal commission.

मला उच्च रक्तदाब आणि सर्व्हायकल स्पॉन्डिलोलिस किंवा शरीरांतर्गत वेदनांचा त्रास होता. डॉ. सक्सेना यांच्या उपचारपद्धतीच्या केवळ दोन-तीन आवर्तनांनंतर मला संपूर्ण वेदनामुक्ती प्राप्त झाली. या उपचारपद्धतीच्या परिणामांचा प्रभाव माझ्यावर चांगलाच पडला आणि माझ्या अनेक मित्रांकडे मी या उपचारपद्धतीची शिफारस केली.

एस. के. मल्होत्रा
Adviser & Additional secretary to Govt. of India
Ministry of Home Affairs

माझी पत्नी आणि मी आम्हा दोघांनाही टेनिस एल्बो पेन या विकारामुळे होणाऱ्या वेदनांची अजूनही आठवण येते. प्रात:कालीन चालण्याचा व्यायाम घेताना आम्हास आमच्या वेदनांची आठवण दररोज येत असे. अनेक तज्ज्ञ डॉक्टरांना भेटून त्यांचा सल्ला आम्ही घेतला. त्यातील काही डॉक्टर आंतरराष्ट्रीय ख्यातीचे होते. अनेक खर्चिक; परंतु परिणामकारक नसलेल्या उपचारपद्धती

सोडून देऊन त्या दु:खाशीच जुळवून घेण्याचे ठरविले. मात्र वेदना दिवसेंदिवस वाढतच गेल्या आणि माझ्या पत्नीला गुडघेदुखीचा त्रास सुरू होऊन तिला पायात अस्वस्थता जाणवू लागली. एके सकाळी चालणेही कठीण झाले. यानंतर माझ्या मित्रांनी ॲक्युप्रेशर उपचार पद्धतीचा वापर करण्याचा सल्ला दिला. आमच्या टेनिस एल्बो दुखण्यातील वेदना फक्त कमी झाल्या नाहीत, तर या उपचारपद्धतीमुळे आम्ही दररोज प्रात:काळी लांबपर्यंत चालण्याइतपत प्रगती करू शकलो. माझ्या पत्नीच्या गुडघ्यातील वेदना आणि पायातील अस्वस्थता मोठ्या प्रमाणात कमी झाली. ॲक्युप्रेशर ही उपचारपद्धती किती प्रभावी आहे हे डॉ. सक्सेना यांच्याकडे घेतलेल्या उपचारांच्या ७-८ आवर्तनांतच दिसू लागले.

जी. डी. खेमानी, IPS (निवृत्त)
D.G. Police, Delhi

माझ्या बहिणीस पाइल्सचा त्रास होता. मला असे सांगण्यात आले की, औषधे किंवा शस्त्रक्रियेशिवाय ॲक्युप्रेशर उपचारपद्धतीच्या वापराने पाइल्स बरा होऊ शकतो. माझ्या बहिणीच्या पाइल्स या विकारावर डॉ. सक्सेना यांची ॲक्युप्रेशर उपचारपद्धती घेतली. उपचाराच्या ३-४ आवर्तनांत तिला रोगापासून संपूर्ण सुटका मिळाली.

एअर मार्शल एम. एस. बावा
PVSMAVSM VM (Retd)

ॲक्युप्रेशरबद्दल समजण्याअगोदर सतत तीव्रतम होत जाणाऱ्या वेदनांमुळे लॉन टेनिस खेळणे मला सोडून द्यावे लागले होते, हे मला अजूनही आठवते. माझ्या पायात होणाऱ्या वेदनांपासून मी कायमचा मुक्त झालो आणि सलग तीन सेट खेळूनही मला आज वेदनांची जाणीव अजिबात होत नाही.

पी. के. आनंद IPS
Joint Secretary
Ministery of Defence

ॲक्युप्रेशर उपचारपद्धतीचा अवलंब करण्यापूर्वी माझ्या पत्नीस रक्ताची पाइल्स झाल्याने वेदनांचा पराकोटीचा त्रास होत होता; परंतु ॲक्युप्रेशर उपचारपद्धतीच्या सात आवर्तनांनंतर सर्व वेदना नाहीशा झाल्या आणि यासाठी शस्त्रक्रिया अत्यावश्यक आहे ही गोष्ट ती विसरूनही गेली. माझ्या मुलीलाही जास्त गुंतागुंतीचा नसणारा, परंतु किडनी अकार्यक्षम झाल्याने शरीरात पाणी साठण्याचा त्रास होता. त्रासदायक अशा लॅसेक्सच्या (lassex) सेवनाशिवाय एक थेंब मूत्रविसर्जनही तिला अशक्य झाले होते. तिचे संपूर्ण शरीर एखाद्या टिपकागदासारखे झाले होते; परंतु डॉ. सक्सेना यांच्या ॲक्युप्रेशर उपचारपद्धतीच्या सहा आवर्तनांनंतर लॅसेक्सच्या मदतीशिवाय तिला मूत्रविसर्जन करता येऊ लागले आणि तिची उत्सर्जन इंद्रिये सर्वसामान्य व कार्यक्षम झाली.

अमरिक सिंग IPS (निवृत्त)
Former Director General of Police
Himachal Pradesh

पाठीच्या खालच्या भागात मला तीव्र वेदना होत असत. मागील सहा वर्षे हा त्रास सुरू होता. सहा आठवडे मी संपूर्णपणे अंथरुणाला खिळून होतो. मी माझ्या नोकरीत रुजू झालो; परंतु वेदना सुरूच होत्या. अस्थिरोगतज्ज्ञ, अस्थिशल्यविशारद यांच्याशी विचारविनिमय चालू होता; परंतु त्याचा फारसा उपयोग झाला नाही. ॲक्युपंक्चरचाही उपचार मी करून घेतला. त्याचा थोडाफार आशादायक लाभ झाला; परंतु तो जास्त काळ टिकला नाही. डॉ. सक्सेना यांच्याबरोबर ॲक्युप्रेशर उपचारपद्धतीच्या एका आवर्तनाने मला थोडा चांगला परिणाम जाणवू लागला; परंतु मागील एकूण अनुभवांमुळे दीर्घ काळ याचा लाभ होईल किंवा नाही, याबद्दल मी साशंक होतो. डॉ. सक्सेनांबरोबरच्या ॲक्युप्रेशरच्या तीन-चार आवर्तनांनंतर मला खूपच चांगला परिणाम जाणवू लागला आणि आठव्या आवर्तनानंतर माझ्या वेदना संपूर्णपणे नष्ट झाल्या. ॲक्युप्रेशरची अशी १२ आवर्तने नोव्हेंबर २००२मध्ये संपल्यानंतर दोन्ही बाजूंचे पाठीकडील दुखणे नाहीसे होऊन मला खूप आराम वाटू लागला. माझ्या

पत्नीच्या खांद्याच्या दुखण्यावर असेच उपचार झाले आणि तिलाही वेदनांपासून आराम मिळाला.

देवेंद्रभूषण गुप्ता, IAS
Principal Commissioner
Delhi Development Authority

माझी पत्नी, मुलगी आणि मी स्वतः अर्धशिशीच्या आजाराने त्रस्त होतो. माझ्या मुलीच्या डाव्या कोपराजवळ वेदना होत असत आणि मला प्रोस्टेटचा त्रास होता. डॉ. सक्सेना यांच्याकडून उपचार करून घेतल्यानंतर आम्हा तिघांनाही खूप आराम पडला आहे. ही सर्व ॲक्युप्रेशर उपचारपद्धतीची किमया आहे. तिचा आम्हास खूप फायदा झाला आहे.

बी. एल. व्होरा, IPS
Director General
Civil Defence & SSB

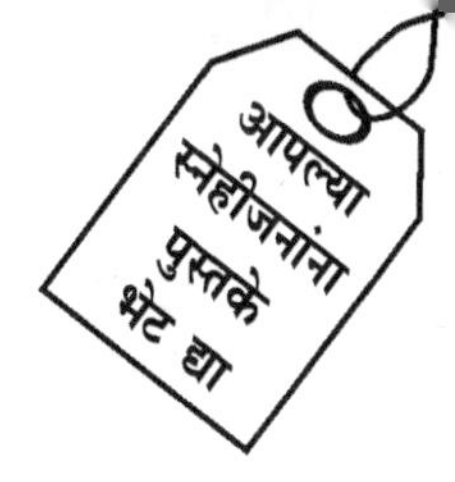

मिरॅक्युलस इफेक्ट्स ऑफ
ॲक्युप्रेशर

अनेक विकारांचा नैसर्गिक उपचारांद्वारे रोगविलय

डॉ. ए. के. सक्सेना
ॲक्युप्रेशर उपचारतज्ज्ञ

डॉ. एल. सी. गुप्ता
एम.डी. (रॅड) डीएमआरइ
एम.डी. (पीएसएम) डी.एससी (ऑ)

अनुवाद
मुग्धा गोखले

मेहता पब्लिशिंग हाऊस

© +91 020-24476924 / 24460313

Email : info@mehtapublishinghouse.com
production@mehtapublishinghouse.com
sales@mehtapublishinghouse.com

Website : www.mehtapublishinghouse.com

◆ *या पुस्तकातील लेखकाची मते, घटना, वर्णने ही त्या लेखकाची असून त्याच्याशी प्रकाशक सहमत असतीलच असे नाही.*

MIRACULOUS EFFECTS OF ACCUPRESSURE
by Dr. A.K. SAXENA & Dr. L.C. GUPTA
© Dr. A.K. Saksena & Dr. L.C. Gupta 2004
First Published by Srishti Publishers & Distributors in 2004
Translated into Marathi Language by Mugdha Gokhale

मिरॅक्युलस इफेक्ट्स ऑफ ॲक्युप्रेशर / आरोग्यपर

अनुवाद   : मुग्धा गोखले, डी-३, कलाकुंज सोसायटी, रस्ता क्र. ६,
डहाणूकर कॉलनी, कोथरूड, पुणे – ४११०२९.

मराठी अनुवादाचे व प्रकाशनाचे हक्क मेहता पब्लिशिंग हाऊस, पुणे.

प्रकाशक   : सुनील अनिल मेहता, मेहता पब्लिशिंग हाऊस,
१९४१ सदाशिव पेठ, माडीवाले कॉलनी, पुणे – ४११०३०.

मुखपृष्ठ   : चंद्रमोहन कुलकर्णी

प्रथमावृत्ती : ऑक्टोबर, २०१२ / पुनर्मुद्रण : फेब्रुवारी, २०१५

ISBN 978-81-8498-416-3

आदरणीय बाबांस अर्पण...
(कै. विद्याधर सक्सेना)

ते दुसऱ्यांसाठी जगले आणि स्वत:चे आयुष्य त्यांनी संतांप्रमाणे व्यतीत केले. इतरांसाठी जगायचे असते व नि:स्वार्थीपणे काम करायचे असते, हे मी त्यांच्याकडून शिकलो. १३ जानेवारी १९६८ रोजी ते स्वर्गवासी झाले, त्या वेळी मी एकोणीस वर्षांचा होतो. तेव्हापासून त्यांचा सहृदयी आत्मा सतत माझ्याबरोबर असतो आणि सातत्याने लोकोपयोगी कामे करीत राहण्याची प्रेरणा मला देत असतो.

हे पुस्तक प्रसिद्ध करण्याची संधी देणाऱ्या त्या जगन्नियंत्याचा मी अत्यंत आभारी आहे. ज्यांनी मला मार्गदर्शन देऊन हे पुस्तक लिहून प्रगती करण्यात मदत केली, असे आंतरराष्ट्रीय कीर्तिप्राप्त डॉ. एल.सी. गुप्ता यांच्याबद्दलचा माझा विनम्र आदरभाव मी व्यक्त केला नाही, तर माझ्या कामात मी कसूर केल्यासारखे होईल. त्यांच्या मदतीशिवाय पुस्तकलेखनाचा हा प्रपंच मी करू शकलो नसतो.

– ए. के. सक्सेना

डॉ. वल्लभभाई कथीरिया
DR. VALLABHBHAI KATHIRIA

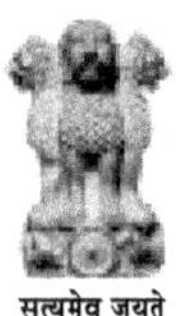

राज्यमंत्री
भारी उद्योग एवं सार्वजनिक उपक्रम
भारत सरकार
नई दिल्ली – ११००११
MINISTER OF STATE
HEAVY INDUSTRIES & PUBLIC ENTERPRISES
GOVERNMENT OF INDIA
NEW DELHI- 110011

Message

I am happy to learn that Dr. L.C. Gupta and Dr. A. K. Saxena have authored a book on Acupressure therapy. I understand that Dr. Gupta is a record holder for writing numerous books on medical sciences. Dr. Saxena is also serving the humanity by selfless commitment for healing various ailments through acupressure. India is a large country where no single therapy has a reach to all its citizens and different treatment therapies are subserving people in a synergic manner.

I wish Dr. Gupta and Dr. Saxena success in all their endeavours.

Dr.Vallabhbhai Kathiria

संदेश

डॉ. एल.सी. गुप्ता आणि डॉ. ए.के. सक्सेना हे ॲक्युप्रेशर उपचारपद्धतीवर पुस्तक लिहीत असल्याचे समजल्याने मला आनंद होत आहे. मेडिकल सायन्सेस या विषयावर अनेकानेक पुस्तके लिहिण्याचे रेकॉर्ड डॉ. गुप्ता यांच्या नावावर रुजू आहे, हे मला माहीत आहे. अनेक विकारांवर ॲक्युप्रेशरच्या आधारे उपचार करून रोगनिवारण करण्याचे मानवतावादी आणि स्वार्थविरहित कार्य डॉ. सक्सेना करीत आहेत, हेही मला समजले आहे. भारत हा एवढा मोठा देश आहे की, येथे केवळ एक उपचारपद्धती या देशाच्या सर्व नागरिकांपर्यंत पोहोचण्यास पुरेशी नाही. इथे विविध उपचारपद्धतींचा साकल्याने वापर केल्यामुळेच सर्व लोकांवर उपचार होण्यास मदत होणे शक्य आहे..

डॉ. गुप्ता आणि डॉ. सक्सेना यांना त्यांच्या सर्व उपक्रमांसाठी मी सुयश चिंतितो!

डॉ. वल्लभभाई कथीरिया

ॲक्युप्रेशर – रोगनिवारण आणि प्रशिक्षण केंद्र

ॲक्युप्रेशर हा फक्त दुरुस्ती करण्याकरता वापरात येणारा उपचार नाही, तर काही प्रमाणात प्रतिबंधात्मक आणि नैदानिक (Diagnostic) उपचार आहे.

कोणतीही व्यक्ती ॲक्युप्रेशरच्या वापराने रोगनिवारण कसे करावे हे शिकू शकते. त्यासाठी भाषेचे आकलन, मानवजातीस मदत करण्याची इच्छा, अधिकाधिक श्रम घेण्याची तयारी इत्यादी अर्हतांची गरज असते.

जर वरील अटींची पूर्तता करून ॲक्युप्रेशर उपचारतज्ज्ञ बनण्याची तुमची इच्छा असेल, तर खालील ठिकाणी संपर्क साधा –

डायरेक्टर, ॲक्युप्रेशर हिलिंग अँड ट्रेनिंग सेंटर,
७०२ ब, श्रमदीप अपार्टमेंट्स, प्लॉट नं. १ ब
पॉकेट - ९ ब, सेक्टर-६२, नोएडा.

काही ठळक गुणविशेष :

१. डॉ. सक्सेना स्वत: प्रशिक्षण देतात.

२. तीन महिन्यांचा/कमी कालावधीचा क्रॅश कोर्स उपलब्ध

३. यथायोग्य शुल्क

४. प्रशिक्षणानंतर तीन महिन्यांचा प्रात्यक्षिक अभ्यास सक्तीचा. हा उपक्रम संस्थेच्या विश्वस्त केंद्रात चालविला जातो. रोजच्या वापराकरिता लागणारी उपकरणे संस्थेतून उपलब्ध होतील.

५. मोठ्या प्रमाणात उपकरणे हवी असल्यास रजिस्टर्ड पोस्टाद्वारे उपलब्ध होतील.

ॲक्युप्रेशरसाठी उपकरणे – उदा :

१. मॅजिक मसाजर (Magic Massager)

२. जिमी (Jimmy)

३. ट्विस्टर (Twister etc.)

४. रोलर्स (Rollers)

५. पिरॅमिड प्लेट (Pyramid Plate)

प्रस्तावना

'आरोग्यम् धनसंपदा' असे प्राचीन कालापासून समजले जाते. ही बाब आपणा सर्वांनाच माहीत आहे. निरोगी व्यक्तीच निरोगी समाज घडवू शकतात. आपल्या समाजातील व पर्यायाने देशातील प्रत्येक व्यक्ती निरोगी असेल याची काळजी घेणे फार महत्त्वाचे ठरते.

विविध रोगांवर उपचार करण्यासाठी औषधे शोधून काढणे अथवा निर्माण करणे, या क्षेत्रात संपूर्ण जगात फार मोठ्या प्रमाणावर संशोधन चालू आहे. वैद्यकीय क्षेत्रात लक्षणीय प्रगती झालेली आहे. बायपास, न्युरोसर्जरी यांसारख्या अत्यंत अवघड अशा शस्त्रक्रिया यशस्वीपणे पार पाडून शल्यविशारदांनी (Surgeon) शस्त्रक्रियेच्या क्षेत्रात आश्चर्यकारक प्रगती केलेली आहे. तरीदेखील नवनवीन आणि गुंतागुंतीच्या स्वरूपाचे अनेक रोग उद्भवू लागले आहेत. जिवाणूंना (Bacteria) जिवाणूनाशक औषधांच्या (antibiotics) तुलनेत अधिकाधिक प्रतिकारक्षमता (immunity) प्राप्त होऊ लागली आहे. त्यामुळे नवनवीन, अधिक शक्तिशाली जिवाणूनाशक औषधे निर्माण करावी लागत आहेत. थोडक्यात, ही एक न संपणारी प्रक्रिया असल्यासारखे वाटू लागले आहे.

विविध रोगांच्या कारणांकडे बारकाईने लक्ष दिल्यास ही कारणे दोन प्रकारची असतात, असे आढळून येते.

१) मानसिक ताणतणाव, स्वत:च्या आरोग्याबाबत असलेला निष्काळजीपणा, चुकीच्या आहारविषयक सवयी, चुकीची जीवनशैली, घातक अन्नघटकांचे सेवन यांसारख्या कारणांमुळे उद्भवणारे रोग. योग्य प्रकारचा आहार नियमितपणे घेतल्याने तसेच योग्य त्या जीवनशैलीचा अवलंब करून हे रोग होणे टाळता येते.

२) पर्यावरण, कुपोषण, आनुवंशिक घटक, वय, विविध प्रकारच्या दुखापती (injuries), प्रदूषण या कारणांमुळे होणारे रोग. या कारणांवर माणूस दर वेळेस नियंत्रण ठेवू शकेलच असे नाही.

जेव्हा एखादी व्यक्ती आजारी पडते तेव्हा ॲलोपॅथी, होमिओपॅथी, आयुर्वेद, युनानी यांपैकी कोणत्यातरी एका शाखेचे औषधोपचार सुरू करावे लागतात. कोणत्या शाखेचे उपचार सुरू करावेत, हे प्रत्येक व्यक्तीच्या इच्छेवर आणि त्या विशिष्ट शाखेवरील विश्वासावर अवलंबून असते.

पुरातन कालापासून निर्माण झालेल्या किंवा कालौघात विकसित झालेल्या अनेक वैद्यकीय शाखांपैकी ॲक्युप्रेशर ही सर्वांत जुनी आणि परिणामकारक अशी उपचारपद्धती आहे, असे म्हणणे अनुचित ठरणार नाही. ही उपचारपद्धती पूर्णपणे निसर्गोपचारावर आधारित आहे. या उपचारपद्धतीत कोणतीही औषधे घ्यावी लागत नसल्यामुळे याचे अतिरिक्त परिणामही (side effects) नसतात. ॲक्युप्रेशरच्या जोडीने इतर कोणत्याही पॅथीचे औषधोपचार चालू ठेवता येतात. काही कालावधीनंतर ही औषधे वैद्यकीय सल्ला घेऊन कमी करता येतात अथवा बंद करता येतात.

आपण येथे ॲक्युप्रेशर या उपचारपद्धतीच्या उगमासंदर्भात सखोल चर्चा करणार नाही. साधारणपणे पाच हजार वर्षांपूर्वी भारतात या उपचारपद्धतीचा उगम झाला व नंतर चीनमध्ये या पद्धतीचा शास्त्रशुद्ध विकास झाला, असे मानले जाते. नंतर या उपचारपद्धतीची परिणामकारकता लक्षात आल्याने तिचा प्रसार व अवलंब जपान, इंडोनेशिया, थायलंड, कोरिया, श्रीलंका, इंग्लंड, अमेरिका, कॅनडा इत्यादी अनेक देशांत झाला.

ॲक्युप्रेशर ही उपचारपद्धती ज्या तत्त्वावर आधारित आहे, ते तत्त्व म्हणजे सर्व प्रकारच्या रोगांना बरे करणारी जीवनऊर्जा (Vital force) होय. ही जीवनऊर्जा आपल्या शरीरातच असते. याच जीवनऊर्जेस कार्यान्वित करून योग्य दिशा देण्याची गरज असते. हे उद्दिष्ट साध्य करण्यासाठी ॲक्युप्रेशरचे तंत्र रिफ्लेक्सॉलॉजीच्या (Reflexology) तत्त्वावर आधारित केलेले आहे. या तत्त्वानुसार शरीरातील जवळजवळ सर्व महत्त्वाच्या अवयवांशी निगडित असलेले प्रतिक्षिप्त बिंदू (Reflex points) हाताच्या व पायाच्या तळव्यांवर असतात. या बिंदूंना 'उत्तेजक बिंदू' असेही म्हणतात. एखादा आजार झाल्यास त्या विशिष्ट अवयवाशी निगडित असलेले हे बिंदू संवेदनशील (sensitive) व थोडेसे दुखरे बनतात. हे बिंदू दाबल्यास त्या ठिकाणी थोडेसे दुखते.

जपानमध्ये ॲक्युप्रेशरला शिआत्सु (SHIATSU) असे म्हणतात. या शब्दातील 'शि' (SHI) या शब्दाचा अर्थ 'हाताचे बोट' असा असून 'आत्सु' (ATSU) या शब्दाचा अर्थ 'दाब' असा आहे. थोडक्यात ॲक्युप्रेशर म्हणजे हाताची बोटे किंवा अंगठ्याच्या साहाय्याने विशिष्ट बिंदूवर दिलेला दाब. दाब देणे सोयीचे व्हावे म्हणून विविध साधनांची निर्मिती करण्यात आली. या उपकरणांविषयी विस्तृत माहिती स्वतंत्र विभागात दिलेली आहे. आयुर्वेदाच्या महत्त्वाच्या अध्वर्यूंपैकी चरक या ऋषींनी ग्रीस येथील युनान, इजिप्त येथील मिस्रा, तुर्कस्तान व रोम येथील विविध चिकित्सकांच्या मदतीने ॲक्युप्रेशरचा वापर करून मज्जासंस्थेशी निगडित, रक्ताभिसरण संस्थेशी निगडित अशा रोगांचे निवारण करण्याचे प्रतिपादन केले आहे. तसेच शरीर निरोगी ठेवण्यासाठी व स्नायूंना बळकटी आणण्यासाठी ॲक्युप्रेशरच्या वापराचे

समर्थन केलेले आहे.

ॲक्युप्रेशरची परिणामकारकता व त्याचे फायदे लक्षात आल्यामुळे विविध वैद्यकीय शाखांचे अनेक तज्ज्ञ यामध्ये रस घेऊ लागले आहेत. ॲक्युप्रेशर या उपचारपद्धतीचा महत्त्वाचा फायदा म्हणजे ही उपचारपद्धती फक्त रोगनिवारण करण्यापुरतीच मर्यादित नसून ॲक्युप्रेशरमुळे रोग होण्यासही प्रतिबंध करता येतो. घरच्या घरी, रोज किंवा आठवड्यातून दोन किंवा तीन दिवस दहा ते पंधरा मिनिटे ॲक्युप्रेशरचा सराव करून अनेक रोगांना प्रतिबंध करता येतो. सुरुवातीस ॲक्युप्रेशरचे तंत्र एखाद्या तज्ज्ञ चिकित्सकाच्या देखरेखीखाली शिकून घ्यावे. त्यामुळे ॲक्युप्रेशरचे बिंदू शोधणे, तसेच एखाद्या बिंदूवर किती प्रमाणात व किती कालाकरिता दाब द्यावा या महत्त्वाच्या बाबींचे योग्य ज्ञान होते.

विशिष्ट अवयवांशी संबंधित असलेले ॲक्युप्रेशरचे बिंदू एका विशिष्ट मार्गावर स्थित असतात. या मार्गास मेरिडिअन (Meridian) असे म्हणतात. प्रत्येक अवयवाशी निगडित विशिष्ट मेरिडिअन असतो. त्या मेरिडिअनवर त्या-त्या अवयवाशी निगडित ॲक्युप्रेशरचे बिंदू असतात. जेव्हा शरीरातील एखाद्या अवयवामध्ये बिघाड निर्माण होतो तेव्हा त्या अवयवाशी संबंधित असणाऱ्या मेरिडिअनवरील बिंदू संवेदनशील बनतात. त्या बिंदूंवर दाब दिल्याने रुग्णास वेदना होतात. काही वेळेस रुग्णास अतिशय तीव्र वेदनादेखील होऊ शकतात. टाचणी, सुई टोचल्यासारखी किंवा टोकेरी काचेचा तुकडा टोचल्यासारखी वेदना होते. हेच बिंदू उपचाराच्या दृष्टीने महत्त्वाचे असून याच बिंदूंवर दाब दिल्यास रोगनिवारण होते. उपचार करताना नवशिक्या चिकित्सकाने हातापायांच्या तळव्यांवरील हे बिंदू योग्य प्रकारे ओळखल्यानंतर त्या बिंदूंवर स्केचपेनच्या साहाय्याने एखादी खूण करून ठेवल्यास उपचार करणे अधिक सोपे जाते.

अशा प्रकारे या विशिष्ट बिंदूंवर दाब दिल्यास दुखणे, हे त्या बिंदूशी निगडित अशा विशिष्ट अवयवाचे कार्य नीट चालत नसल्याचे निदर्शक असते. अशा प्रकारे रोगाची लक्षणे दिसू लागण्याआधीच ॲक्युप्रेशरच्या मदतीने निदान होऊ शकते. या दुखणाऱ्या विशिष्ट बिंदूंवर योग्य प्रकारे दाब दिल्याने तो रोग दूर होतो. दाब देणे सुरू केल्यानंतर काही दिवसांत या विशिष्ट बिंदूंचे दुखणे हळूहळू कमी होत जाऊन बंद होते. हे रोग बरा झाल्याचे निदर्शक असते. रोग नाहीसा होताच बिंदूंमध्ये होणारी वेदनादेखील बंद होते.

ॲक्युप्रेशरचे तंत्र फक्त रोगनिवारक आणि रोगप्रतिबंधक नसून निदानात्मकसुद्धा आहे, असे म्हणणे अनुचित होणार नाही. या तंत्राच्या साहाय्याने तज्ज्ञ चिकित्सकाच्या देखरेखीखाली रोगनिदान करता येऊ शकते. त्यासाठी प्रयोगशाळेतील विविध चाचण्या करण्याची, तसेच या चाचण्यांवर अधिक पैसा खर्च करण्याचीही गरज

नाही. मात्र शरीरातील अति महत्त्वाच्या अवयवांशी संबंधित विकार (उदा. हृदय, मूत्रपिंडे, मेंदू इ.) असल्याची शंका आल्यास इतर तज्ज्ञ डॉक्टरांकडून व्यवस्थित व योग्य त्या तपासण्या करून घेऊन अचूक निदान झाल्यावरच ॲक्युप्रेशरचे उपचार सुरू करणे सुरक्षित असते; अन्यथा गंभीर परिस्थिती ओढवू शकते.

एकदा अचूक निदान झाले की, मग ॲक्युप्रेशरचे उपचार अत्यंत सुरक्षित असतात. आधीपासून ॲलोपॅथीचे उपचार चालू असताना ॲक्युप्रेशरचे उपचार सुरू केल्यास ॲलोपॅथीची औषधे एकदम बंद करू नयेत. ती औषधे चालूच ठेवावीत. ॲक्युप्रेशरच्या उपचारांचे परिणाम दिसून येऊ लागल्यानंतर डॉक्टरांच्या सल्ल्याने औषधे हळूहळू कमी करावीत. विशेषत: हृदयाशी संबंधित विकारांबाबत अगदी हळूहळू औषधे कमी करणे फायदेशीर ठरते. रुग्णाच्या परिस्थितीत लक्षणीय सुधारणा झाल्यानंतरही आठवड्यातून कमीतकमी एकदा तरी ॲक्युप्रेशरचे उपचार घेत राहावे. तसेच डॉक्टरी सल्ल्याने इतर औषधांचा कमीतकमी डोस घेत राहणे फायद्याचे ठरते.

अनुक्रम

विभाग- ३
विविध रोग व त्यावर ॲक्युप्रेशरद्वारा होणारे उपचार

विभाग- ४

विशिष्ट रोगांसाठी खास आहार

एक व्याधी घालवून दुसरी निर्माण करायची एवढेच औषधे करू शकतात.

उपोद्‌घात

ॲक्युप्रेशरचे तंत्र पंक्चरच्या तंत्रापासूनच विकसित झालेले असून ॲक्युप्रेशर ही उपचारपद्धती अगदींच अनोळखी नाही. प्रत्येक वेळेस विशिष्ट बिंदूंवर सुयांनी टोचण्याचींच गरज नसते, तर त्याच बिंदूंवर पद्धतशीरपणे दाब देऊन किंवा मालिश करूनही अनेक विकारांवर परिणामकारकरीत्या विजय मिळविता येतो. या बिंदूंना उत्तेजक बिंदू (trigger points) किंवा ॲक्युप्रेशरचे बिंदू असे म्हणतात. हे बिंदू ॲक्युपंक्चरच्या बिंदूंशी खूप समानता दर्शवितात. याचे प्रमुख कारण म्हणजे ॲक्युपंक्चर व ॲक्युप्रेशर या उपचारपद्धती वास्तविक एकाच वृक्षाच्या दोन शाखा आहेत. या दोन्ही उपचारपद्धती रिफ्लेक्सॉलॉजी (Reflexology) या तत्त्वावर आधारित आहेत. ॲक्युप्रेशर चिकित्सापद्धती ही निसर्गनियमांवर आधारित अशी सर्वांत साधी, सर्वाधिक परिणामकारक व सर्वाधिक सुरक्षित उपचारपद्धती आहे. शरीरावरील विशिष्ट बिंदूंवर अंगठा, बोटे किंवा काही उपकरणांच्या मदतीने दाब दिल्याने दुखणे, तणाव, थकवा आणि विविध प्रकारचे आजार दूर करता येतात. या पद्धतीचे कोणतेही दुष्परिणाम (side effects) नाहीत. ॲक्युप्रेशर या उपचारपद्धतीचा हा फार महत्त्वाचा फायदा आहे. विशेषतः शरीरातील विविध अवयवांच्या कार्य करण्याच्या पद्धतीमध्ये बिघाड झाल्याने निर्माण होणाऱ्या रोगांवर परिणामकारक उपचार करण्यासाठी ॲक्युप्रेशरचा फार मोठा उपयोग होतो. योग्य त्या पद्धतीने उपचार केल्यास इतर उपचारांद्वारे बरे न होऊ शकणारे काही रोगही ॲक्युप्रेशर या उपचारपद्धतीद्वारे बरे करता येऊ शकतात.

शरीरावरील ॲक्युप्रेशरचे बिंदू शोधून काढणे तसे सोपे असते. हे उपचार घरच्या घरी व सोप्या पद्धतीने केले जाऊ शकतात; परंतु त्यामुळे रोगी स्वतःच स्वतःचे रोगनिदान (self diagnosis) करण्याचा धोका असतो. योग्य रोगनिदान न झाल्यास गुंतागुंतीच्या समस्या उद्‌भवू शकतात. तसेच रोगाचा कालावधी वाढू शकतो किंवा आणीबाणीची परिस्थिती निर्माण होऊ शकते अथवा वेळेवर उपचार करणे शक्य होत नाही.

याबाबत योग्य ती काळजी घेण्यासाठी रोगाचे अचूक निदान झाल्यानंतरच या पुस्तकातील माहितीचा अवलंब करावा किंवा वैद्यकीय मदत मिळण्यास

(उदाहरणार्थ दवाखान्यात भरती होणे) वेळ लागणार असल्यास आणीबाणीच्या परिस्थितीतील उपचार म्हणून या माहितीचा वापर करावा अन्यथा योग्य रोगनिदान होईपर्यंत थांबावे.

योग्य प्रकारे उपचार केल्यास या पुस्तकातील माहिती विविध रोगांचा इलाज करण्यासाठी, तसेच विविध रोगांसंबंधी प्रतिबंधात्मक उपाय म्हणून खूप उपयुक्त ठरू शकते.

विभाग-१
ॲक्युप्रेशरविषयी सर्वसाधारण माहिती

ॲक्युप्रेशर व ॲक्युपंक्चर यातील फरक :

ॲक्युप्रेशर व ॲक्युपंक्चर या दोन्ही चिनी उपचारपद्धती असल्याचे मानले जाते. या दोन्ही उपचारपद्धती रिफ्लेक्सॉलॉजीच्या तत्त्वावर आधारित आहेत. दोन्ही पद्धतींत प्रामुख्याने उपचार करण्याच्या तंत्रात फरक आहे. ॲक्युप्रेशर या उपचारपद्धतीत बोटांच्या किंवा अंगठ्याच्या साहाय्याने किंवा विविध साधनांच्या साहाय्याने विशिष्ट बिंदूंवर दाब दिला जातो. ॲक्युपंक्चर या उपचारपद्धतीत शरीरावरील विशिष्ट बिंदूंवर सुयांच्या साहाय्याने टोचले जाते. या बिंदूंना उत्तेजित करण्यासाठी त्यातून कमी विद्युत्दाब (Voltage) असलेला विद्युत्प्रवाह (electric current) सोडला जातो किंवा इतर आधुनिक तंत्रांचा वापर करून या बिंदूंना उत्तेजित केले जाते.

ॲक्युपंक्चरपेक्षा ॲक्युप्रेशरला लोक अधिक पसंती देतात, असे आढळून आले आहे. ॲक्युपंक्चरला ॲक्युप्रेशरपेक्षा जास्त खर्च येतो. ॲक्युपंक्चरदरम्यान एचआयव्हीसारख्या (HIV) रोगांचा प्रसार होणे टाळण्यासाठी प्रत्येक रुग्णासाठी प्रत्येक वेळी निर्जंतुक केलेल्या स्वतंत्र सुयांचा संच वापरणे आवश्यक असते. त्यामुळे खर्च वाढतो आणि वेळही जास्त द्यावा लागतो. रुग्णास अनेक ठिकाणी सुया टोचाव्या लागतात. या सुया जरी खूप बारीक असल्या, तरी टोचल्यावर दुखतेच, तसेच अनेक ठिकाणी अनेक सुया टोचून घेण्याची रुग्णास थोडी भीतीदेखील वाटत असते. सर्वांत महत्त्वाची गोष्ट म्हणजे ॲक्युपंक्चर हे प्रशिक्षित तज्ज्ञ चिकित्सकाकडून करून घेणेच योग्य असते. कारण सुई टोचण्याचे बिंदू अत्यंत अचूक असावे लागतात. ॲक्युप्रेशरचे तंत्र त्या मानाने सोपे असते. योग्य प्रशिक्षण घेतल्यानंतर घरच्या घरी उपचार घेता येतात. ही उपचारपद्धती कमी खर्चिकही आहे. कोणीही सुजाण व्यक्ती योग्य तऱ्हेने प्रशिक्षण घेऊन घरच्या घरी हे उपचार स्वतःच घेऊ शकते. शिवाय सुया टोचल्याने होणारी वेदनाही होत नाही.

ॲक्युपंक्चरचे तंत्र विकसित करतेवेळी चिनी तज्ज्ञांनी हातापायांचे तळवे, चेहरा, कान, पाठ अशा शेकडो ठिकाणी ॲक्युपंक्चरचे बिंदू शोधून काढले. ॲक्युप्रेशरच्या बाबतीत मात्र सर्वसाधारण रोगांवर अथवा दुखण्यांवर इलाज

करण्यासाठी हातापायांच्या तळव्यांवरील ॲक्युप्रेशरच्या बिंदूंवर दाब देणे पुरेसे ठरते. अनेकदा अनेक दुखण्यांत केवळ रोलिंगमुळे आराम मिळू शकतो. पायाच्या तळव्यावरील महत्त्वाच्या बिंदूंवर दाब देऊनही अपेक्षित परिणाम साधता येतो. हातापेक्षा पायाचा तळवा मोठा असल्याने दाब देणेही सुलभ होते. सर्वांत महत्त्वाची बाब म्हणजे पायाच्या तळव्यावरील बिंदूंवर दाब देणे हे हाताच्या तळव्यांवरील बिंदूंवर दाब देण्यापेक्षा अधिक महत्त्वाचे व परिणामकारक ठरते.

तळपायांवरील दाबबिंदू हे तळहातावरील दाबबिंदूंपेक्षा अधिक कार्यक्षम असतात. म्हणूनच तळपायांवरील बिंदूंवर तळहातावरील बिंदूंच्या आधी दाब द्यावा व तो अधिक कालावधीकरिता द्यावा.

शरीरातील विविध अवयवांशी निगडित रिफ्लेक्स (Reflex) बिंदू किंवा ॲक्युप्रेशरचे बिंदू :

जरी पावलांवरील बिंदू अधिक परिणामकारक असले, तरी साधारणत: दोन्ही तळहात व पावलांवरील बिंदूंवर दाब देण्याचा सल्ला दिला जातो. काही विशिष्ट परिस्थितीत, वेळ कमी असल्यास किंवा दोन्ही तळव्यांवर दाब देणे शक्य नसल्यास फक्त पावलांच्या बिंदूंवर दाब दिलेला चालतो.

शरीरातील सर्व अवयवांशी निगडित असलेले रिफ्लेक्स बिंदू दोन्ही तळहात व दोन्ही तळपायांवर असतात. यकृत व हृदयाचा अपवाद सोडल्यास इतर अवयवांशी निगडित बिंदू दोन्ही हातांच्या व पायांच्या तळव्यावर जोडीजोडीने (in pairs) असतात. डाव्या हाताच्या व डाव्या पावलाच्या तळव्यावरील बिंदू शरीरातील डाव्या बाजूस असलेल्या अवयवांशी निगडित असतात. त्याचप्रमाणे उजव्या हाताच्या व उजव्या पावलाच्या तळव्यावरील बिंदू शरीरातील उजव्या बाजूस असलेल्या अवयवांशी निगडित असतात. शरीरात एकच हृदय व एकच यकृत असते. हृदय डाव्या बाजूस असल्याने हृदयाशी निगडित असणारे बिंदू डाव्या हाताच्या व डाव्या पावलाच्या तळव्यावर असतात. तसेच यकृत उजव्या बाजूस असल्याने यकृताशी निगडित असणारे बिंदू उजव्या हाताच्या व उजव्या पावलाच्या तळव्यावर असतात. या बिंदूंचा अभ्यास करणे सोपे जावे व सोयीचे व्हावे म्हणून शरीरातील विविध अवयवांशी निगडित असलेल्या हातांच्या व पायांच्या तळव्यांवरील बिंदू चित्ररूपात या पुस्तकाच्या शेवटी दर्शविले आहेत. त्यांचा काळजीपूर्वक अभ्यास केल्यास शरीरातील विविध अवयवांशी निगडित असलेल्या हातांच्या व पायांच्या तळव्यावरील ॲक्युप्रेशरच्या बिंदूंच्या स्थानाची नीट कल्पना येते. शरीरातील एखाद्या अवयवाचे कार्य व्यवस्थितरीत्या सुरू असेल, तर त्या अवयवाशी निगडित असलेल्या रिफ्लेक्स बिंदूवर दाब दिल्यास

टोचल्यासारखे दुखते. एखादा रोग झाल्यास त्या रोगामुळे शरीरातील एक किंवा अधिक अवयव प्रभावित होऊ शकतात. त्या त्या अवयवांशी निगडित रिफ्लेक्स बिंदूंवर दाब दिल्यास त्या त्या ठिकाणी दुखते. रोग बरा होऊ लागल्यावर दुखण्याची तीव्रता हळूहळू कमी होत जाते. शरीरातील अवयवांचे कार्य व्यवस्थित सुरू झाल्यावर रोग बरा होऊन हे दुखणे थांबते. हे दुखणे थांबल्यानंतरही रोज दाब दिल्याने त्वचेवरील हे बिंदू संवेदनशील बनून तेथे थोडेसे दुखू शकते; परंतु नंतर हेदेखील कमी होते.

प्रतिक्षिप्त किंवा रिफ्लेक्स बिंदू कसे शोधावेत? :

विविध अवयवांशी निगडित असलेल्या रिफ्लेक्स बिंदूंचे हातांच्या व पायांच्या तळव्यांवरील अचूक स्थान शोधणे आवश्यक असते. काही वेळा रोगाचे अचूक निदान आधीच झालेले असते आणि त्या रोगाशी शरीरातील कोणते अवयव संबंधित आहेत त्याचेही ज्ञान झालेले असते. अशा प्रसंगी त्या अवयवाशी निगडित अशा बिंदूंवर दाब देणे सुरू करून ॲक्युप्रेशरचे उपचार लगेचच सुरू करता येतात. काही वेळा मात्र रोगाचे निदान झालेले नसते. अशा परिस्थितीत उपचाराच्या दृष्टीने योग्य असे ॲक्युप्रेशरचे बिंदू शोधून काढण्याची एक विशिष्ट पद्धत असते.

या पद्धतीनुसार संपूर्ण शरीराचे डोक्यापासून पायांमार्फत असे उभे (Longitudinal) काल्पनिक स्वरूपाचे दहा समान विभाग (zones) पाडले जातात. शरीराच्या मध्यभागाच्या डाव्या बाजूस पाच विभाग आणि उजव्या बाजूस पाच विभाग पाडले जातात. ज्या काल्पनिक उभ्या रेषांनी हे विभाग पाडले जातात त्या रेषांना मेरिडिअन्स (Meridians) असे म्हणतात. त्याचप्रमाणे हातांच्या तसेच पायांच्या बोटांच्या टोकांपासूनही अशाच काल्पनिक रेषांच्या साहाय्याने उभे विभाग पाडले जातात. शरीराच्या ज्या विभागातील अवयवांच्या कार्यात बिघाड झालेला असेल त्या विभागाशी सुसंगत (corrosponding) अशा हाता-पायांवरील विभागात त्या अवयवांशी निगडित असे ॲक्युप्रेशरचे बिंदू असतात. हे बिंदू शोधणे अधिक सोपे जावे म्हणून उभ्या विभागांच्या बरोबर शरीराचे तीन आडवे विभागही मानले जातात. त्यांना ट्रान्सव्हर्स (transverse) झोन म्हणतात. त्याचप्रमाणे हातांच्या व पायांच्या तळव्यांचेदेखील असेच तीन काल्पनिक आडवे विभाग मानले जातात. पहिल्या आडव्या विभागात डोके, मान व डोळे, नाक, कान यांसारख्या अवयवांशी निगडित ॲक्युप्रेशरचे बिंदू उपस्थित असतात. दुसऱ्या आडव्या विभागात छाती, हृदय, मूत्रपिंडे, फुप्फुसे, यकृत, जठर यांसारख्या अवयवांशी निगडित ॲक्युप्रेशरचे बिंदू असतात.

कंबर, पाय इत्यादी अवयवांशी निगडित ऑक्युप्रेशरचे बिंदू तिसऱ्या आडव्या विभागात असतात. हातांचे व पायांचे आतील व बाहेरील भागही अशा प्रकारे विभाजित केलेले असतात. या पद्धतीनुसार ऑक्युप्रेशरचे बिंदू शोधणे सोपे जाते. हे बिंदू शोधताना पुढील महत्त्वाची बाबही जरूर लक्षात ठेवावी – शरीराच्या ज्या अवयवाच्या कार्यात बिघाड निर्माण होतो, त्या अवयवाशी निगडित असे रिफ्लेक्स बिंदू संवेदनशील बनतात व दाब दिल्यावर दुखतात. हे दुखणे केवळ दाबल्यामुळे दुखते तसे नसून एखादा खिळा अथवा काचेचा तुकडा टोचल्यावर दुखते तसे असते. सुरुवातीस ह्या बिंदूवर काही खूण करून ठेवणे सोयीचे ठरते. सुरुवातीस या बिंदूंवर दाब दिल्यास खूप अधिक प्रमाणात दुखू शकते. पहिले काही दिवस या दुखण्याची तीव्रता वाढूही शकते. काही दिवसांनंतर मात्र हे दुखणे हळूहळू कमी होत जाते. हे रोग बरा होऊ लागल्याचे लक्षण असते. रोग पूर्ण बरा झाल्यावर हे दुखणे थांबते किंवा सुरुवातीला जाणवलेल्या दुखऱ्या बिंदूवर दाब दिल्याने जाणवणाऱ्या वेदनेचे प्रमाण खूप कमी होते.

उपचारासाठी लागणारा कालावधी :

रोग पूर्णपणे बरा होण्यासाठी प्रत्येक व्यक्तीस वेगवेगळा कालावधी लागू शकतो. हा कालावधी रोगाचे स्वरूप, रुग्णाचे वय, रुग्णाचे आरोग्य इत्यादी अनेक बाबींवर अवलंबून असतो. साधारणत: सामान्य परिस्थितीत एखादा रोग बरा होण्यास दहा ते पंधरा दिवस लागतात. संधिवात, अर्धांगवायू यांसारखे रोग बरे होण्यास मात्र तीन ते सहा महिनेदेखील लागू शकतात. कंटाळा येऊन उपचार घेणे मध्येच बंद करू नये. जरी रोग बरा होण्यास वेळ लागला, तरी योग्य बिंदूंवर, योग्य पद्धतीने, सातत्याने व नियमितपणे दाब दिल्यावर रोग नक्कीच बरा होतो. उपचार चालू केल्यानंतर साधारणत: तीन ते चार दिवसांनंतर परिणाम दिसू लागतो.

रिफ्लेक्स केंद्रांची तपासणी :

ऑक्युप्रेशरचे उपचार सुरू करण्याआधी रुग्णाच्या प्रकृतीविषयींच्या सर्व समस्या नीट जाणून घ्याव्यात. त्यानंतर योग्य त्या रिफ्लेक्स केंद्रांची नीट तपासणी करावी. ऑक्युप्रेशरचे तंत्र नुकतेच शिकलेल्या व्यक्तींनी ही तपासणी काळजीपूर्वकपणे व एकाग्रतेने करावी. अशा व्यक्तींना ऑक्युप्रेशरचे बिंदू शोधण्यास वेळही लागू शकतो. अनुभवाने ही क्रिया सोपी होते.

याआधी शरीरास दहा उभ्या व तीन आडव्या मेरिडिअन्सच्या (meridians)

साहाय्याने काल्पनिकरीत्या कसे विभाजित केले जाते याबाबत माहिती दिलेली आहे. याच्या साहाय्याने योग्य ती रिफ्लेक्स केंद्रे कोणत्या विभागात आहेत हे शोधणे सोपे जाते. योग्य त्या बिंदूंवर दाब दिल्यास त्या जागी दुखते. त्या बिंदूंच्या जागी दाब दिल्यास खिळा टोचल्यासारखे किंवा काचेचा तुकडा टोचल्यासारखे दुखते. इतर जागी मात्र दाब दिल्यामुळे थोडेसे दुखते. हे दुखणे वेगळे असते. या विशिष्ट बिंदूंच्या जागी पेनने एखादी खूण करून ठेवावी. या विषयी अधिक माहिती 'दाब देण्याची पद्धती' या शीर्षकांतर्गत दिली आहे.

अधिक अनुभवानंतर रिफ्लेक्स बिंदू ओळखण्यास सोपे जाईल व नंतर स्केच पेनने खुणा करण्याची गरजही राहणार नाही.

उपचार करताना विविध अवयवांशी निगडित असलेले रिफ्लेक्स बिंदू दुखू शकतात. या गोष्टीची काळजी करू नये. एखाद्या रोगामुळे अनेक अवयवांच्या कार्यात बिघाड निर्माण झाल्यास त्या त्या अवयवांशी निगडित असलेले रिफ्लेक्स बिंदू दुखू शकतात. उदाहरणार्थ, एखाद्या व्यक्तीच्या यकृताच्या कार्यात बिघाड निर्माण झाल्यास त्याचा परिणाम संपूर्ण पचनसंस्थेवर होतो. पचनसंस्थेच्या सर्व अवयवांशी निगडित असलेले रिफ्लेक्स बिंदू दुखू शकतात. नियमितपणे योग्य त्या बिंदूंवर दाब देत राहिल्यास बहुतेक सर्व रोग्यांचे दुखणे हळूहळू कमी होत जाऊन पूर्णपणे थांबते व रोगही बरा होतो.

रोगाचा नव्हे, तर अवयवांचा उपचार :

ॲक्युप्रेशर ही निसर्गोपचाराचीच एक शाखा आहे. या पद्धतीचे वेगळे असे औषध नसते. या पद्धतीच्या तत्त्वानुसार रोग बरा करण्याची क्षमता शरीरात असतेच. या क्षमतेस अथवा शक्तीस प्राणशक्ती (vital force) असे संबोधले जाते. या प्राणशक्तीचा प्रवाह शरीराच्या 'मेरिडिअन्स'मधून प्रवाहित होत असतो. या प्राणशक्तीच्या प्रवाहास अडथळा निर्माण झाल्यास त्या विशिष्ट मेरिडिअनशी निगडित असलेल्या अवयवांच्या कार्यात बिघाड निर्माण होतो.

याचाच परिणाम म्हणून त्या विशिष्ट मेरिडिअनशी निगडित असलेल्या अवयवाचे कार्य योग्य पद्धतीने होत नाही आणि त्या व्यक्तीस अमुक एखादा रोग झालेला असल्याचे निदान केले जाते. त्या अवयवाशी निगडित योग्य त्या रिफ्लेक्स बिंदूंवर योग्य पद्धतीने दाब दिल्यास प्राणशक्तीच्या प्रवाहातील अडथळा हळूहळू दूर केला जातो आणि त्यामुळे तो विशिष्ट अवयवही हळूहळू योग्यरीत्या कार्य करू लागतो आणि रुग्ण बरा होतो. म्हणूनच असे म्हणणे सयुक्तिक ठरते की, ॲक्युप्रेशर या उपचारपद्धतीद्वारा रोगाचा नव्हे, तर अवयवांचा उपचार केला जातो. त्या विशिष्ट अवयवाचे कार्य सुरळीत सुरू झाले की, रोगही आपोआप बरा होतो.

दाब देण्याची पद्धती :

योग्य बिंदूवर योग्य पद्धतीने दाब देणेही फार महत्त्वाचे असते. खालील सूत्रे पाळल्यास उपचार करण्यास मदत मिळते :

१) रुग्णास आरामदायक अवस्थेत बसवावे.

२) कोणत्या बिंदूवर कशा स्वरूपाचा दाब देण्यात येणार आहे, याची स्पष्ट कल्पना रुग्णास द्यावी. बिंदूवर दाब दिल्यानंतर त्या जागी दाब देणे चालू असेपर्यंतच दुखणार आहे. दाब देणे थांबविल्यानंतर दुखणे बंद होणार आहे, याचीही कल्पना द्यावी. काही दिवसांनंतर हे दुखणे हळूहळू कमी होत जाऊन बंद होणार आहे व रोगही बरा होणार आहे ही बाब समजावून सांगावी, म्हणजे रुग्णाच्या मनातील भीती दूर होते आणि रुग्णही योग्य ते सहकार्य करण्यास तयार होतो.

३) सुरुवातीस सौम्य स्वरूपाचा दाब द्यावा. रुग्णास दाब कितपत सहन होतो आहे त्यावरून दाबाची तीव्रता ठरवावी. नंतर हळूहळू दाबाची तीव्रता वाढवावी.

४) रुग्ण व उपचारकर्ता या दोहोंमध्ये पूर्णपणे सामंजस्य हवे. रुग्णास सहन होईल इतकाच दाब द्यावा. सहनशक्तीच्या पलीकडे दाब देऊ नये. रुग्णानेदेखील सहन होत नसल्यास तसे स्पष्टपणे सांगावे. अनेकदा बरेचसे रुग्ण लवकर बरे होण्याच्या दृष्टीने दाब अधिक होत असल्यास तसे सांगत नाहीत. त्यामुळे दुसऱ्या दिवशी उपचारांच्या वेळी ते बिंदू इतके संवेदनशील होतात की, तिथे अगदी सौम्य स्वरूपाचा दाबदेखील सहन होत नाही. सुरुवातीच्या दिवसांत तर दाब सौम्य स्वरूपाचाच असावा. दाबाची तीव्रता हळूहळू वाढवावी. काही दिवसांनंतर त्या विशिष्ट अवयवांचे कार्य सुधारू लागते आणि त्या अवयवांशी निगडित असलेले बिंदूंचे दुखणेही कमी होऊ लागते. अशा वेळी उपचारकर्त्याने दाबाची तीव्रता वाढविली, तरी तो दाब रुग्ण सहन करू शकतो.

५) प्रत्यक्ष दाब देणे सुरू करण्याआधी त्या भागावरून, म्हणजेच हातांच्या व पायांच्या तळव्यांवरून रोलर किंवा दाब देण्याचे कोणतेही साधन साधारण एक ते दोन मिनिटे फिरवावे. यामुळे योग्य त्या बिंदूंना उत्तेजना मिळून उपचारांना चांगला प्रतिसाद मिळतो.

६) पायाच्या तळव्यांवरील रिफ्लेक्स बिंदूवर दाब देणे अधिक परिणामकारक ठरते. त्यामुळे पायांच्या तळव्यांवरील बिंदूवर जरा अधिक वेळ दाब द्यावा. हातांच्या तळव्यांवरील बिंदूवरही दाब द्यावा.

७) साधारणपणे एका बिंदूवर आठ ते दहा सेकंद इतका वेळ दाब द्यावा.

नंतर दुसऱ्या बिंदूवर दाब द्यावा. असे काही वेळाच्या अंतराने दोन ते तीन वेळा करावे. मात्र हा कालावधी ३० सेकंदांपेक्षा अधिक असू नये. एका बिंदूवर यापेक्षा अधिक वेळ दाब दिल्याने तो बिंदू अधिक संवेदनशील बनून जास्त दुखू शकतो आणि त्यामुळे रुग्णास अधिक दुखून उपचारास जास्त वेळ लागू शकतो. दाबाची तीव्रताही सुरुवातीस सौम्यच असावी. साधारण सहा सिटिंग्जनंतर ही तीव्रता हळूहळू वाढवावी.

योग्य प्रकारे दाब देण्याची प्रक्रिया हे निव्वळ शास्त्र नसून कलादेखील आहे. योग्य प्रकारे योग्य तितक्या वेळेसाठी योग्य तितका दाब न दिल्यास ते तितकेसे परिणामकारक ठरत नाही.

ॲक्युप्रेशरचे उपचार स्वतःवरच किंवा एखाद-दोन रुग्णांवरच करावयाचे असतील, तर अंगठा किंवा हाताच्या इतर बोटांनी तुम्ही दाब देऊ शकता. मात्र तीन, चार किंवा अधिक रुग्णांवर उपचार करावयाचे असतील, तर ॲक्युप्रेशरची विशिष्ट साधने वापरणे श्रेयस्कर ठरते. अंगठ्याने दाब देत असताना ॲक्युप्रेशरच्या बिंदूवर अंगठा अशा प्रकारे टेकवावा की, अंगठ्याचा बिंदूशी पंचेचाळीस ते साठ अंशांचा कोन होईल. अंगठा बिंदूवर कधीही लंबकोनात टेकवू नये. कारण त्यामुळे योग्य तितका दाब दिला जात नाही व उपचारकर्ता लवकर दमून जातो. तीव्र स्वरूपाचा दाब घ्यावयाचा असल्यास एका अंगठ्यावर दुसरा अंगठा ठेवून दाब द्यावा. यामुळे कमी मेहनतीत योग्य तितका दाब देता येतो. पोटासारख्या नाजूक भागावर दाब देताना अंगठ्याऐवजी तीन बोटांचा वापर करावा. ही तीन बोटे एकत्र जुळवून योग्य त्या बिंदूवर पंधरा ते वीस अंशाच्या कोनात टेकवावीत व दाब द्यावा. अधिक तीव्रतेचा दाब द्यावयाचा असल्यास एका हाताच्या तीन बोटांवर दुसऱ्या हाताची तीन बोटे ठेवून योग्य प्रमाणात दाब द्यावा. पोट, फुप्फुसे यांसारख्या नाजूक जागी दाब देताना योग्य त्या बिंदूवर वीस ते तीस अंशांपेक्षा अधिक कोनात बोटे टेकवून दाब देऊ नये.

अंगठा योग्य त्या बिंदूवर टेकवून घड्याळाच्या काट्याच्या दिशेने गोल गोल मसाज करीत दाब द्यावा. ॲक्युप्रेशरच्या साधनांच्या साहाय्याने दाब देतानाही याच प्रकारे दाब द्यावा. या प्रकारे दाब दिल्यास रुग्णास लवकर आराम मिळतो. या पद्धतीचा दाब सर्वसामान्यपणे लागू पडतो. मात्र काही उपचारपद्धतींमध्ये दाब देण्याची वेगळी पद्धती अवलंबावी लागते.

दाबाची तीव्रता आणि दाब देण्याचा कालावधी :

वेगवेगळ्या तज्ज्ञांची या विषयी वेगवेगळी मते आहेत. काहींच्या मते रुग्णास दुखले तरी चालेल, परंतु तीव्र स्वरूपातच दाब द्यावा. काहींच्या मते

दाब सौम्य स्वरूपाचा असावा. अगदीच सौम्य दाब दिल्यास उपचाराचा कालावधी वाढण्याची शक्यताही असते. एका दिवसात किंवा एका आठवड्यात किती वेळा दाब द्यावा, या विषयीदेखील मतभिन्नता आहे. या बाबत काटेकोर असे नियम नाहीत. अनुभवातूनच दाबाची तीव्रता व कालावधी ठरवावा लागतो. दाबाची तीव्रता व कालावधी रुग्णानुरूप बदलतो. विकाराचे स्वरूप, आजार कितपत जुना आहे, रुग्णाचे वय या सर्व बाबींवर दाबाची तीव्रता व कालावधी अवलंबून असतो.

उपचार सुरू करतेवेळी दाब सौम्य स्वरूपाचाच असावा. पहिल्यांदाच उपचार घेत असलेल्या रुग्णाच्या मनात 'दाब दिल्यावर खूप दुखते' अशी भीती असू शकते. त्याचप्रमाणे सुरुवातीसच अधिक तीव्रतेचा दाब दिल्यास रुग्ण आपल्या सहनशक्तीबद्दल योग्य तो प्रतिसाद न देण्याची शक्यता असते. तीव्र दाब दिलेले बिंदू संवेदनशील बनतात व दुसऱ्या वेळच्या उपचारांच्या वेळी रुग्णास त्या बिंदूवर नुसता हात लावल्यानेही खूप दुखते. त्यामुळे रुग्ण त्या बिंदूवर जरासाही दाब सहन करू शकत नाही. हे टाळण्यासाठीच कशा प्रकारे उपचार केले जाणार आहेत हे उपचारकर्त्याने रुग्णास नीट समजावून सांगावे. त्याचप्रमाणे रुग्णास ही बाबदेखील नीट समजावून सांगावी की, दाब सहनशक्तीपेक्षा अधिक होऊ लागल्यास उपचारकर्त्यास लगेचच तसे सांगावे. दाब अधिक सौम्यही नसावा. रुग्णास अजिबातच न दुखल्यास योग्य त्या बिंदूंवरच दाब दिला जात असल्याची खात्री नसते.

प्रत्येक बिंदूवर साधारण आठ ते दहा सेकंद दाब द्यावा. प्रत्येक बिंदूवर अंगठा किंवा बोट टेकवून घड्याळाच्या काट्याच्या दिशेने गोल मसाज करीत दाब द्यावा. अशा पद्धतीने दिलेला दाब अधिक परिणामकारक ठरतो. एका बिंदूवर अशा पद्धतीने तीन वेळा दाब द्यावा. रुग्णाची सहनशक्ती कमी असल्यास एका बिंदूवर दाब दिल्यानंतर इतर बिंदूवर दाब देऊन पुन्हा पहिल्या बिंदूवर दाब देणे सुरू करावे. असे केल्यामुळे रुग्ण दुखणे बऱ्याच प्रमाणात सहन करू शकतो.

काही वेळा रोगाचे स्वरूप तीव्र असल्यास त्या रोगाशी निगडित असलेले रिफ्लेक्स बिंदू अधिक संवेदनशील बनलेले असतात. काही वेळा रुग्णाची सहनशीलता फारच कमी असू शकते. त्यामुळे अगदी थोड्याशा दाबानेदेखील रुग्ण फारच जास्त दुखत असल्याची तक्रार करतो. वरील दोन्ही परिस्थितींमध्ये सुरुवातीचे एक-दोन दिवस अंगठा व बोटांच्या साहाय्याने रिफ्लेक्स बिंदूवर हळुवार मसाज केल्यासारखा दाब द्यावा. त्यामुळे रुग्णाची दाब सहन करण्याची शारीरिक व मानसिक तयारी होते. नंतर रुग्ण अधिक दाब सहन करण्यासाठी स्वतःच तयारी दर्शवितो.

उपचार सुरू केल्यानंतर सर्वसाधारणपणे पहिला आठवडा दिवसातून एकदाच दाब द्यावा. नंतरचे दोन-तीन आठवडे दिवसातून दोन किंवा तीन वेळा दाब

द्यावा. त्यानंतर रुग्णाच्या प्रतिसादानुसार आठवड्यातून एक वेळ दाब द्यावा. सुरुवातीला पहिले चार दिवस दिवसातून एकदा दाब द्यावा. त्यानंतर रुग्ण जर चांगला प्रतिसाद देत असेल, तर पुढील दोन आठवडे एक दिवसाआड दाब द्यावा. त्यानंतर दोन ते तीन आठवड्यांपर्यंत आठवड्यातून एकदा दाब द्यावा. संधिवात, पक्षाघात अशा रोगांनी ग्रस्त असलेल्या रुग्णांना किती वेळा उपचार करावे लागतील, हे त्या रुग्णाच्या शरीरातील अवयवांची झालेली हानी, रुग्णाचे वय व रुग्णाची इच्छाशक्ती यांसारख्या इतर घटकांवर अवलंबून असते. पक्षाघातासारख्या रोगाबाबत रुग्णाच्या इच्छाशक्तीवर उपचाराची परिणामकारकता फार मोठ्या प्रमाणात अवलंबून असते. इतर रोगांबाबत रुग्ण साधारणत: दहा ते पंधरा वेळा नियमितपणे उपचार घेतल्यानंतर बरा होऊ लागतो. त्यानंतरही आराम न वाटल्यास रुग्णास दहा-पंधरा दिवस ते एक महिन्याची विश्रांती देऊन पुन्हा उपचार सुरू करण्याचा सल्ला द्यावा. उपचार बंद केल्यानंतरही रोग बरा होण्याची प्रक्रिया शरीरात सुरूच राहते, असे आढळून आले आहे. या उपचारपद्धतीचा परिणाम शरीरात बऱ्याच काळापर्यंत टिकून राहतो.

आजकाल लोकांचे जीवन अधिकाधिक यांत्रिक होत चालले आहे. चुकीची जीवनशैली, अयोग्य आहार, अनेक बाबतीत आढळणारी भेसळ या सर्वांमुळे रोग होण्याचा धोका जरी वाढलेला असला, तरीदेखील लोक आपल्या आरोग्याबाबत अधिक जागरूक होत आहेत, असेही आढळून येते. अनेक लोक कोणत्या ना कोणत्या व्यायामप्रकाराकडे वळू लागले आहेत. या व्यायामास या पुस्तकातील उपचारांची जोड दिल्यास रोगमुक्त होणे ही अवघड बाब राहत नाही.

ॲक्युप्रेशर ही नुसती उपचारपद्धती नसून ती प्रतिबंधात्मक, तसेच थोड्याफार प्रमाणात निदानात्मक पद्धतीही आहे.

दाबाची कार्यपद्धती :

वरील सर्व विवेचनावरून हे लक्षात आले असेलच की, रोग बरा करण्याची शक्ती शरीरातच उपस्थित असते. प्राणशक्तीच्या प्रवाहास काही कारणांमुळे अडथळा निर्माण झाल्यास रोग उद्भवतात. काही वेळा युरियासारख्या (urea) नत्रयुक्त (nitrogenous) पदार्थांचा हाताच्या व पायांच्या बोटांमध्ये स्फटिकरूपात संचय होतो. यामुळेही प्राणशक्तीच्या प्रवाहास अडथळा निर्माण होतो. हा संचय होण्याची ठिकाणे म्हणजेच रिफ्लेक्स बिंदू असतात. त्यामुळेच बिघाड झालेल्या अवयवांशी निगडित असलेली रिफ्लेक्स केंद्रे दाब दिल्यावर दुखतात.

रिफ्लेक्स बिंदूवर दाब दिल्यास बिघाड झालेल्या अवयवांशी निगडित बिंदू दुखतात. या बिंदूवर साधारणत: दहा ते पंधरा दिवस योग्य रीतीने दाब दिल्यास

रोगाची लक्षणे कमी होऊ लागतात व रुग्णास बरे वाटू लागते. हा कालावधी रुग्णाचे वय, शरीर देत असलेला प्रतिसाद, रोगाची तीव्रता या सर्व बाबींवर अवलंबून असतो. साधारणत: तीन ते चार दिवसांत रुग्णाचे शरीर उपचारांना प्रतिसाद देऊ लागते व साधारण दहा दिवसांत रुग्ण बरा होतो. मात्र संधिवात, पक्षाघात यांसारख्या रोगांना बरे करण्यासाठी बराच अधिक कालावधी लागतो. संधिवाताच्या अथवा पक्षाघाताच्या अगदी सुरुवातीच्या टप्प्यातच उपचार सुरू केल्यास व ॲक्युप्रेशरच्या जोडीला ॲलोपॅथी किंवा होमिओपॅथीचेही औषधोपचार सुरू केल्यास रुग्णास लवकर बरे वाटू शकते.

बिघाड झालेल्या अवयवांशी निगडित असलेले रिफ्लेक्स बिंदू संवेदनशील होतात व त्या बिंदूंवर दाब दिल्यास दुखते. या बिंदूंपाशी स्फटिकरूपी (crystalline) पदार्थांचा संचय झालेला असतो. दाब दिल्यामुळे हे स्फटिक मोडतात व त्यांचे छोट्या कणांत रूपांतर होते. हे कण नंतर रक्तप्रवाहाद्वारे वाहून नेले जातात आणि शरीराबाहेर फेकले जातात. यामुळे प्राणशक्तीच्या प्रवाहास आलेला अडथळा दूर होऊन तो प्रवाह पूर्ववत होतो. अवयवाचे बिघडलेले कार्य सुरळीत सुरू होते आणि त्यायोगे रुग्ण बरा होतो. म्हणूनच असे म्हटले जाते की, ॲक्युप्रेशर उपचारपद्धतीद्वारा फक्त रोग बरा होत नाही, तर त्या रोगाशी निगडित अवयवही अधिक कार्यक्षमतेने आपले कार्य पार पाडू लागतात. विविध अवयव आपल्या पूर्ण क्षमतेनुसार कार्य करू लागल्याने रोगाचे उच्चाटन होते.

अशा प्रकारे ॲक्युप्रेशर या उपचारपद्धतीद्वारा अवयवाचे कार्यही सुधारते. उदाहरणादाखल स्लिप डिस्क (slip disc) या रोगाच्या कारणांचे परीक्षण करू. 'क्ष-किरण तपासणी' (x-ray) केल्यानंतर रुग्णास सांगण्यात येते की, विशिष्ट अशा दोन किंवा अधिक मणक्यांमधील अंतर कमी झाले आहे. हे कशामुळे होते? याची प्रमुख कारणे म्हणजे चुकीची शारीर स्थिती (Improper posture), प्रवास करताना बसलेले धक्के, जड वस्तू एकदम उचलणे किंवा झटका देऊन ढकलणे ही होत. जमिनीवरून एखादी फारशी जड नसलेली वस्तू जर चुकीच्या पद्धतीने उचलली किंवा अनेक तास चुकीच्या शारीर स्थितीत बसावे लागले, तर त्याचा अतिरिक्त भार हाडे व स्नायूंना सहन करावा लागतो. यामुळे या विशिष्ट मणक्यांमधील अंतर वाढते किंवा कमी होते. त्यामुळे स्नायूंना व हाडांना धरून ठेवणाऱ्या लिगामेंट्स (Ligaments) या तंतुसदृश अवयवाची लवचीकता (elasticity) कमी होते. ॲक्युप्रेशरचे उपचार केल्याने या लिगामेंट्सची लवचीकता पुन्हा पूर्ववत होते. मणक्यांमधील कमी-अधिक झालेले अंतर पूर्ववत होते व रोग बरा होतो.

याशिवाय ऑक्युप्रेशरच्या उपचारांमुळे अंत:स्रावी ग्रंथींचे (endocrine glands) कार्यही सुरळीत होते. पर्यायाने शरीरातील स्नायूंची लवचीकताही पूर्ववत होते. तसेच मज्जासंस्थाही अधिक बळकट होते व या उपचारांमुळे अस्थिसंस्थेच्या समस्या दूर होण्यास फार मोठी मदत होते. या उपचारांमुळे शरीरातील रक्ताभिसरण सुधारते व रुग्णास ताजेतवाने वाटू लागते.

ऑक्युप्रेशर ही निदानात्मक आणि प्रतिबंधात्मक उपचारपद्धती आहे :

या पुस्तकात दिलेल्या वर्णनानुसार योग्य रीतीने उपचार केल्यास असे आढळून येईल की, ऑक्युप्रेशरमध्ये रोग बरा करण्याची फार मोठी क्षमता आहे. या पद्धतीत शरीरांतर्गत प्राणशक्तीचाच वापर केला जातो. या प्राणशक्तीच्या प्रवाहातील अडथळे दूर करून विविध अवयवांना बळकटी दिली जाते.

रुग्ण उपचारकर्त्याकडे गेल्यानंतर साधारणत: रुग्णास सर्वाधिक त्रास होणाऱ्या समस्येविषयीच रुग्ण उपचारकर्त्यास सांगतो असेही आढळते. फारच कमी रुग्ण त्यांना सतावणाऱ्या बारीकसारीक समस्यांविषयी उपचारकर्त्याशी चर्चा करतात. उपचार सुरू केल्यावर त्या रोगाशी निगडित बिंदूवर दाब देता देता इतर अवयवांशी निगडित बिंदूवर चुकून दाब दिला गेल्यास तेथेही रुग्णास दुखू लागते. यावरून उपचारकर्त्याच्या लक्षात येते की, या दुसऱ्या अवयवांच्या कार्यातही समस्या उत्पन्न झालेली असते. उदाहरणार्थ, काविळीसारख्या रोगाबाबत यकृताशी निगडित असलेला बिंदू दाब दिल्यास दुखतोच; परंतु जर हा दाब देता देता हृदयाशी निगडित बिंदूवर दाब दिला गेला व जर ते बिंदू दुखले, तर रुग्णास उच्च रक्तदाब, निम्न रक्तदाब किंवा हृदयाशी निगडित समस्याही सतावते आहे असे समजावे. अशा प्रकारे ऑक्युप्रेशर ही उपचारपद्धती थोड्याफार प्रमाणात निदानात्मकही (diagnostic) आहे असे म्हणता येते. मात्र याद्वारे रक्तदाब किंवा रक्तातील साखरेचे प्रमाण यासंबंधीचे निदान मात्र होऊ शकत नाही. म्हणूनच या उपचारपद्धतीच्या निदानात्मक स्वरूपास मर्यादा आहे.

अर्थातच एका रोगावर उपचार करीत असताना दुसऱ्याच अवयवाशी निगडित बिंदूंच्या जागी दुखल्यास त्या दुसऱ्या अवयवाबाबत काही गंभीर समस्या असेलच, असे मात्र नाही. याचा अर्थ असाच घ्यावा की, त्या दुसऱ्या अवयवाच्या कार्यात थोडासा बिघाड होऊ लागला आहे व त्या अवयवाशी निगडित बिंदूवरही लक्ष देणे आवश्यक आहे. रुग्णास दुसऱ्या अवयवाशी निगडित बिंदूंच्या जागी मात्र खूपच जास्त दुखत असेल, तर मात्र समस्या गंभीर आहे असे समजावे.

शरीरातील मूत्रपिंडे, यकृत, हृदय, अंत:स्रावी ग्रंथी, मज्जासंस्था यांसारख्या महत्त्वाच्या अवयवांशी निगडित बिंदूवर नियमितपणे दाब देत राहिल्यास त्या

त्या अवयवांशी संबंधित रोग होण्यास प्रतिबंध होतो व व्यक्ती निरोगी राहते. निरोगी राहण्यासाठी रोज दहा ते पंधरा मिनिटे ॲक्युप्रेशर तंत्राचा योग्य वापर करणे पुरेसे असते.

ॲक्युप्रेशर या तंत्राविषयी आवश्यक काळजी :

खालील परिस्थितीत ॲक्युप्रेशरचे उपचार करू नयेत. अशा वेळी उपचारापेक्षा अपचाराची शक्यता असते.

१) गर्भवती महिला

२) अस्थिभंग (fracture) झालेला भाग

३) संसर्गजन्य रोग

ॲक्युप्रेशर या उपचारपद्धतीत निसर्गाने बहाल केलेल्या रोग बरे करण्याच्या आंतरिक शक्तीचाच वापर केला जातो. महत्त्वाच्या अवयवांशी संबंधित (उदा. हृदय, मेंदू, मूत्रपिंडे इ.) अशा रोगांवर उपचार करताना मात्र रुग्णास होमिओपॅथी किंवा ॲलोपॅथी या शाखांशी निगडित अशा तज्ज्ञांचे साहाय्य मिळालेच पाहिजे. अशा परिस्थितीत फक्त अपारंपरिक (non conventional) अशा उपचारपद्धतीवरच अवलंबून राहू नये. योग्य त्या वैद्यकीय उपचारांच्या जोडीला एखाद्या प्रशिक्षित ॲक्युप्रेशर तज्ज्ञाकडून ॲक्युप्रेशरचे उपचार सुरू करावेत. इतर शाखांच्या औषधोपचारांबरोबर ॲक्युप्रेशरचे उपचार चालू ठेवता येतात.

विजेचा झटका लागल्यास, हृदयविकाराचा झटका आल्यास किंवा मोठी जखम होऊन खूप मोठ्या प्रमाणात रक्तस्राव झाल्यास रुग्णास तातडीने दवाखान्यात नेण्याची गरज असते. अशा वेळेस ॲक्युप्रेशरच्या उपचारांचा प्रथमोपचार म्हणून उपयोग करता येतो. रुग्णास दवाखान्यात नेता नेता किंवा डॉक्टर घरी येईपर्यंत प्रथमोपचार म्हणून ॲक्युप्रेशरचे उपचार फायदेशीर ठरू शकतात. त्यायोगे वैद्यकीय मदत मिळेपर्यंत समस्येची तीव्रता थोडी कमी होऊ शकते. मूत्रपिंडे, मज्जासंस्था, यकृत इत्यादी महत्त्वाच्या अवयवांशी संबंधित रोगांवर उपचार करताना ॲलोपॅथी, होमिओपॅथी या वैद्यकीय शाखांच्या उपचारांसोबत ॲक्युप्रेशरचे उपचारही केल्यास खूप चांगले परिणाम दिसून येतात.

ॲक्युप्रेशरसाठी वापरली जाणारी साधने

साधारणत: ॲक्युप्रेशरचे उपचार करताना हाताचा अंगठा दाब देण्यासाठी उपयोगात आणला जातो; परंतु सोयीच्या दृष्टीने किंवा अनेक रुग्णांना उपचार देण्यासाठी सोयीचे व्हावे म्हणून काही विशिष्ट साधने वापरली जातात. उपचारकर्ता अंगठ्याच्या साहाय्याने योग्य तितका दाब प्रत्येक वेळी, प्रत्येक बिंदूवर देऊ शकेलच असे नाही. त्यामुळे ॲक्युप्रेशरचे साधन वापरणे योग्य ठरते. त्याचप्रमाणे उपचारकर्त्यांसही लवकर थकवा येत नाही.

आजकाल बाजारात ॲक्युप्रेशरची अनेक साधने उपलब्ध आहेत. ज्या साधनांमुळे रुग्णास ॲक्युप्रेशरच्या उपचारांचा अधिक फायदा मिळेल अशा काही महत्त्वाच्या साधनांची माहिती पुढे दिलेली आहे. ही साधने पुढीलप्रमाणे :

१) जिमी (Jimmy)

२) मॅजिक मसाजर (Magic Massager)

३) पिरॅमिड प्लेट (Pyramid plate)

४) ट्विस्टर (Twister)

५) फूट रोलर (Foot Roller)

६) हॅन्ड रोलर (Hand Roller)

७) बॅक रोलर (Back Roller)

८) व्हायब्रेटर्स (Vibrators)

९) पॉवर एक्झरसाइझर (Power Exerciser)

या साधनांचा वापर करून कशा प्रकारे उपचार करावेत, त्याचप्रमाणे त्यांच्यापासून कोणता फायदा होतो, याचे वर्णन पुढे दिले आहे.

१) जिमी (Jimmy)

हे साधारणत: कडक रबराचे किंवा लाकडाचे बनवलेले असते. रबरापासून बनविलेला जिमी वापरणे अधिक योग्य असते. कारण रुग्णास दुखापत होऊ न देता हवा तितका दाब देता येतो. 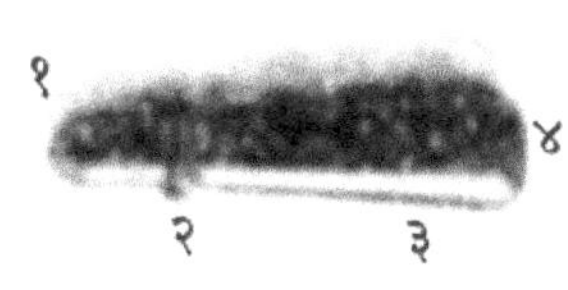 या साधनाची रचना व कार्य नीट कळावे म्हणून आकृतीत दर्शविल्याप्रमाणे या साधनाचे चार विभाग मानून त्या विभागांना क्रमांक दिलेले आहेत.

"

आकृती पाहिल्यावर लक्षात येते की, जिमी हे साधन क्रमांक चार या बिंदूपाशी रुंद आहे, तर क्रमांक एक या बिंदूपाशी अरुंद आहे. या साधनाचा आकार काही विशिष्ट कारणासाठी असा बनविलेला असतो. क्रमांक तीन हा विभाग लाटण्यासारखा गोल गोल फिरवत किंवा गडगडवत दाब देण्यासाठी (Rolling pressure) उपयुक्त ठरतो. या साधनाच्या विशिष्ट आकारामुळे असा दाब देताना साधन हातात धरणे सोयीचे जाते. असे केल्याने ज्या भागावरून हे साधन फिरवले जाते तेथील बिंदूंना उत्तेजना मिळते. एखाद्या बिंदूवर दाब देण्यासाठी क्रमांक एक या विभागाचा वापर केला जातो. त्यामुळे क्रमांक चार हा भाग हातात धरून व अरुंद भाग (क्रमांक एक) बिंदूवर टेकवून चांगला खोलवर दाब देता येतो. क्रमांक दोन येथील उंचवटा उपचारकर्त्याच्या हाताची या साधनावरील पकड मजबूत करण्यास उपयुक्त ठरतो. खोलवर दाब देण्यासाठीही याचा उपयोग होतो.

२) मॅजिक मसाजर (Magic Massager)

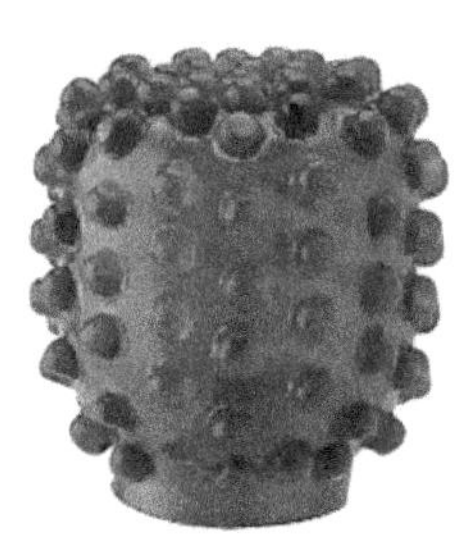 या साधनाला चौदा उंचवटे असतात. हे साधन हाताच्या तळव्यावर दाबल्यास किंवा दोन्ही हातांच्या तळव्यांत धरून दाबल्यास एकाच वेळेला अनेक बिंदूंवर दाब दिला जातो. याच कारणासाठी या साधनाला मॅजिक मसाजर असे म्हणतात. फक्त तीन ते पाच मिनिटांतच शरीरातील जवळजवळ सगळ्या महत्त्वाच्या अवयवांशी निगडित असलेल्या बिंदूंवर दाब दिला जातो. याद्वारे प्रतिबंधात्मक उपचारही केले जातात. हे साधन अत्यंत उपयुक्त आहे. काही वृद्ध व्यक्ती उपचारकर्त्याकडे जाऊ शकत नाहीत, त्यांना हे साधन फार उपयोगी पडते. हे साधन बाजारात सहजगत्या उपलब्ध असते व त्याची किंमतही सर्वांना परवडण्यासारखी आहे. हे साधन वापरताना फारशा कौशल्याचीही गरज नसते. फक्त दोन हातांच्या तळव्यांत धरून दहा ते पंधरा सेकंदांपर्यंत दाब द्यावा. त्यानंतर हे साधन तळव्यांवरील इतर बिंदूंवर टेकवून असाच दाब द्यावा. संपूर्ण तळव्यावरील सर्व बिंदूंवर दाब द्यावा.

३) पिरॅमिड प्लेट (Pyramid Plate)

प्रतिबंधात्मक तसेच रोगोपचारासाठी ज्या व्यक्ती दररोज ॲक्युप्रेशरचे उपचार घेतात, त्या व्यक्तींसाठी हे साधन फार उपयुक्त ठरते. ज्यांना ॲक्युप्रेशरच्या तंत्राविषयी फारशी माहिती नसते, त्यांच्यासाठीही हे साधन फायदेशिर ठरते. सकाळी व संध्याकाळी साधारण तीन ते पाच मिनिटे या प्लेटवर उभे राहावे. ज्या व्यक्तींना खांद्याच्या वरील भागात काही समस्या जाणवत असेल त्या व्यक्तींनी

प्लेटवर उभे राहताना शरीराचे वजन पायाची बोटे व चवड्यावर येईल अशा प्रकारे उभे राहावे. जर पोटाच्या खालील भागात विकार जाणवत असेल, तर प्लेटवर उभे राहताना शरीराचे वजन टाचांवर येईल अशा प्रकारे उभे राहावे. जर खांदे व कंबर/कटिभाग यांच्या मधील भागात समस्या जाणवत असेल तर पिरॅमिड प्लेटवरील उंचवटे पावलाच्या कमानीला (Foot arch) स्पर्श

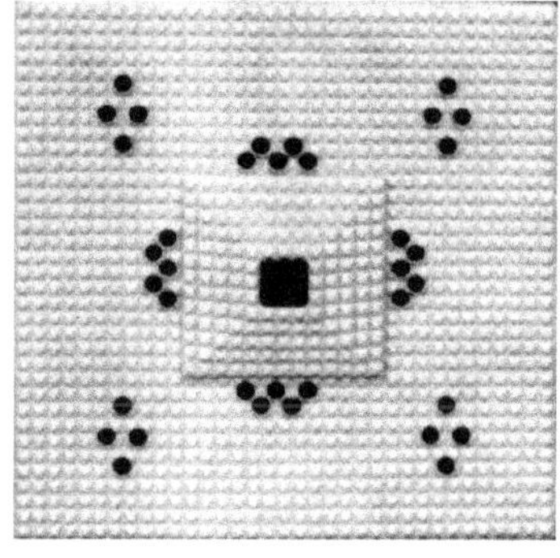

करतील अशा पद्धतीने उभे राहावे. पावलाच्या कमानीच्या भागात पोट, यकृत, मूत्रपिंडे, आतडी इत्यादी अवयवांशी निगडित रिफ्लेक्स बिंदू असतात. रोज सकाळी तीन ते पाच मिनिटे तसेच संध्याकाळीही तीन ते पाच मिनिटे पिरॅमिड प्लेटचा वापर केल्यास शरीर निरोगी राहू शकते व बारीकसारीक तक्रारीही नाहीशा होतात.

पिरॅमिड प्लेटचा उपयोग प्रतिबंधात्मक स्वरूपात होतोच; परंतु या साधनाचा रोगोपचार करण्यासाठीही फार उपयोग होतो. अपचन, मूत्रपिंडांशी निगडित समस्या, कटिभागातील सांधेदुखी, तसेच पाय, टाचा, गुडघे हे अवयव दुखत असल्यास या साधनाचा रोगोपचारासाठी खूप फायदा होतो. त्याचप्रमाणे मूळव्याध (Piles), सायटिका (Sciatica), बद्धकोष्ठता यांसारख्या विकारांवर उपचार करण्यासाठी, तसेच स्मरणशक्ती वाढविणे, शांत झोप लागणे, हृदयास बळकटी मिळणे यासाठीही हे साधन उपयुक्त ठरते. या पिरॅमिड प्लेटवर उभे राहताना शरीराचे वजन चवड्यावर, टाचांवर पेलून किंवा पावलांच्या कमानीखाली प्लेटचे उंचवटे घेऊन त्यावर शरीराचे वजन येईल अशा प्रकारे उभे राहावे. या साधनाचा पुरेपूर फायदा मिळविण्यासाठी या प्लेटवर उभे राहून जागच्या जागी चालण्याचा व्यायामही तुम्ही घेऊ शकता.

४) ट्विस्टर (Twister)

हे साधन महिला अधिक प्रमाणात वापरतात. या साधनाच्या वापराने महिलांना आपले शरीर सुडौल ठेवण्यास मदत मिळते. सौंदर्यवृद्धीच्या दृष्टीनेही हे साधन उपयोगी ठरते.

हे साधन म्हणजे एक मोठी तबकडीसदृश वस्तू असून त्यावर दोन पावलांचे आकार कोरलेले असतात. या पावलांवर छोटे छोटे बोथट उंचवटे असतात. या पावलांवर पावले ठेवून उभे राहावयाचे असते. पावलांवरील छोटे छोटे उंचवटे पावलांवरील रिफ्लेक्स बिंदूंवर दाब देतात. या साधनात दोन तबकड्या असतात.

एका तबकडीवर दुसरी तबकडी उलटी बसविलेली असते. ही तबकडी घड्याळाच्या काट्याच्या दिशेने, तसेच उलट्या दिशेनेही गोल फिरू शकते. यावर उभे राहून व्यक्ती उजव्या, तसेच डाव्या बाजूस वळू शकते. याद्वारे कटिभाग, मांड्या, कंबर या अवयवांच्या स्नायूंना व्यायाम घडून ते स्नायू बळकट होतात. या भागावरील चरबी घटते व शरीर सुडौल होते.

५) फूट रोलर (Foot Roller)

हे साधन अगदी साधे दिसत असले, तरी फार उपयुक्त असते. सौम्य स्वरूपाचा दाब देऊन हे साधन मध्यम गतीने पावलांवरून लाटण्यासारखे गडगडवत फिरवल्यास पावलांना आलेला थकवा, तणाव दूर होतो. अशा प्रकारे साधारणत: तीन मिनिटे फिरविल्यास दिवसभराचा थकवा दूर होतो. मूळव्याध, पाठदुखी, सायटिका यांसारख्या रोगांवर उपचार करताना टाचेच्या भागावर

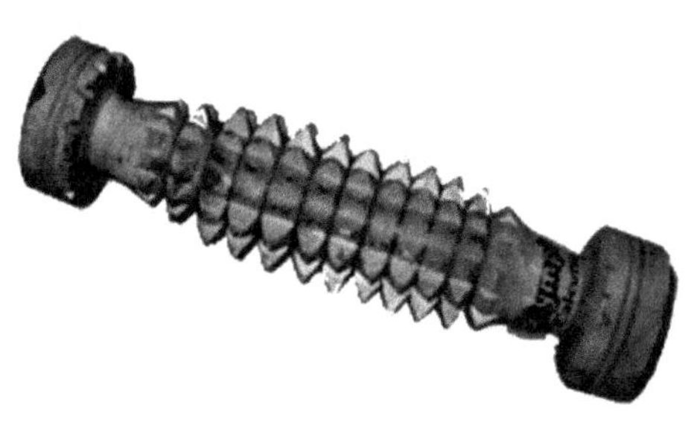

खोल दाब घ्यावा. त्याचप्रमाणे बद्धकोष्ठता, पोटाच्या समस्या, आम्लपित्ताचा त्रास यांसारख्या विकारांवर उपचार करताना पावलाच्या कमानीच्या भागावर खोलवर दाब देणे आवश्यक असते. हा रोलर पायांवरून फिरविल्यास अनेक विकार उपचारकर्त्याकडे न जाता घरच्या घरी बरे करता येतात. डोके, नाक, कान, डोळे, खांदे या अवयवांशी संबंधित समस्यांवर उपचार करताना पावलाच्या पुढील भागात (बोटांकडच्या) भागात या रोलरचा वापर अधिक केला जावा. विशेषत: अंगठा, बोटांची टोके, पावलांचा बोटांखालील भाग या भागांवर अधिक लक्ष केंद्रित करावे. हे उपचार खुर्चीवर किंवा पलंगावर बसून करावेत.

या रोलरचा उपयोग वजन कमी करण्यासाठीही केला जाऊ शकतो. पावलांच्या कमानीच्या भागात, तसेच टाचांवरून हा रोलर सकाळी व संध्याकाळी तीन मिनिटे जलद गतीने फिरविल्यास एका महिन्यात साधारण एक ते दोन किलो वजन कमी होऊ शकते. मात्र अगदी पहिल्या दिवसापासून हा रोलर जलद गतीने तीन मिनिटे फिरवू नये. सुरुवातीला हा उपचार फक्त एक मिनिटापर्यंतच करावा व दर तीन दिवसांनी हा कालावधी अध्र्या मिनिटाने वाढवीत न्यावा. अशा प्रकारे दहा ते पंधरा दिवसांत तीन मिनिटे सलगपणे जलद गतीने रोलर फिरविल्यास

व्यक्तीस त्याचा फारसा त्रास होत नाही. पहिल्याच दिवशी तीन मिनिटांपर्यंत सलग जलद गतीने रोलर फिरविल्यास त्या व्यक्तीचे पाय व मांड्या आखडू शकतात व त्यामुळे काही काळापर्यंत अशा व्यक्तीस त्रास होऊ शकतो.

६) हॅन्ड रोलर (Hand Roller) :

हे एक साधे साधन असून खूप परिणामकारक आहे. हे साधन हातांच्या तळव्यांवरून फिरविले जाते. रक्ताभिसरणाची क्रिया सुधारण्यासाठी याचा खूप उपयोग होतो. फूट रोलरला बारीक बारीक काटेरी दाते असतात. ते एखाद्या वेळेस रुग्णास टोचून दुखापत होऊ शकते; परंतु हॅन्ड रोलरला जे दाते असतात ते बोथट असतात. त्यामुळे ते टोचत नाहीत. दाब देऊन संवेदनशील बनलेल्या बिंदूंच्या जागी जरा आराम मिळावा म्हणून या साधनाचा उपयोग फायदेशीर ठरतो. त्यामुळे तो बिंदू दुखण्याची तीव्रता जरा कमी होते व अतिसंवेदनशील झालेल्या भागासही जरा आराम मिळतो.

७) बॅक रोलर (Back Roller) :

आकृती पाहिल्यावर लक्षात येते की, हे साधन दोन चाके असलेल्या गाडीसारखे दिसते. मान, पाठ, कंबर दुखत असल्यास पाठीच्या मणक्यांवरून हे साधन फिरविले जाते व त्यामुळे दुखणे कमी होते. खांदे, कंबर या भागात दाब देताना फक्त अंगठ्याच्या साहाय्याने दाब दिल्यास उपचारकर्त्याची ऊर्जाही बऱ्याच अधिक प्रमाणात खर्च होते, तसेच उपचारकर्त्यास थकवाही वाटू शकतो. या साधनाचा वापर केल्यास योग्य तितका दाब देणे सोपे पडते. या साधनाचा दांडा हातात 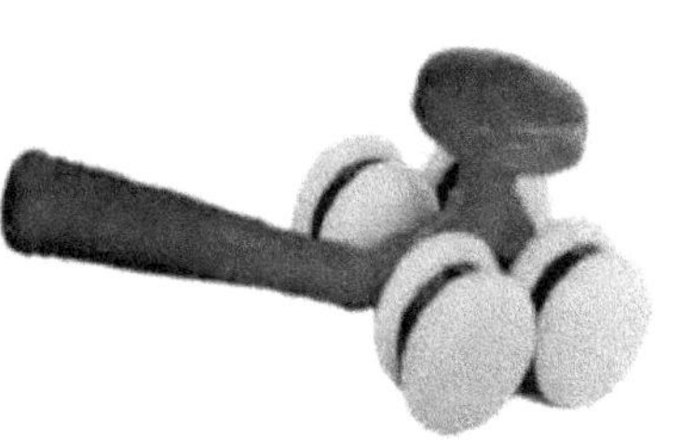 धरून सर्व बिंदूंवर समान दाब देणेही सोपे जाते. दाब देताना मणक्याच्या दोन्ही बाजूंस मणक्यापासून साधारण एक-एक इंचावर टेकतील अशा प्रकारे या साधनाची चाके टेकवली जातात. त्याचा लांब दांडा एका हातात धरून दुसरा हात चाकांच्या वर असलेल्या गोलाकार भागावर अतिरिक्त पकड यावी म्हणून ठेवला जातो. कोणत्याही परिस्थितीत पाठीच्या कण्यावर (Vertebral column) चाकांच्या साहाय्याने दाब देऊ नये.

८) व्हायब्रेटर्स (Vibrators) :

आजकाल बऱ्याच प्रकारचे व्हायब्रेटर्स बाजारात मिळू लागले आहेत. छोट्या

व्हायब्रेटर्सपासून ते मोठ्या व्हायब्रेटर्सपर्यंत सर्व प्रकारचे व्हायब्रेटर्स उपलब्ध आहेत. ॲक्युप्रेशर या उपचारपद्धतीत या व्हायब्रेटर्सचा प्रत्यक्ष स्वरूपात (Direct) कोणताही सहभाग नसतो. दुखत असलेल्या भागास तात्पुरता आराम मिळावा म्हणून हे उपयोगात आणले जातात. काही वेळा दुखऱ्या भागास तात्पुरता आराम देण्याबरोबरच व्हायब्रेटर्सच्या वापरामुळे रक्ताभिसरणही सुधारते. पाय, खांदे, डोके हे अवयव दुखत असल्यास आराम वाटण्यासाठी यांचा उपयोग करता येऊ शकतो. विशिष्ट प्रकारे बनविण्यात आलेले काही प्रकारचे व्हायब्रेटर्स शरीरावर जमलेली चरबी घटविण्यास मदत करतात.

९) पॉवर एक्झरसाइझर (Power Exerciser) :

हे साधेसे दिसणारे साधन हातांच्या स्नायूंना बळकटी देण्यासाठी, तसेच विविध वस्तूंवरील हाताची पकड (grip) मजबूत करण्यासाठी फार उपयोगी पडते. या साधनास दोन बाजू असतात व त्या दोन बाजूंमध्ये स्प्रिंग्ज (springs) जोडलेल्या असतात. या बाजूंवर छोटे छोटे बिंदूवजा उंचवटे असतात. जेव्हा या बाजू हातात धरून दाबल्या जातात तेव्हा विविध अवयवांशी निगडित असलेले हातांवरील रिफ्लेक्स बिंदू दाबले जातात. त्यामुळे रक्ताभिसरण सुधारते व हातांच्या स्नायूंनाही बळकटी मिळते. याच्या दोन्ही बाजू दोन हातांत धरून एकमेकांजवळ जोर लावून आणण्याचा व्यायाम केल्यास दोन्ही हातांच्या तळव्यांवरील रिफ्लेक्स बिंदू दाबले जातात व रक्ताभिसरण सुधारते. तसेच दोन बाजू जोर लावून एकमेकांजवळ आणण्याचा व्यायाम केल्याने हातांचे स्नायूही मजबूत होतात. विशेषत: पक्षाघाताच्या रुग्णांबाबत हे साधन फार फायदेशीर ठरते.

विभाग- २
मानवी शरीररचना (Anatomy of Human body)

शरीररचनेशी निगडित विविध संज्ञा (Terms)

अवयव (Organs) :

शरीराचे एखादे विशिष्ट काम करणाऱ्या शरीराच्या किंवा शरीरांतर्गत भागाला अवयव अशी संज्ञा आहे. यालाच 'इंद्रिय' अशीही संज्ञा आहे. बरेचसे अवयव

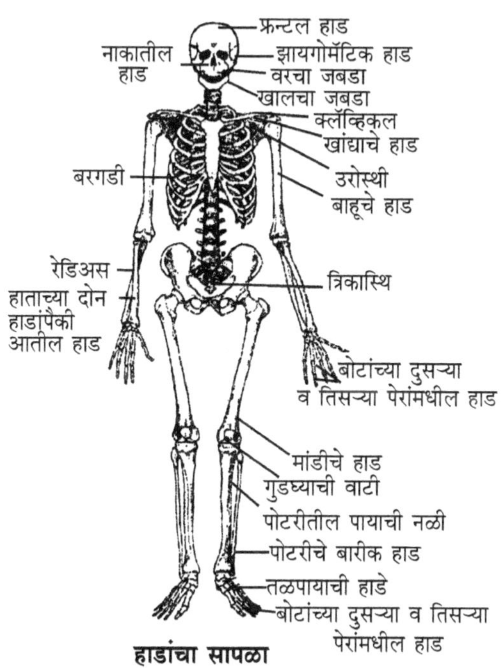

हाडांचा सापळा

जोडीने आढळतात. या जोडीतील एखादा अवयव नादुरुस्त झाल्यास अथवा शल्यक्रिया करून काढून टाकावा लागल्यास दुसरा अवयव त्याचे कार्य करतो.

संस्था (System) :

जे अवयव संघटितपणे एकाच तऱ्हेचे कार्य करतात अशा अवयवांच्या समूहाला संस्था असे म्हणतात.

१) अस्थिसंस्था (Skeletal system) : ही संस्था अनेक हाडांची मिळून बनलेली असते. त्याचप्रमाणे या संस्थेत कूर्चा (Cartilage) तसेच अस्थिबंधने (Ligaments) यांचाही समावेश होतो. या संस्थेमुळे शरीरास आकार येतो. शरीरांतर्गत मृदू भागांना आधार व संरक्षण मिळते. हाडे एकमेकांना व स्नायूंना अस्थिबंधनांनी जोडली जातात. त्याचप्रमाणे या संस्थेत काही खनिजांचाही साठा असतो.

२) इन्टेग्युमेंटरी संस्था (Integumentary system) : या संस्थेत त्वचा व इतर भागांचा समावेश होतो. याद्वारे शरीराचे (उदा. धूर, धूळ, हवेतले शरीराला हानिकारक घटक इ.) बाह्य पर्यावरणापासून रक्षण होते. त्वचा हे ज्ञानेंद्रियाचे कार्यही करते. शरीराच्या तापमानास संतुलित राखण्याचे कार्यही ही संस्था करते.

३) संधिसंस्था (Articular system) : या संस्थेत सर्व सांध्यांचा समावेश होतो. हे सांधे अस्थिबंधनांनी एकमेकांना जोडले गेलेले असतात व त्यामुळे शरीराची हालचाल होऊ शकते.

४) स्नायुसंस्था (Muscular system) : या संस्थेत हाडांशी जोडल्या गेलेल्या, तसेच इतर सर्व स्नायूंचा समावेश होतो. या स्नायूंची टोके हाडांशी जोडली गेलेली असल्याने स्नायूंच्या आकुंचनामुळे हालचाल होऊ शकते.

५) रक्ताभिसरण संस्था (Cardio vascular system) : या संस्थेत हृदय व संपूर्ण शरीरातील विविध पेशींना, तसेच ऊतींना (tissues) रक्तपुरवठा करणाऱ्या रक्तवाहिन्यांचा समावेश होतो.

६) रससंस्था (Lymphatic system) : या संस्थेत रसग्रंथी (Lymphatic glands) व रसवाहिन्या यांचा समावेश होतो. केशवाहिन्यांतून रक्ताचे अभिसरण होत असताना रक्तातील द्रवपदार्थ त्यांच्या पातळ भिंतीमधून झिरपतो व तो रस निरनिराळ्या पेशींमध्ये पसरतो. रक्तातील प्राणवायू व अन्नरस पेशींना प्रत्यक्षपणे पुरविण्याचे कार्य हा रस करतो (Lymph). तसेच पेशींमध्ये निर्माण

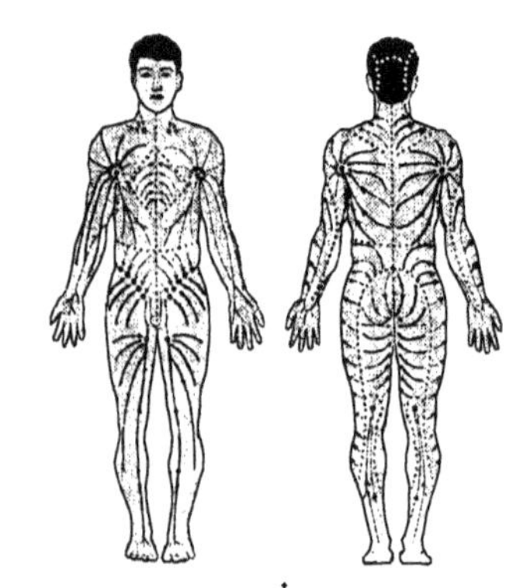

रससंस्था

होणारे निरुपयोगी पदार्थ हे प्रथम या रसातच मिसळतात व तेथून केशवाहिन्यांत परत मिसळून नीळांमार्फत (veins) हृदयाकडे नेले जातात अथवा रसवाहिन्यांतून (Lymphatic vessels) स्वतंत्र मार्गाने नेले जाऊन मग रक्तात मिसळतात.

७) श्वसनसंस्था (Respiratory system) : श्वसनाशी संबंधित असलेल्या नाक, घसा (Pharynx), स्वरयंत्र (Larynx), श्वासनलिका व तिच्या शाखा (bronchi) आणि फुप्फुसे (Lungs) या सर्व अवयवांचा समावेश या संस्थेत होतो.

८) मूत्रसंस्था (Urinary system) : या संस्थेत मूत्रपिंडे (Kidneys), मूत्रवाहक (Ureter), मूत्राशय (Urinary bladder), मूत्रनलिका (Urethra) यांचा समावेश होतो.

९) पचनसंस्था (Digestive system) : या संस्थेत तोंड, जीभ, दात, घसा, अन्ननलिका, जठर, आतडी (intestines), गुदाशय, लालोत्पादक ग्रंथी (Salivary glands), यकृत, स्वादुपिंड (Pancreas) व पित्ताशय (gall blader)

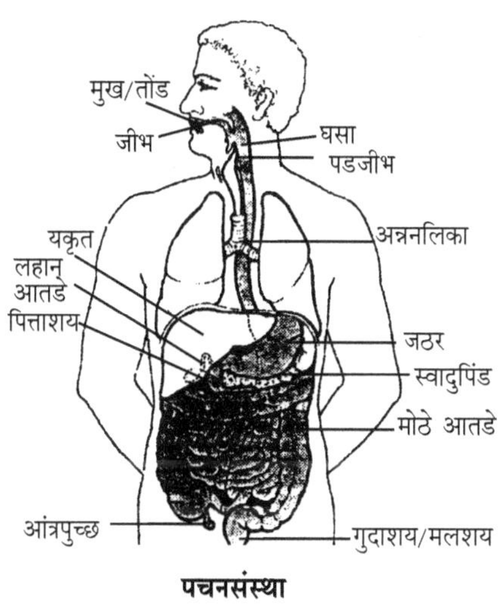

पचनसंस्था

यांचा समावेश होतो. या संस्थेद्वारे अन्नाचे पचन होते व पोषकद्रव्ये रक्तात शोषली जातात. पचन न झालेला भाग शरीराबाहेर टाकला जातो.

१०) अंत:स्रावी ग्रंथी संस्था (Endocrine system) : यात नलिकाविरहित ग्रंथींचा समावेश होतो. या ग्रंथींमधून स्रवणारे स्राव शरीराच्या विविध क्रियांवर नियंत्रण ठेवतात. थायरॉइड ग्रंथी, पॅराथायरॉइड ग्रंथी, स्वादुपिंड, अंडाशय (Ovaries), ॲड्रिनल ग्रंथी, प्लॅसेन्टा इत्यादी ग्रंथींचा या संस्थेत समावेश होतो.

११) पुनरुत्पादन संस्था (Reproductive system) : मनुष्यांमध्ये प्रजोत्पादनाचे कार्य या संस्थेद्वारा होते. या संस्थेत अंडाशय, गर्भाशय, शिस्न (Penis), वृषण (Testis) इत्यादी अवयवांचा समावेश होतो.

१२) मज्जासंस्था (Nervous system) : सर्व शारीरिक क्रियांचे नियंत्रण व शरीराचे सर्व व्यापार अव्याहत व सुरळीत चालण्याचे कार्य या संस्थेद्वारे होते. या संस्थेमुळे ज्ञानेंद्रियांमार्फत बाह्य जगाचे ज्ञान आपणास होते. मज्जासंस्थेचे दोन प्रकार असतात. मध्यवर्ती मज्जासंस्था (Central nervous system) व पेरिफेरल मज्जासंस्था (Peripheral nervous system). त्याचप्रमाणे कार्यानुसारही दोन प्रकार पडतात. ते म्हणजे ऐच्छिक (Voluntary) व अनैच्छिक (involuntary).

विभागदर्शक संज्ञा

मानेतील (Cervical)	:	मानेशी निगडित
छातीतील (Thoracic)	:	मान व पोटाच्या मधील भाग
कमरेतील (Lumbar)	:	छाती व कटिभागाच्या मधील भाग
सॅक्रल (Sacral)	:	कमरेचा खालील भाग
प्लॅन्टर (Plantar)	:	पायाचा तळवा, पावलाच्या वरील भाग. या भागास ऊर्ध्व पृष्ठभाग (Dorsal surface) असे म्हणतात.
पामर (Palmar)	:	हातांचा अग्र पृष्ठभाग (anterior surface)
ॲक्झिला (Axilla)	:	काख
दंड (Upper arm)	:	खांदे व कोपर यांमधील हाताचा भाग
मध्य हस्त (Fore arm)	:	कोपर व मनगट यांमधील हाताचा भाग
मांडी (Thigh)	:	नितंब व गुडघे यांमधील पायाचा भाग
पाय (Leg)	:	गुडघा व घोटा (ankle) यांमधील पायाचा भाग
अम्बिलिकल (Umbilical)	:	नाभीभोवतालचा भाग
एपिगॅस्ट्रिक (Epigastric)	:	नाभीभागाच्या वरचा भाग. या भागात जठराचा समावेश होतो.
हायपोकॉन्ड्रिॲक (Hypochondriac)	:	एपिगॅस्ट्रिक भागाच्या उजवीकडील व डावीकडील भाग. कूर्चाच्या खालील भाग.
हायपोगॅस्ट्रिक (Hypogastric)	:	नाभीभागाच्या खालील मधला भाग

इलिऑक (Illiac) : हायपोगॅस्ट्रिक भागाच्या उजवीकडील व डावीकडील भाग. इलिऑक या हाडामुळे दूरस्थ बाजूच्या सीमा दाखविल्या जातात.

दिशादर्शक संज्ञा (Directional Terms) :

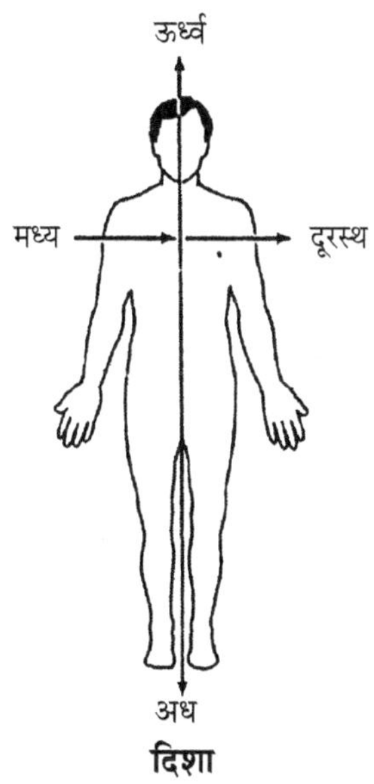

अग्रभाग (Anterior)	–	शरीराच्या पुढील (अग्र) भागी असलेला
पार्श्वभाग (Posterior)	–	शरीराच्या मागील (पार्श्व) भागी असलेला
मध्य (Medial)	–	मध्यभागी असलेला
दूरस्थ (Lateral)	–	मध्यभागापासून दूर
ऊर्ध्व (Superior)	–	शरीराच्या वरील किंवा डोक्याकडील भाग
अध (Inferior)	–	शरीराच्या खालील किंवा डोक्यापासून दूर असलेला भाग
निकटचा (Proximal)	–	संदर्भ बिंदूच्या (Point of reference) जवळ
लांबचा (distal)	–	संदर्भ बिंदूपासून (Point of reference) दूर
पृष्ठीय (Superficial)	–	त्वचेच्या अगदी जवळ
खोलवर (Deep further)	–	त्वचेखालील भाग

त्वचा **(Skin)**

त्वचा हे शरीरावरील बाहेरचे आवरण आहे. त्वचा ही दोन आवरणांची बनलेली असते. यांपैकी बाह्य त्वचा (Epidermis) हे बाहेरील आवरण असते व त्यात रक्तवाहिन्या नसतात. बाह्य त्वचेच्या आतील बाजूला आंतर त्वचा (dermis) हे आवरण असते व ते संयोगी पेशीजालाचे (Vascular connective tissue) बनलेले असते. हातांच्या व पायांच्या तळव्यात हे आवरण जाड असते, तर जननेंद्रियांमध्ये हे आवरण पातळ (thin) असते. तसेच पापण्यांच्या त्वचेतही हे आवरण पातळ असते.

त्वचेची कार्ये :

१) त्वचा हे शरीराचे जलरोधक (waterproof) आवरण असून त्वचेच्या पेशींचे मोठ्या प्रमाणात पुनर्निर्माण (regeneration) होत असल्याने झालेली क्षती भरून काढणे हे त्वचेचे महत्त्वाचे कार्य आहे.

२) त्वचा हे ज्ञानेंद्रिय आहे. स्पर्श, उष्णता, थंडी, वेदना या सर्वांचे ज्ञान त्वचेमुळे होते.

३) त्वचा घाम व सिबम हा एक प्रकारचा तेलकट स्राव स्रवते. घामात पाणी, सोडियम क्लोराईड व काही उत्सर्जक द्रव्ये असतात. याद्वारे शरीराच्या उष्णतेचेही नियमन होते.

४) सूर्यप्रकाशाच्या साहाय्याने त्वचेखाली 'जीवनसत्त्व-ड' तयार होते.

शरीरातील विविध हाडे (Bones)

शरीराच्या हात, पाय या अवयवांत लांब हाडे (Long bones) असतात. ही हाडे लांबट असतात.

मनगट व घोटा यांतील हाडे आखूड (Short bones) असतात.

चपटी हाडे, उदाहरणार्थ डोक्याच्या कवटीची हाडे नाजूक अवयवांचे संरक्षण करतात. तसेच स्नायुबंधनांच्या हाडांशी जोडणीसाठी पृष्ठभाग म्हणूनही ती कार्य करतात.

मणक्याच्या हाडांसारखी काही वेडीवाकडी हाडेही (irregular bones) असतात.

सांध्यांजवळ, स्नायुबंधनांमध्ये सेस्मॉइड हाडे (Sesamoid bones) असतात.

हाडांचा सांगाडा (Skeleton) —

मध्यवर्ती सांगाड्यात (Axial skeleton) हायॉइड (hyoid), छातीतील

हाडांचा पिंजरा, तसेच पाठीचा कणा (Vertebral column) यांचा समावेश होतो.

अपेंडिक्युलर सांगाड्यात (Appendicular skeleton) हातातील, तसेच पायांतील हाडांचा समावेश होतो.

हाडांच्या सांगाड्याची कार्ये :

हाडांमुळे शरीराला आकार येतो.

हाडांना स्नायू व स्नायुबंधने जोडली गेलेली असतात.

बरगड्यांमुळे फुफ्फुसांसारख्या नाजूक अवयवांना संरक्षण मिळते.

पाठीच्या मणक्यांमुळे मज्जारज्जूस संरक्षण मिळते.

हाडांतील अस्थिमज्जेत (Bone marrow) रक्तातील लाल पेशी (red blood corpuscles) व काही प्रकारच्या श्वेतपेशीही तयार होतात.

हाडे ही कॅल्शिअम (Calcium) या महत्त्वाच्या घटकाची भांडारगृहे असतात.

शरीरातील महत्त्वाची हाडे-

१) गळपट्टीचे हाड अथवा जत्रू (Clavicle) : हे हाड गळ्याच्या सुरुवातीच्या भागात असते व ते आडवे असते. याची बाहेरची बाजू खांद्याच्या हाडाला

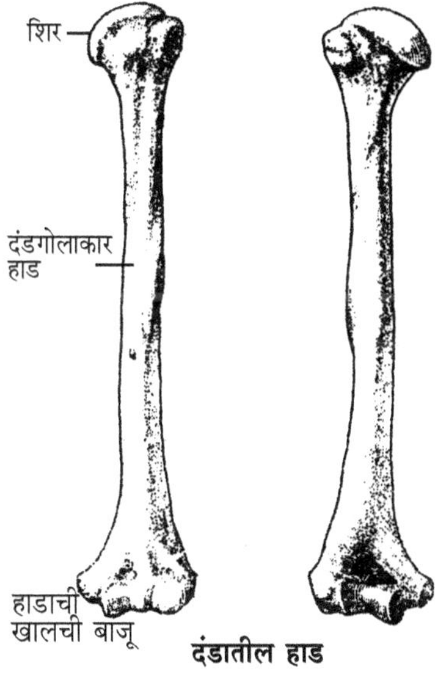

दंडातील हाड

जोडलेली असते. या हाडामुळे धडावर हातांचा भार व्यवस्थित तोलण्यात मदत होते. हे हाड किंचित वक्र असून याची आतली बाजू छातीच्या हाडाला (Sternum)

जोडली गेलेली असते. हे हाड तसे थोडेसे नाजूक असून त्याचा लवकर अस्थिभंग (Fracture) होऊ शकतो.

२) खांद्याचे हाड (Scapula) : हे हाड रुंद, सपाट व त्रिकोणाकृती असते व ते छातीच्या पिंजऱ्याच्या पाठीमागे दुसऱ्या फासळीपासून सातव्या फासळीपर्यंत असते. याच्या वरच्या व बाहेरच्या कोनाशी एक गुळगुळीत, वाटोळा व खोलगट भाग असतो. त्यास ग्लेनॉइड कॅव्हिटी (Glenoid cavity) असे म्हणतात. दंडाच्या हाडाचे (Humerus) वरचे वाटोळे टोक या ग्लेनॉइड कॅव्हिटीत जोडले जाते.

३) दंडाचे हाड (Humerus) : या हाडाला 'भुजास्थि' असेही म्हणतात. हे हाड दंडात असते. हातातील सर्व हाडांपैकी हे सर्वांत लांब हाड असते. हे हाड नळकांड्याच्या आकाराचे (दंडाकृती) असून खालच्या भागात ते जरा रुंद झालेले असते. या भागाशी कोपराचा सांधा (Elbow joint) तयार होतो.

मध्य हस्तातील हाडे (Forearm) :

मध्य हस्तात दोन हाडे असतात. ती पुढीलप्रमाणे –

रेडियस (Radius) :

हाताच्या बाह्य भागातील हे हाड हाताच्या अंगठ्याकडील बाजूस असते. याचे वरचे टोक लहान व गोल असते व खालील भाग थोडा रुंदावलेला असतो.

अल्ना (Ulna) :

अल्ना रेडियसपेक्षा लांब असते. हाताच्या आतल्या भागातील हे हाड करंगळीच्या बाजूला असते व त्याचे वरचे टोक जाड असते. रेडियस या हाडाशी या भागाचा सांधा तयार होतो. अल्ना या हाडाचे खालचे लहान टोक मनगटाच्या हाडाशी व रेडियस या हाडाच्या खालच्या भागाशी सांधलेले असते. अल्ना या हाडाचे खालील टोक गोलाकार असते.

हातातील हाडे :

हातातील हाडे खालील प्रकारात विभागली जातात –

१) मनगटाची हाडे (Carpal bones)

२) तळहाताची हाडे (Meta carpal bones)

३) हातातील पेरांची हाडे (Phalanges)

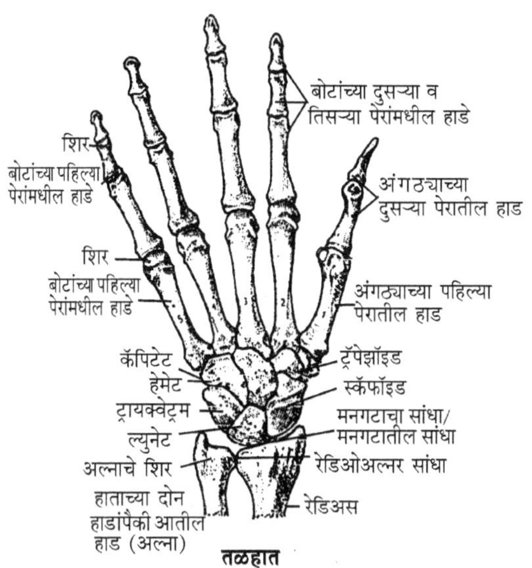

मनगटाची हाडे (Carpal bones) – ही आठ लहान लहान हाडे असतात. ती दोन रांगांमध्ये बसविलेली असतात. त्यातील एका रांगेत स्कॅफॉइड (Scaphoid), ल्यूनेट (Lunate), ट्रायक्वेट्रम (Triquetram) व पिसिफॉर्म (Pisiform) ही हाडे असतात, तर दुसऱ्या रांगेत ट्रॅपीझियम (Trapezium), ट्रॅपेझॉइड (Trapezoid), कॅपिटेट (Capitate) व हॅमेट (Hamate) ही हाडे असतात. अस्थिभंग झाल्यास बऱ्याचदा स्कॅफॉइड या हाडाचा अस्थिभंग होतो.

तळहाताची हाडे (Metacarpal bones) : ही एकूण पाच हाडे असतात. ती बोटांच्या हाडांशी जोडलेली असतात. यातील पहिले हाड अंगठ्याशी जोडलेले असते. उरलेली चार हाडे चार बोटांच्या हाडांशी जोडलेली असतात.

बोटांची हाडे : बोटांची हाडे एकूण चौदा असून अंगठ्यात दोन व इतर बोटांत प्रत्येकी तीन याप्रमाणे ती विभागलेली असतात. ही हाडे आखूड, परंतु आकाराने लांबट हाडे असतात.

कटिबंधाची हाडे (Hip bones) : इलियम (Ilium), प्युबिस (Pubis) व इश्चियम (Ischium) या तीन हाडांचे मिळून कटिबंधाचे एक हाड तयार होते. अशी दोन हाडे असतात. ही हाडे पुढच्या बाजूस एकमेकांना मिळतात व मागच्या बाजूलाही ती त्रिकास्थीशी (Sacrum) जोडली असल्यामुळे या हाडांच्या योगाने उदराच्या (Abdomen) खालच्या भागात एक पोकळी तयार होते. या पोकळीस कटिबंधाची पोकळी अथवा बस्तिप्रदेश (Pelvic cavity) असे म्हणतात.

इलियम (Ilium) : हे पंख्याच्या आकाराचे (fan shaped) व पसरट हाड असते.

प्युबिस (Pubis) : एका प्युबिस हाडाचा दुसऱ्या बाजूच्या प्युबिस हाडाशी जेथे संयोग होतो, त्यास प्युबिक सिम्फायसिस (Pubic Symphysis) असे म्हणतात.

इश्चियम (Ischium) : हे कटिबंधातील सर्वांत खालच्या बाजूचे हाड असते. कटिबंधाच्या हाडाच्या बाहेरच्या बाजूला एक खळगा असतो व त्यास ॲसिटाब्युलम (Acetabulum) असे म्हणतात. या खळग्यात मांडीच्या हाडाचा वरचा वाटोळा भाग बसविलेला असतो.

कटिबंध (Pelvis) : स्त्री व पुरुष यांच्या कटिबंधाच्या रचनेत फरक असतो. स्त्रियांमधील कटिबंध अधिक रुंद व उथळ असतो. पुरुषांमधील कटिबंधाची हाडे मोठी व तुलनेने जड असतात; परंतु कटिबंधाची पोकळी मात्र लहान असते. स्त्रियां- बाबत प्रसूतिकालात गर्भाचे डोके त्या पोकळीतून सुलभतेने बाहेर निघावे या कारणास्तव कटिबंधाची पोकळी अधिक मोठी असते.

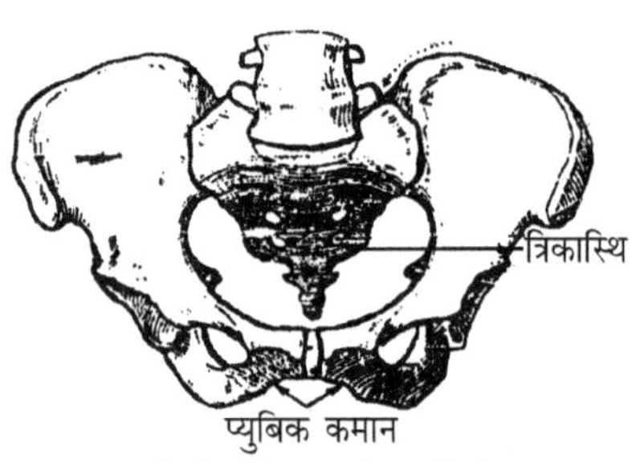

कटिबंधातील हाडे/कटिबंध

पायांतील हाडे

मांडीचे हाड (Femur) : हे हाड शरीरातील सर्व हाडांत जास्त लांब असते. खालचे व वरचे टोक सोडल्यास हे हाड दंडाकृती (Cylindrical) असते. या हाडाच्या वरच्या टोकास एक वाटोळे शिर (Head) असते व हे शिर मूळ हाडाशी एकशे पंचवीस अंशांचा कोन करते. या हाडाचे खालचे टोक रुंद असते व टोकाशी दोन फुगवटे दिसून येतात. उतारवयात मांडीचे हाड मोडण्याचा अधिक संभव असतो.

गुडघ्याची वाटी (Patella) : हे सेस्मॉइड हाड असते. हे साधारण त्रिकोणाकृती असते व मांडीच्या हाडाच्या खालच्या टोकाच्या पुढील

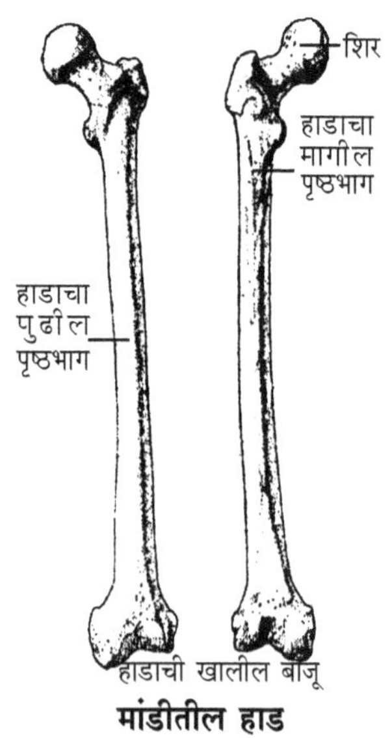

मांडीतील हाड

बाजूस असते. गुडघ्यास हात लावून चाचपून पाहिल्यास या हाडाचा पृष्ठभाग जाणवतो.

टिबिया (Tibia) : हे आतले हाड असते व या हाडाने पायाची नडगी (Shin) तयार होते. याचे वरचे टोक रुंदावलेले असून याच्या वरच्या व पुढच्या बाजूस लहान टेंगळासारखे भाग असतात व या टेंगळांमधील पृष्ठभाग अंतर्वक्र असतो. गुडघ्याचा सांधा वरील भागात तयार होतो. हे हाड खालच्या बाजूला घोट्याच्या हाडाशी सांधा बनविते.

फिब्युला (Fibula) : हे हाड बाहेरचे हाड असून बारीक व लांब असते. हे हाड वरच्या व खालच्या दोन्ही टोकांना टिबिया या हाडाशी जोडलेले असते व घोट्याचा बाहेरचा उंचवटा या हाडाच्या खालच्या टोकामुळे झालेला असतो.

घोट्याची हाडे (Tarsal bones) : यातील कॅल्केनियम (Calcaneum) हे हाड घोट्याच्या हाडांपैकी सर्वांत मोठे हाड असून या हाडाने टाच बनते. याच्यावरील हाडे घोट्याचा सांधा बनवितात.

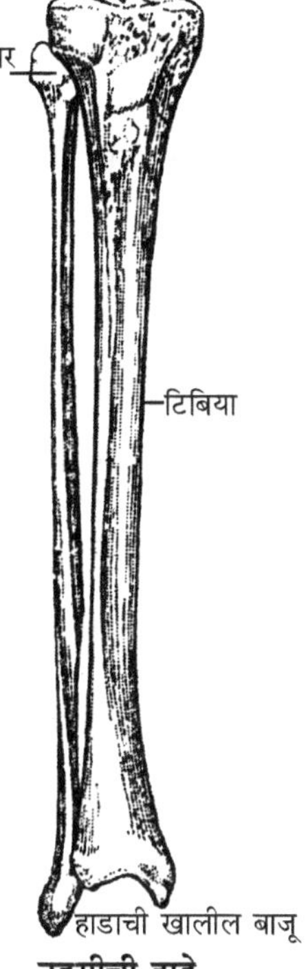

नडगीची हाडे

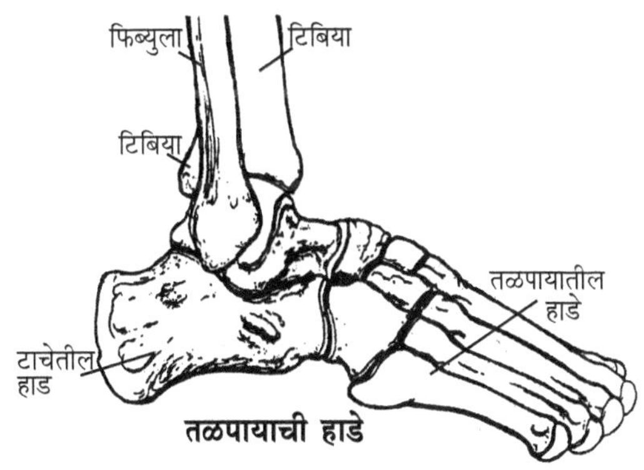

तळपायाची हाडे

कॅल्केनियम या हाडाच्या पुढील हाडे तळपायांच्या (metatarsals) हाडांशी सांधलेली असतात.

तळपायांची हाडे (metatarsals) : ही एकूण पाच हाडे असतात. यातील पहिले हाड सर्वांत जाड असून दुसरे हाड सर्वांत लांब असते.

बोटांची हाडे (Phalanges) : पायांच्या अंगठ्यात दोन, तर उरलेल्या बोटांत प्रत्येकी तीन हाडे असतात.

छातीचा पिंजरा (Thoracic cage) : हा पिंजरा शंखाकृती (conical) असून प्रामुख्याने हाडांचा बनलेला असतो. मागील बाजूस पाठीचे बारा मणके, पुढील बाजूस छातीचे हाड (Sternum) व त्यांना जोडणाऱ्या प्रत्येक बाजूच्या बारा बरगड्या यांनी हा पिंजरा बनलेला असतो. छातीच्या पिंजऱ्यामुळे फुफ्फुसे व हृदय या नाजूक अवयवांचे संरक्षण होते.

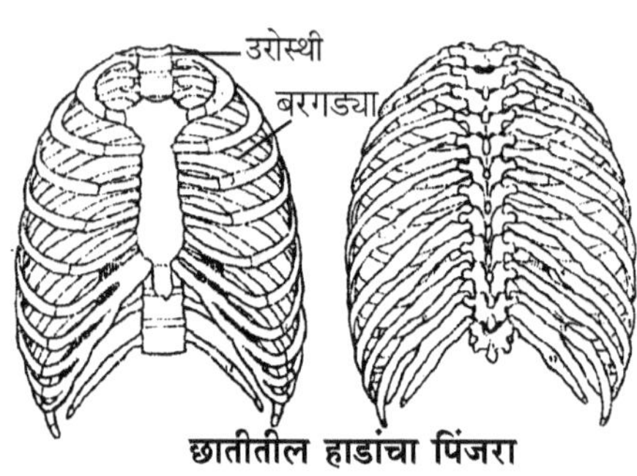

छातीतील हाडांचा पिंजरा

छातीचे हाड (Sternum) : हे हाड छातीच्या पिंजऱ्याच्या पुढील बाजूस मध्यभागी असते. या हाडाचे साधारण तीन विभाग मानले जातात – मॅन्युब्रियम (Manubrium), मुख्य हाड (the body) व झिफॉइड प्रोसेस (xiphoid process). मॅन्युब्रियमला गळपट्टीचे हाड ऊर्फ जत्रू जोडलेले असते, तर मुख्य हाडास तिसरी, चौथी, पाचवी, सहावी व सातवी बरगडी प्रत्येक बाजूस जोडलेली असते.

बरगड्या (Ribs) : प्रत्येक बाजूस बारा बरगड्या असतात. त्या मागील बाजूला पाठीच्या मणक्यास जोडलेल्या असतात. तसेच त्यातील सात बरगड्या पुढच्या बाजूस छातीच्या हाडाशी कूर्चेच्या साहाय्याने जोडलेल्या असतात. आठवी, नववी व दहावी बरगडी कूर्चेच्या साहाय्याने एकमेकांना जोडली गेलेली असते व या तिन्ही बरगड्यांच्या एकमेकांना जोडलेल्या कूर्चा सातव्या बरगडीच्या कूर्चेशी जोडलेल्या असतात. शेवटच्या दोन बरगड्यांची मागची टोके पाठीच्या मणक्याशी जोडलेली असून पुढील टोके मोकळीच असतात. दोन बरगड्यांच्या मध्ये इंटरकोस्टल स्नायू (Intercostal muscles), मज्जातंतू तसेच रक्तवाहिन्या असतात.

पाठीचा कणा (Vertebral column) : पाठीचा कणा हा एकूण तेहतीस मणक्यांनी मिळून बनलेला असतो.

मानेचे मणके

छातीतील मणके	०७
(Cervical vertebrae)	
(Thoracic vertebrae)	
कमरेतील मणके	१२
(Lumbar vertebrae)	०५
त्रिकास्थी (Sacrum)	०५
माकडहाड (Coccyx)	०४
	३३

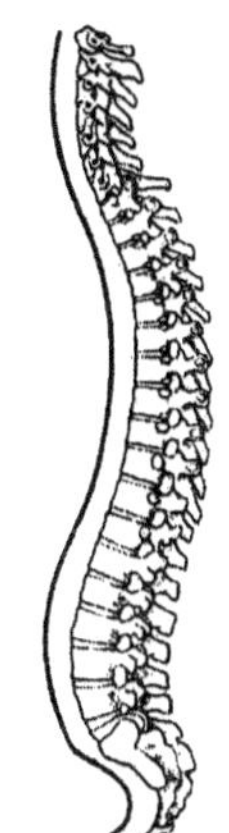

डोक्याची हाडे (Skull bones) :

या हाडांमध्ये कवटीच्या हाडांचा (Cranium) व चेहऱ्याच्या हाडांचा (facial bones) समावेश होतो.

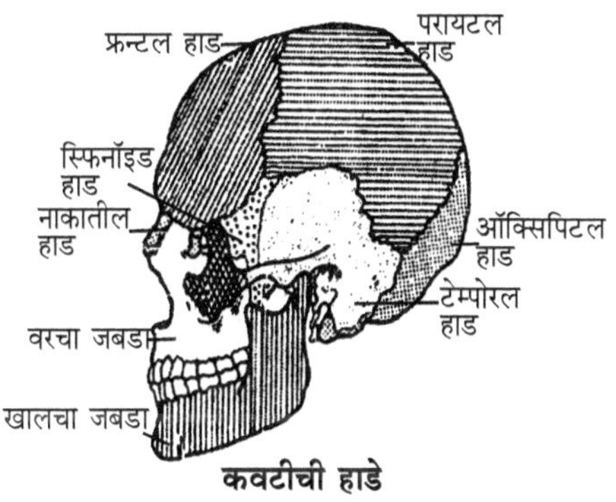

कवटीची हाडे

कवटीची हाडे (Cranium) : कवटीत मेंदू सुरक्षित राहतो. कवटीची एकूण आठ हाडे असतात. त्यांची नावे पुढीलप्रमाणे – फ्रन्टल (Frontal), ऑक्सिपिटल (Occipital), स्फिनॉइडल (Sphenoidal), एथमॉइडल (ethmoidal), दोन टेम्पोरल हाडे (temporal) व दोन परायटल (Parietal) हाडे. ही हाडे चपटी असतात. फ्रन्टल हाडामुळे कपाळ तयार होते. परायटल हाडे कवटीच्या बाजू व छत बनवितात. ही हाडे एकमेकांत घट्ट बसतात. टेम्पोरल हाडे कवटीचा खालील भाग बनवितात. ऑक्सिपिटल हाड कवटीचा मागील भाग बनविते. या हाडास कवटीच्या खालच्या भागात एक छिद्र असते.

या छिद्रास फोरामेन मॅग्नम (foramen magnum) असे म्हणतात. या छिद्रातून मज्जारज्जू (spinal cord) पाठीच्या कण्यात उतरतो.

कवटीच्या हाडांना छोटे छोटे दाते (Cranial sutures) असतात, त्यामुळे ती हाडे एकमेकांत घट्ट बसतात. मूल जन्माला आल्यानंतर काही दिवसपर्यंत ही हाडे एकमेकांत घट्ट बसलेली नसतात. ती नंतर एकमेकांत घट्ट बसतात. तान्ह्या बाळांच्या टाळूच्या ठिकाणी हात लावल्यास तो भाग मऊ लागतो तो याच कारणासाठी. दोन परायटल हाडांमध्ये, फ्रन्टल आणि परायटल हाडांमध्ये, ऑक्सिपिटल आणि परायटल हाडांच्या मागील सीमारेषेवर हे दाते अथवा शिवणी (Sutures) दिसून येतात.

चेहऱ्याची हाडे (Facial bones) : १) मॅक्झिला (Maxilla) : हे वरच्या जबड्याचे हाड होय. चेहऱ्याच्या दोन्ही बाजूंना या हाडांत मॅक्झिलरी सायनस ही पोकळी असते.

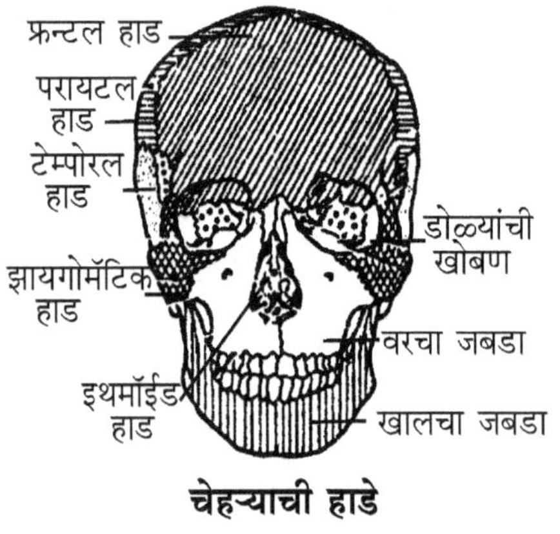

चेहऱ्याची हाडे

२) मॅन्डिबल (Mandible) : हे खालच्या जबड्याचे हाड असते. चेहऱ्याच्या हाडांपैकी हे हाड हलणारे असते व टेम्पोरल हाडांशी त्याचा सांधा झालेला असतो.

३) मॅक्झिलरी सायनस : चेहऱ्याच्या प्रत्येक बाजूच्या (दोन) मॅक्झिला हाडांत ह्या दोन पोकळ्या असतात. येथे जंतुसंसर्ग झाल्यास डोकेदुखी सुरू होते.

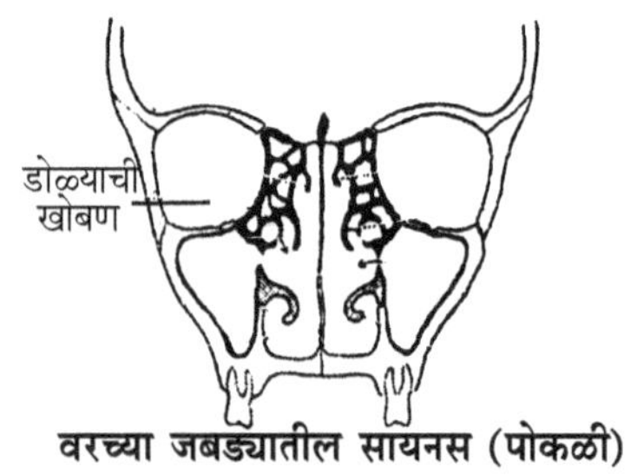

वरच्या जबड्यातील सायनस (पोकळी)

हाडांच्या सांध्यांविषयी माहिती (Joints):

खांद्याचा सांधा (Shoulder joint) :

खांद्याच्या हाडाच्या वरच्या व बाहेरच्या कोनाशी एक गुलगुलीत, वाटोळा, खोलगट भाग असतो. त्यास ग्लेनॉइड पोकळी (Glenoid cavity) असे

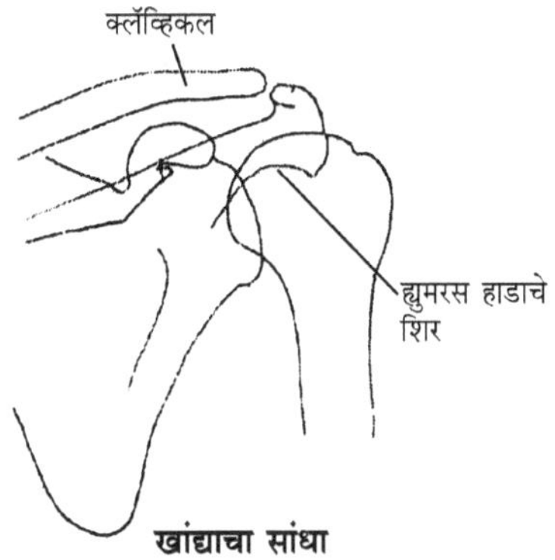

खांद्याचा सांधा

म्हणतात. दंडाच्या हाडाचे वरचे वाटोळे टोक या पोकळीत बसते व तेथे उखळीचा सांधा (Ball and Socket) तयार होतो.

कोपराचा सांधा :

हा बिजागरीचा सांधा (hinge joint) असतो. दंडाचे हाड व अल्ना हे हाड, तसेच दंडाचे हाड व रेडियस हे हाड यांच्यात असे दोन सांधे तयार होतात.

मनगटाचा सांधा :

रेडियस व अल्ना यांच्या जोडाशी, स्कॅफॉइड, ल्यूनेट व ट्रायक्वेट्रम या हाडांशी हा सांधा असतो.

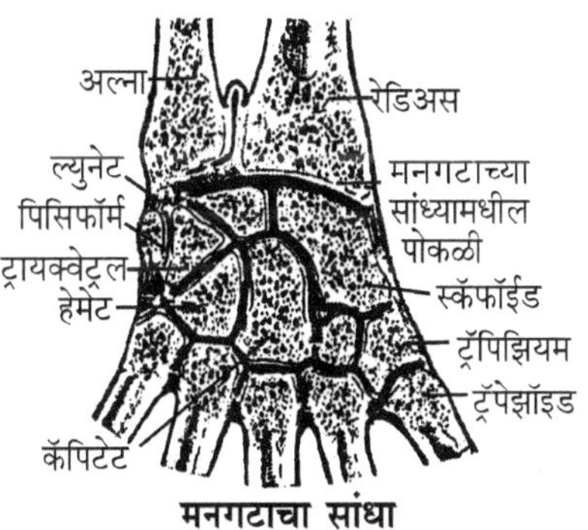

मनगटाचा सांधा

तळहाताच्या हाडांतील सांधा (Intercarpal joints) :

तळहातांच्या हाडांमध्ये सायनोव्हिअल सांधा (Synovial Joints) असतो.

ही हाडे एकमेकांशी छोट्या अस्थिबंधनांनी सांधलेली असतात.

सॅक्रोइलिऑक सांधा (Sacroiliac joint) :

इलियम हे हाड व त्रिकास्थीचा वरील भाग यांच्यात सायनोव्हिअल सांधा (Synovial joints) असतो.

प्युबिक सिम्फायसिस (Pubic symphysis) :

एका बाजूच्या प्युबिस हाडाचा दुसऱ्या बाजूच्या प्युबिस हाडाशी जेथे संयोग होतो त्यास प्युबिक सिम्फायसिस असे म्हणतात. हा सांधा कूर्चाचा बनलेला असतो.

कमरेचा सांधा (Hip joint) :

हा उखळीचा सांधा असतो (ball and socket joint). कटिबंधाच्या हाडाच्या बाहेरच्या बाजूला एक खळगा असून त्यास ऑसिटाब्युलम म्हणतात. मांडीच्या हाडाच्या वरच्या बाजूचा गोलाकार भाग यात बसविलेला असतो. येथे उखळीचा सांधा तयार होतो.

गुडघ्याचा सांधा (Knee joint) :

मांडीचे हाड, टिबिया व गुडघ्याची वाटी (Patella) या हाडांचा या सांध्यात समावेश होतो. हा सांधा सायनोव्हिअल प्रकारचा आहे. या हाडांचे जे पृष्ठभाग एकमेकांच्या सान्निध्यात येतात त्यांच्यावर कूर्चेचे आवरण असते. या सांध्यामुळे पाय गुडघ्यात वाकविता येतो, तसेच ताठ करता येतो.

टिबिया व फिब्युला या हाडांचा सांधा (Tibia-Fibular joint) :

टिबिया व फिब्युला ही हाडे त्यांच्या वरच्या टोकाशी जोडलेली असतात. हा सायनोव्हिअल प्रकारचा सांधा असतो. त्याचप्रमाणे ही हाडे खालच्या टोकाशीही जोडलेली असतात.

घोट्याचा सांधा :

हादेखील सायनोव्हिअल प्रकारचा सांधा असतो. टिबिया, फिब्युला व घोट्याची हाडे यांच्यात हा सांधा असतो.

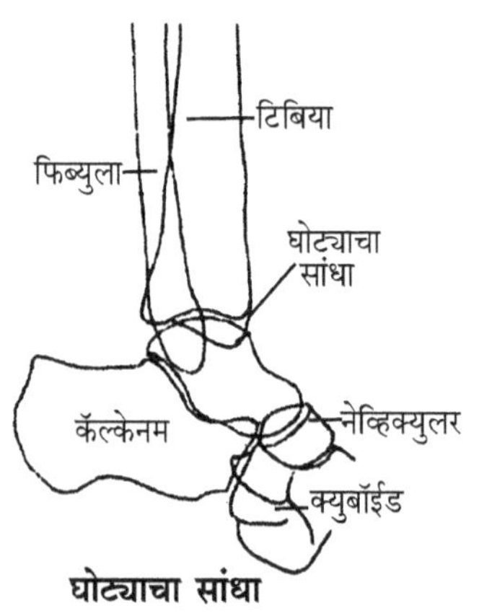

घोट्याचा सांधा

पावलांच्या कमानी (Arches of foot):

तळपायातील हाडे भक्कम, पण लवचीक अशा अस्थिबंधनांनी जोडलेली असतात. तळपायाच्या आतील व बाहेरील बाजूला दोन कमानी बनतात.

नलिकाविरहित ग्रंथी / अंतःस्रावी ग्रंथी (Endocrine glands) :

ज्या ग्रंथींचा स्राव वाहून नेण्यासाठी विशिष्ट नलिका नसतात व ज्यांचा स्राव प्रत्यक्षपणे रक्तात मिसळला जातो, त्या ग्रंथींना अंतःस्रावी ग्रंथी किंवा

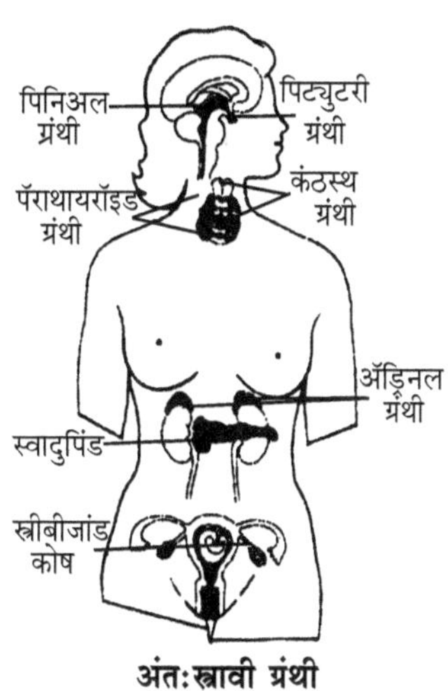

अंतःस्रावी ग्रंथी

नलिकाविरहित ग्रंथी असे म्हणतात. या ग्रंथीतून स्रवलेल्या स्रावास संप्रेरके (Hormones) असे म्हणतात.

संप्रेरकांचे कार्य :

- शरीरातील चयापचयाचे नियंत्रण
- वाढ
- पुनरुत्पादन

सर्व संप्रेरके तीन प्रकारांत विभागली जातात

१) कॅटेकोलमाइन (Catecholamine) : एपिनेफ्रिन (Epinephrine) आणि नॉन एपिनेफ्रिन (non-epinephrine)

२) स्टिरॉइड (Steroid) : कॉर्टिसॉल (cortisol) आणि टेस्टोस्टेरॉन (Testosterone)

३) ग्लायकोप्रोटिन्स व पॉलिपेप्टाइड्स (Glycoprotein and Polypep-tides) : थायरॉइड स्टिम्युलेटिंग हार्मोन (Thyroid stimulating hormone), ॲन्टिडाययुरेटिक हार्मोन (antidiuretic hormone) आणि इन्सुलिन (Insulin).

प्रिकर्सर्स (Precursors) :

ज्या रसायनापासून संप्रेरके तयार होतात त्या रसायनांना प्रिकर्सर्स असे म्हणतात. उदाहरणार्थ, इन्सुलिन हे संप्रेरक प्रोइन्सुलिन या प्रिकर्सर्सपासून तयार होते. हे प्रोइन्सुलिन स्वादुपिंडात तयार केले जाते.

काही वेळा दोन किंवा अधिक संप्रेरकांचा एकत्रित परिणाम महत्त्वाचा असतो. उदाहरणार्थ, प्रसूतीनंतर दुग्धोत्पादन होण्यासाठी प्रोलॅक्टिन (Prolac-tin), ऑक्सिटोसीन (Oxitocin), इस्ट्रोजेन (Oestrogen) व इतर संप्रेरकांची आवश्यकता असते.

काही वेळा एका संप्रेरकाच्या कार्याचा दुसऱ्या संप्रेरकाच्या कार्यावर विपरीत परिणामही होतो. उदाहरणार्थ, गर्भवती महिलांमधील लॅक्टोजेन या संप्रेरकाच्या कार्यास इस्ट्रोजेन या संप्रेरकाच्या रक्तातील उच्च पातळीमुळे विरोध केला जातो.

शीर्षस्थ ग्रंथी (Pituitary gland) :

ही ग्रंथी गोलसर, मटाराच्या आकाराची ग्रंथी असून या ग्रंथीचा व्यास १.३ सेंमी. इतका असतो. ही ग्रंथी मेंदूच्या तळाशी असते. या ग्रंथीचे पुढील व मागील असे दोन भाग असतात. या ग्रंथीच्या पुढील भागातून खालील संप्रेरके निर्माण होतात –

१) ग्रोथ हार्मोन (Growth hormone) : या संप्रेरकामुळे शरीराची वाढ होण्यास उत्तेजना मिळते.

२) थायरॉइड स्टिम्युलेटिंग हार्मोन (Thyroid stimulating hormone) : या संप्रेरकामुळे थायरॉइड ग्रंथीस उत्तेजना मिळून त्यातून थायरॉक्झिन (Thyroxin) स्रवते.

३) ए.सी.टी.एच. (ACTH- Adeno cortico hormone) : या संप्रेरकामुळे ॲड्रिनल ग्रंथींना उत्तेजना मिळते व कॉर्टिसॉलसारखे ग्लुकोकॉर्टिकॉइड स्रवले जाते.

४) एल.एच. (LH- Leuteinizing hormone) : हे संप्रेरक व FSH (follicle stimulating hormone) या संप्रेरकास गोनॅडोट्रॉपिन (Gonadotropin) अशी संज्ञा आहे. या संप्रेरकांमुळे अंडाशयात (Ovary) बीजांडाची (Ovum) निर्मिती होण्यास मदत होते.

५) एफ.एस.एच. (FSH- Follicle stimulating hormone) : या संप्रेरकामुळे अंडाशयास उत्तेजना मिळते व बीजांड अथवा स्त्रीबीजाची निर्मिती व विकास होतो. पुरुषांमध्ये या संप्रेरकामुळे शुक्राणू (Sperms) तयार होतात.

६) प्रोलॅक्टिन (Prolactin) : यामुळे दुग्धग्रंथींमध्ये (Mammary glands) दुधाची निर्मिती होते.

शीर्षस्थ ग्रंथींच्या मागील भागातून फक्त दोन संप्रेरके स्त्रवतात.

१) ऑक्सिटॉसिन (Oxytocine) : स्त्रियांमध्ये या संप्रेरकामुळे गर्भाशयाचे (Uterus) आकुंचन होते. दुग्धग्रंथी व त्यांच्या नलिकांचेही आकुंचन होते. पुरुषांमध्ये ejaculationच्या वेळेस Oxytocinची पातळी वाढते.

२) ॲन्टिडाययुरेटिक हार्मोन (Antidiuretic hormone) : शरीरातील पाण्याचे प्रमाण योग्य राखण्यासाठी या संप्रेरकाची गरज असते.

ग्रंथींच्या कार्यातील बिघाड :

बाल्यावस्थेत अधिक प्रमाणात शीर्षस्थ ग्रंथीने ग्रोथ हार्मोनची निर्मिती केल्यास मुलाची फार भराभर, अधिक प्रमाणात वाढ होऊन मूल अति उंच (Gigantism) बनते. तसेच बाल्यावस्थेत ग्रोथ हार्मोनची निर्मिती कमी प्रमाणात झाल्यास मुलाची वाढ खुरटते व मूल अति बुटके (dwarfism) बनते.

प्रौढावस्थेत ग्रोथ हार्मोनची अधिक प्रमाणात निर्मिती झाल्यास शरीरातील हाडे, विशेषत: जबड्याची व हातांची हाडे व ओठ खूप मोठे व जाड बनतात. या अवस्थेस ॲक्रोमेगॅली (Acromegaly) असे म्हणतात.

थायरॉइड ग्रंथी (Thyroid gland) :

या ग्रंथींना कंठस्थ ग्रंथी असेही म्हणतात. ही ग्रंथी गळ्यात स्वरयंत्राच्या व

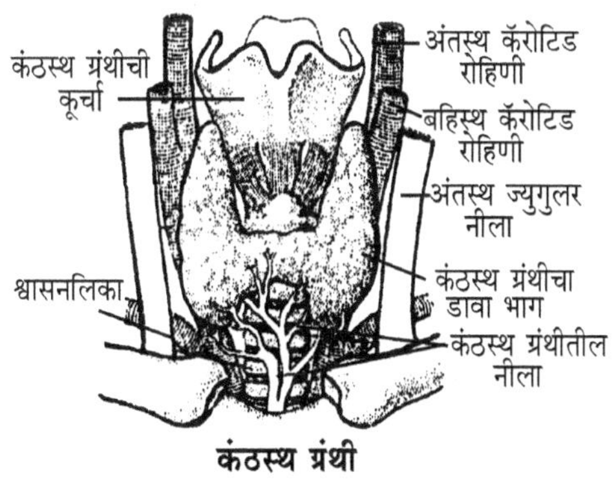

कंठस्थ ग्रंथी

श्वासनलिकेच्या वरच्या भागाच्या दोन्ही बाजूंना असते. या ग्रंथीचे दोन्ही बाजूंना दोन भाग असून ते एकमेकांना इस्थमस (isthmus) या भागाने जोडलेले असतात. या ग्रंथीवर एक तंतुमय आवरण (fibrous sheath) असते.

थायरॉइड ग्रंथीतून थायरॉक्झिन (Thyroxine) व कॅल्सिटोनिन (Calcitonin) ही संप्रेरके स्त्रवतात. या ग्रंथीत संप्रेरकांचा साठाही केला जातो.

ग्रंथींचे कार्य

१) थायरॉक्झिन हे संप्रेरक ग्रंथीत साठविले जाते व थायरॉइड स्टिम्युलेटिंग हार्मोनच्या प्रभावामुळे रक्तात सोडले जाते. शरीरातील चयापचयाच्या क्रियेत थायरॉक्झिन फार महत्त्वाची भूमिका बजावते. शरीराच्या सुयोग्य मानसिक, लैंगिक व शारीरिक विकासासाठी या ग्रंथीचे कार्य सुरळीत व योग्य तऱ्हेने चालणे फारच महत्त्वाचे असते. शरीराच्या त्वचेचा पोत व केसांचे आरोग्य नीट राहण्यासाठीही हे संप्रेरक महत्त्वाचे असते.

२) कॅल्सिटोनिनमुळे रक्तातील कॅल्शियमची पातळी कमी होते व शरीरात कॅल्शियमचा संचय वाढतो.

ग्रंथीच्या कार्यातील बिघाड :

थायरॉइड ग्रंथी सूज येऊन मोठी झाल्यास त्या रोगास गॉयटर (Goiter) असे म्हणतात.

नॉनटॉक्सिक गॉयटर (Nontoxic goiter) :- थायरॉइड ग्रंथीवर सूज येणे हे थायरॉइड ग्रंथीमधून अधिक स्त्राव स्त्रवण्याशी निगडित नसल्यास त्यास नॉनटॉक्सिक गॉयटर असे म्हणतात.

टॉक्सिक गॉयटर (Toxic goiter) :- थायरॉइड ग्रंथीतून अधिक प्रमाणात स्त्राव स्त्रवल्यास ही परिस्थिती उद्भवते.

थायरोटॉक्सिकॉसिस (Thyrotoxicosis) :- थायरॉइड ग्रंथीमधून अधिक प्रमाणात स्त्राव स्त्रवल्यामुळे ही परिस्थिती निर्माण होते. अधिक प्रमाणातील थायरॉक्झिन चयापचयाचा वेग वाढविते. त्यातून भावनिक असंतुलन निर्माण होते. तसेच हृदयाच्या स्पंदनाचा वेग वाढतो. शरीर उष्णता सहन करू शकत नाही. वजन कमी होते व डोळ्यांमागे चरबी साठून डोळे वटारल्यासारखे दिसतात.

हायपोथायरॉइडिझम (Hypothyriodism) :- थायरॉक्झिन हा स्त्राव कमी प्रमाणात स्त्रवला गेल्यास ही परिस्थिती निर्माण होते. त्यामुळे मानसिक उदासीनता, कोणत्याही गोष्टीत उत्साह न वाटणे, थंडी सहन न होणे, त्वचा खरखरीत व रूक्ष होणे, केस पातळ होऊन गळणे, वजन वाढणे इत्यादी लक्षणे दिसतात.

थायरॉक्झिनच्या रेणूमध्ये आयोडिन हा एक फार महत्त्वाचा घटक असतो. या आयोडिनची आपल्या शरीराला अगदी अत्यल्प प्रमाणात गरज असते. ही गरज आहारातून भागविता येते.

पॅराथायरॉइड ग्रंथी (Parathyroid glands) :

या छोट्या वाटाण्याच्या आकाराच्या ग्रंथी असतात. या चार ग्रंथी असतात व त्या थायरॉइड ग्रंथींच्या मागील भागात असतात. या ग्रंथींचे कार्य थायरॉइड ग्रंथींच्या कार्यापेक्षा पूर्णपणे वेगळे असते. पॅराथायरॉइड ग्रंथी रक्तातील व हाडांमधील कॅल्शियम व फॉस्फरसचे नियंत्रण करतात.

हायपर पॅराथायरॉइडिझम (Hyperparathyroidism) :– पॅराथायरॉइड ग्रंथींच्या अधिक कार्यामुळे हाडांमधील कॅल्शियम रक्तात मिसळले जाते.

मूत्रपिंडाद्वारे फॉस्फरस अधिक प्रमाणात शरीराबाहेर टाकले जाते.

हाडांमधील कॅल्शियम रक्तात मिसळते. त्यामुळे हाडांमधील कॅल्शियम कमी होऊन हाडांमध्ये विकृती निर्माण होऊ शकते.

थोड्याशा धक्क्यानेही अस्थिभंग होऊ शकतो.

हायपोपॅराथायरॉइडिझम (Hypoparathyroidism) :

पॅराथायरॉइड ग्रंथींच्या कमी कार्यामुळे रक्तातील कॅल्शियमची पातळी खालावते. यामुळे स्नायूंमध्ये पेटके (Spasms) येऊ शकतात.

सुप्रारीनल ग्लॅन्ड/सुप्रारीनल ग्रंथी (Suprarenal glands) :

या ग्रंथींना ॲड्रिनल ग्रंथी (adrenal glands) असे म्हणतात. प्रत्येक मूत्रपिंडावर (Kidney) ही ग्रंथी असते. या ग्रंथींच्या बाहेरच्या भागाला कॉर्टेक्स (cortex) असे म्हणतात. या ग्रंथींच्या आतल्या भागाला मेड्युला (Medulla) असे म्हणतात.

कॉर्टेक्समधून खालील संप्रेरके स्रवली जातात –

ग्लूकोकॉर्टिकॉइड्स (Glucocorticoids) :– या संप्रेरकांमुळे शरीरातील पाणी, खनिज द्रव्ये, पिष्टमय पदार्थ, प्रथिने व स्निग्ध पदार्थ यांच्या चयापचयावर परिणाम होतो.

मिनरलोकॉर्टिकॉइड्स (Mineralocorticoids) :– पोटॅशियम व सोडिअम क्लोराइड यांच्या उत्सर्जनावर यांचा परिणाम होतो. बाह्य स्वरूपात औषध म्हणून दिले गेल्यास यांच्यामुळे शरीरात पाण्याचा संचय होतो. कॉर्टेक्समधून काही संप्रेरके कमी प्रमाणात स्रवली जातात. ही संप्रेरके स्त्रियांमधील इस्ट्रोजेनसारखी, तर पुरुषांमधील टेस्टोस्टेरॉनसारखी असतात.

मेड्युला या भागातून दोन संप्रेरके स्त्रवतात. ॲड्रिनॅलिन व नॉरॲड्रिनॅलिन (adrenaline and noradrenaline) ही ती दोन संप्रेरके होत. तणावाखाली ही संप्रेरके स्त्रवली जातात. बाहेरून ॲड्रिनॅलिनचा शरीरास पुरवठा केल्यास त्वचा व आतड्यांच्या रक्तवाहिन्या आकुंचित होतात व स्नायू, हृदय व मेंदूकडे अधिक प्रमाणात रक्त पोहोचविले जाते. रक्तदाब वाढतो, हृदयाच्या स्पंदनाचा वेग वाढतो, डोळ्यांच्या बाहुल्या (pupils) मोठ्या होतात, तसेच इतरही अनेक परिणाम होतात.

ग्रंथींच्या कार्यातील बिघाड :

कॉर्टेक्समध्ये बिघाड झाल्यास अथवा कॉर्टेक्सची हानी झाल्यास संप्रेरके कमी प्रमाणात स्त्रवतात. त्यामुळे ॲडिसन्स डिसीझ (Addison's disease) हा रोग होतो. यात मूत्रावाटे अधिक प्रमाणात सोडियम क्लोराइड शरीराबाहेर टाकले जाते. त्वचेवर डाग पडतात. यामुळे मृत्यूही ओढवू शकतो.

स्वादुपिंड (Pancreas) :

स्वादुपिंडातील काही पेशीसमूह अंत:स्त्रावी ग्रंथींचे कार्य करतात. यांना बीटा पेशी (Beta cells) असे म्हणतात. या पेशी इन्सुलिन हे संप्रेरक स्त्रवतात. इन्सुलिन पिष्टमय पदार्थांच्या चयापचय क्रियेवर नियंत्रण ठेवते. रक्तातील

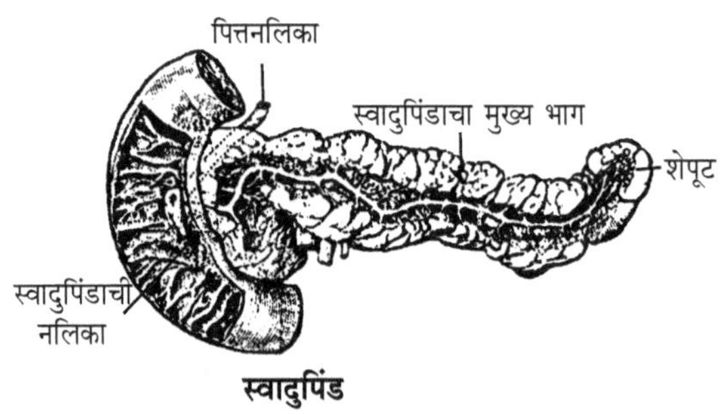

स्वादुपिंड

साखरेची पातळी वाढल्यास इन्सुलिनही अधिक प्रमाणात तयार होते. इन्सुलिनमुळे पिष्टमय पदार्थांचे ग्लायकोजेनमध्ये रूपांतर होऊन हे ग्लायकोजेन यकृतात साठविले जाते. रक्तातील साखरेचे प्रमाण एका विशिष्ट पातळीपेक्षा कमी झाल्यास इन्सुलिनची निर्मिती थांबते. रक्तातील साखरेचे प्रमाण खूप कमी झाल्यास त्या परिस्थितीस हायपोग्लायसेमिया (Hypoglycemia) असे म्हणतात. यामुळे अस्वस्थ वाटणे,

उदासीनता, थकवा इत्यादी लक्षणे दिसतात. अधिक घाम येणे, हातपाय थरथरणे, नाडीचा वेग वाढणे इत्यादी लक्षणेही दिसू शकतात.

ग्रंथीच्या कार्यातील बिघाड :

इन्सुलिनची निर्मिती कमी झाल्यास किंवा बंद झाल्यास मधुमेह होतो. त्यामुळे रक्तातील साखरेचे प्रमाण वाढते व मूत्राद्वारे साखर बाहेर उत्सर्जित केली जाते. लहान आतड्यात शोषून घेतलेल्या पिष्टमय पदार्थांचा योग्यरीत्या वापर होऊ शकत नाही. रुग्णाचे वजन कमी होते व रुग्णास थकवा जाणवतो. ऊर्जेची गरज भागविण्यासाठी स्निग्ध पदार्थांचे ज्वलन होते व त्यातून तयार झालेली इतर रसायने रक्तात साचतात. रुग्ण कोमामध्ये (coma) जाण्याचीही शक्यता असते. मूत्राद्वारे साखर बाहेर टाकली जाते व अधिक प्रमाणात मूत्रनिर्मिती होते. रुग्णाची प्रतिकारशक्ती कमी होते.

जननग्रंथी (Gonads) :

पुरुषांमधील वृषणातील स्रावामुळे वयात येण्याची लक्षणे दिसू लागतात. आवाज फुटणे, कमरेच्या हाडाचा आकार बदलणे यांसारखी बाह्य लक्षणे दिसू लागतात.

स्त्रियांमधील इस्ट्रोजेन या स्रावामुळे पौगंडावस्थेतील लक्षणे दिसून येतात. मासिक पाळी सुरू करण्यात या संप्रेरकाची महत्त्वाची भूमिका असते.

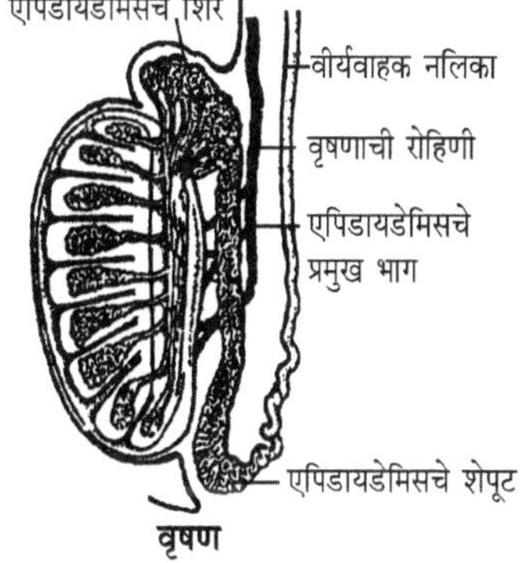

रक्ताभिसरण संस्था
(Circulatory System) :

रक्ताभिसरण संस्थेत हृदय, हृदयापासून निरनिराळ्या अवयवांना शुद्ध रक्त पुरविणाऱ्या रोहिण्या (arteries), सूक्ष्म केशवाहिन्या (capillaries) व हृदयाकडे अशुद्ध रक्त परत वाहून नेणाऱ्या नीला (veins) यांचा समावेश होतो.

रोहिण्या (Arteries) – रोहिणी तीन स्तरांची बनलेली असत.

बाह्य स्तर (outer layer) – हा घट्ट असून तो तंतुमय पेशीसमूहांनी (fibrous tissue) बनलेला असतो.

मधले आवरण/थर/मध्यस्तर (middle layer) – हे स्नायुतंतूंनी बनलेले असते. त्यामध्ये श्वेत व लवचीक पेशीसमूहांचे तंतू असतात (white fibrous and elastic tissue).

अंत:स्तर / आतले आवरण (inner layer) :– हे पातळ असते व गुळगुळीत

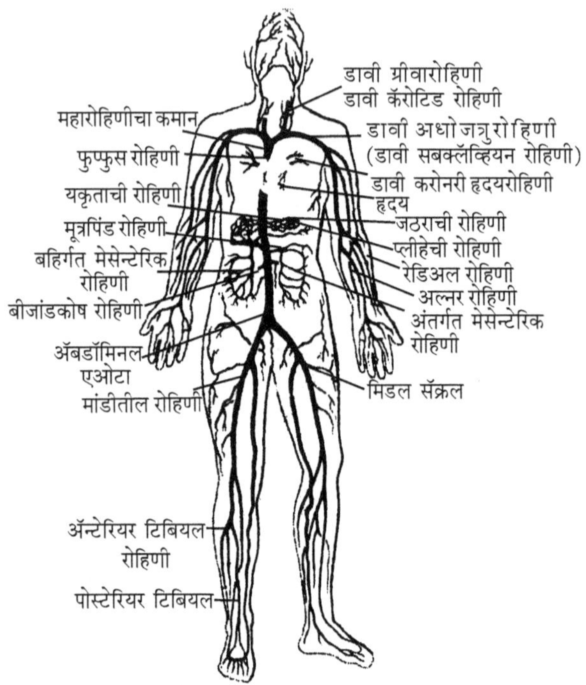

रोहिण्यातून होणारे रक्ताभिसरण

असते. हे आवरण एन्डोथेलियल पेशींचे (Endothelial cells) बनलेले असते. छोट्या रोहिण्यांच्या कार्यावर मज्जासंस्थेचे नियंत्रण असते. रोहिण्यांमधील रक्तदाब रोहिण्यांची लवचीकता, त्यांचे होणारे आकुंचन, हृदयातून रक्त बाहेर फेकले जाण्याचा वेग व बल (force) या सर्व घटकांवर अवलंबून असतो.

नीला (Veins) :– नीलांनाही रोहिणीप्रमाणे तीन आवरणे असतात, पण ती रोहिणीच्या आवरणापेक्षा पातळ असून त्यांमध्ये स्नायुतंतू व लवचीक पेशीसमूहाचे तंतू (elastic fibres) कमी प्रमाणात असतात. नीलांमध्ये अर्धचंद्राकृती झडपा (crecentric valves) असतात. या झडपांमुळे अशुद्ध रक्त अवयवांकडून हृदयाकडे वाहू शकते; परंतु उलट दिशेला त्याचा प्रवाह वाहू शकत नाही.

केशवाहिन्या (capillaries) :– या अतिशय सूक्ष्म व पातळ असतात. केशवाहिन्यांद्वारे वायूंची देवघेव, तसेच इतर पोषक द्रव्यांची देवघेव सहजतेने

होते. अशा तऱ्हेने अन्नरस व ऑक्सिजन पेशींना मिळतात व पेशींमध्ये उत्पन्न होणारी कार्बन डायऑक्साइडसारखी निरुपयोगी द्रव्ये परत केशवाहिन्यांत जाऊ शकतात.

हृदय (Heart) :– हा स्नायूंनी बनलेला एक पोकळ अवयव असतो. हे छातीच्या हाडाच्या मागे असते. याचा आकार साधारण त्रिकोणी किंवा शंखाकृती (conical) असून त्याचा रुंद भाग वरच्या बाजूस असतो व निमुळते टोक (apex) खालच्या बाजूस, पण जरा डावीकडे असते. हृदयाच्या भोवती एक आवरण असते. त्यास पेरिकार्डिअम (Pericardium) असे म्हणतात.

स्नायूंच्या एका उभ्या पडद्यामुळे हृदयाच्या आतील पोकळीचे दोन उभे भाग पडतात. त्यामुळे उजव्या भागाचा डाव्या भागाशी प्रत्यक्ष संबंध येत नाही. या प्रत्येक भागाचे दुसऱ्या एका आडव्या पडद्यामुळे दोन भाग पडतात व त्यामुळे उजव्या भागाचे व डाव्या भागाचे वरचा व खालचा असे दोन कप्पे होतात. वरच्या व खालच्या कप्प्यामधील आडव्या पडद्यास एक भोक असून तेथे फक्त एकाच बाजूस उघडणारी झडप (valve) असते. प्रत्येक बाजूच्या (उजव्या व डाव्या) वरच्या कप्प्यांना कर्णिका

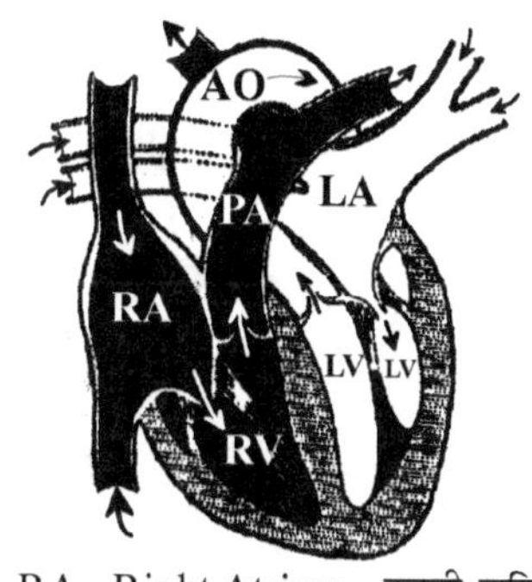

RA - Right Atrium - उजवी कर्णिका
RV - Right Ventricle -उजवी जवनिका
PA - Pulmonary -फुप्फुसरोहिणी
LA - Left Atrium - डावी कर्णिका
LV - Left Ventricle -डावी जवनिका
AO - Aorta - महारोहिणी

हृदय

(auricles) व खालच्या कप्प्यांना जवनिका (ventricles) असे म्हणतात. उजव्या कर्णिकेत (auricle) शरीराच्या वरच्या व खालच्या भागाकडून येणारे अशुद्ध रक्त दोन मोठ्या नीलांवाटे (superior vena cava and inferior vena cava) गोळा होते. फुप्फुसांकडून फुप्फुस-नीलांमधून (Pulmonary veins) रक्त हृदयाकडे आणले जाते. हे रक्त हृदयाच्या डाव्या कर्णिकेत येते. डावी कर्णिका व डावी जवनिका यांच्यात द्विदल झडप असते (bicuspid valve). डाव्या कर्णिकेतील रक्त डाव्या जवनिकेत येते व डाव्या जवनिकेतून रक्त महारोहिणीत (main aorta) शिरते. या रोहिणीच्या विविध शाखांद्वारा शरीरातील सर्व अवयवांना रक्त पुरविले जाते. डावी कर्णिका व डावी जवनिका यांच्यातील द्विदल झडपेस मायट्रल झडप (Mitral valve) असेही म्हणतात.

हृदयास होणारा रक्तपुरवठा :– उजव्या व डाव्या करोनरी रोहिणीद्वारे

(coronary artery) हृदयास ऑक्सिजनयुक्त रक्ताचा पुरवठा होतो. हृदयाच्या स्नायूंमधील (myocardium) अशुद्ध रक्त करोनरी सायनसद्वारे (coronary sinus) उजव्या कर्णिकेत आणले जाते.

हृदयाची कार्ये :

● नियंत्रित वेगाने व नियंत्रित प्रमाणात एखाद्या पंपासारखे कार्य करून रक्त रोहिणीत पाठविणे/ढकलणे.

● हृदयाच्या पंपासारख्या चालणाऱ्या क्रियेत हृदयाच्या आकुंचनाचा समावेश होतो (Systole), त्याचप्रमाणे हृदयाच्या प्रसरणाचाही (diastole) समावेश होतो.

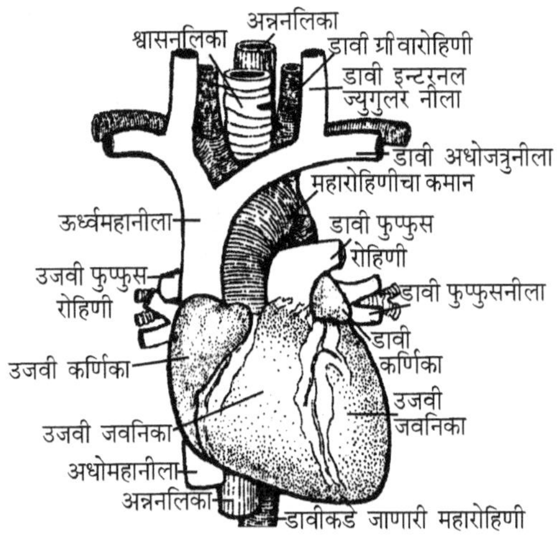

हृदय

● हृदयाचे ठोके साधारण दर मिनिटाला बहात्तर याप्रमाणे पडतात.
● सिस्टॉलिक रक्तदाब साधारण पाऱ्याच्या स्तंभावरील १२० ते १३० मिमी इतका असतो. डायस्टॉलिक रक्तदाब सुमारे पाऱ्याच्या स्तंभावरील ८० ते ९० मिमी इतका असतो.

शारीरिक अभिसरण (Systemic circulation) :

डाव्या जवनिकेतून महारोहिणीत व महारोहिणीच्या विविध शाखांमधून म्हणजेच रोहिण्यांमधून केशवाहिन्यांमध्ये व केशवाहिन्यांद्वारे शरीराच्या विविध अवयवांना रक्त पुरविले जाते. अशुद्ध रक्त विविध अवयवांकडून नीलांद्वारे उजव्या कर्णिकेत आणून ओतले जाते. या अभिसरणास शारीरिक अभिसरण (systemic circulation) असे म्हणतात.

फुप्फुसातील अभिसरण (Pulmonary circulation) :

नीलांद्वारे उजव्या कर्णिकेत अशुद्ध रक्त आणले जाते. हे रक्त उजव्या जवनिकेत येते. तेथून ते फुप्फुसाकडे पाठविले जाते. हे रक्त उजव्या जवनिकेतून फुप्फुसाकडे फुप्फुसरोहिणीद्वारा नेले जाते. फुप्फुसात या रक्तातील कार्बन डायऑक्साइड वायू सोडून दिला जातो व ऑक्सिजन रक्तात मिसळतो. हे ऑक्सिजनयुक्त रक्त फुप्फुसनीलेद्वारे (pulmonary vein) हृदयाच्या डाव्या कर्णिकेत येते.

ऊर्ध्वमहानीला (Superior vena cava) :

विविध नीलांद्वारे शरीराच्या वरच्या भागातील रक्त या नीलेत गोळा होते व तेथून हे रक्त हृदयाच्या उजव्या कर्णिकेत येते.

महारोहिणी (Aorta) :

ही शरीरातील सर्वांत मोठी रोहिणी असून तिचा उगम डाव्या जवनिकेत होतो. या रोहिणीच्या विविध शाखांद्वारे शुद्ध रक्त शरीराच्या विविध अवयवांना पोहोचविले जाते.

मान व डोक्याकडे जाणाऱ्या रोहिण्या (Arteries of Head and Neck)

महारोहिणीच्या कमानीपासून एक मोठी रोहिणी निघून तिला दोन फाटे फुटतात. यांपैकी एक फाटा म्हणजेच उजवी ग्रीवारोहिणी (carotid artery). ती मानेमधून वर जाऊन रक्तपुरवठा करते. थायरॉइडच्या जवळ तिला बाह्य ग्रीवारोहिणी (external carotid artery) व अंतर्गत ग्रीवारोहिणी (internal carotid artery) असे दोन फाटे फुटतात. अंतर्गत ग्रीवारोहिणी मेंदूच्या अग्रभागी (anteriorpart) रक्तपुरवठा करते व बाह्यग्रीवारोहिणी डोक्याच्या त्वचेला (scalp) रक्तपुरवठा करते. मेंदूच्या पार्श्वभागास (posterior part) व्हर्टिब्रल रोहिण्या (vertebral arteries) रक्तपुरवठा करतात. महारोहिणीच्या कमानीपासून एक मोठी रोहिणी निघून तिला दोन फाटे फुटतात. यांपैकी एक फाटा म्हणजे उजवी ग्रीवारोहिणी, तर दुसरा फाटा म्हणजे उजवी अधोजत्रुरोहिणी (Right subclavian artery) हा होय. अधोजत्रुरोहिणीच्या शाखा म्हणजे व्हर्टिब्रल रोहिण्या होत.

अंतर्गत ग्रीवारोहिणीपासून निघणाऱ्या शाखा व व्हर्टिब्रल रोहिण्या यांच्यात सुसंवादित्व (greater communication) असते. त्यामुळे मेंदूची रक्ताची गरज व्यवस्थितपणे पूर्ण होते.

उजवी अधोजत्रुरोहिणी गळपट्टीच्या हाडामागून (clavicle) उजव्या हाताकडे जाते. कोपराच्या पुढील बाजूला या रोहिणीच्या हाताच्या बाहेरच्या बाजूने जाणारी

रेडिअल रोहिणी (Radial artery) व आतील बाजूने जाणारी अल्नर रोहिणी (Ulnar artery) अशा दोन शाखा होतात. महारोहिणीच्या कमानीपासून आणखी

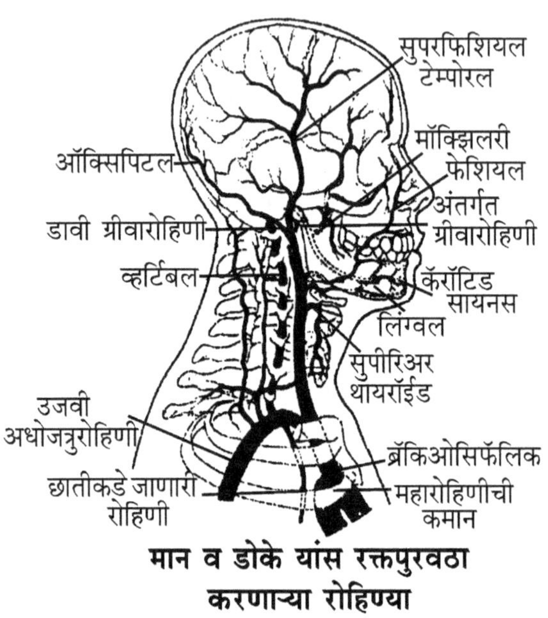

मान व डोके यांस रक्तपुरवठा
करणाऱ्या रोहिण्या

दोन रोहिण्या निघतात. त्या म्हणजे डावी ग्रीवारोहिणी व डावी अधोजत्रुरोहिणी. या अनुक्रमे डोके व मान यांची डावी बाजू व डावा हात यांना शुद्ध रक्त पुरवितात. महारोहिणीच्या छातीकडील भागापासून दोन्ही भागांकडे अनेक फाटे फुटून छातीच्या भागाला रक्तपुरवठा केला जातो. नंतर ही महारोहिणी उदरपोकळीत जाते. तेथे तिला फाटे फुटून जठर, यकृत, मूत्रपिंडे, आतडी इत्यादी अवयवांना रक्त पुरविले जाते. उदराच्या खालच्या बाजूला महारोहिणीचे दोन मोठे भाग होतात. प्रत्येकापासून एक फाटा कटिपोकळीतील अवयवांकडे जातो व नंतर ती रोहिणी फीमोरल रोहिणी (Femoral artery) या नावाने पायात शिरून पायाच्या सर्व भागांना रक्त पुरविते.

शरीरातील नीला (Veins of body) :

- चेहऱ्याच्या त्वचेवरील विविध नीला एकत्र होऊन त्यांची फेशियल नीला बनते. ही नीला अंतर्गत ज्युगुलर नीलेला मिळते (internal jugular vein).
- मीडिअन नीला (median vein) हातातील रक्त गोळा करते.

- कोपरापाशी असलेली मीडिअन क्युबिकल नीला (median cubical vein) इन्ट्राव्हेनस इंजेक्शन (intravenous injection) देण्याकरिता वापरतात.
- इनफिरिअर व्हेना कॅव्हा (inferior vena cava) किंवा अधोमहानीला शरीराच्या खालील भागाकडून व ऊर्ध्वमहानीला (superior vena cava) शरीराच्या वरील भागाकडून रक्त गोळा करते.

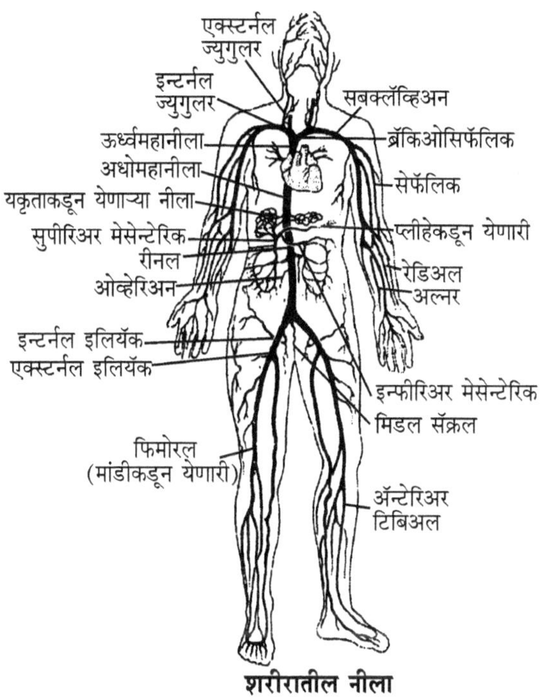

शरीरातील नीला

रक्त (Blood) :

रक्त हा शरीरातील सर्व भागांत विविध रक्तवाहिन्यांमधून वाहणारा द्रवपदार्थ आहे. रक्तावाटे ऑक्सिजन व विविध क्रियांसाठी आवश्यक अशा पदार्थांची विविध अवयवांशी देवाणघेवाण होते. शरीरात साधारणत: ५.५ लीटर इतके रक्त असते. रक्तात तांबड्या रक्तपेशी, श्वेतपेशी व प्लेटलेट्स या महत्त्वाच्या पेशींचा समावेश होतो. त्यांची शरीरातील संख्या खालीलप्रमाणे :–

लाल रक्तपेशी (Red blood cells) – ५,००,००० (प्रत्येक cu/mm साठी किंवा एक घन मिमी.साठी)

श्वेतपेशी (White blood cells) – ५००० ते ८००० (प्रत्येक घन मिली.साठी किंवा cu/mmसाठी)

प्लेटलेट्स (Platelets) – १.५ लाख ते २.५ लाख मीटर (प्रत्येक घन मिमी.साठी किंवा cu/mmसाठी)

रक्तद्रव (blood plasma) हा पिवळसर, वाळलेल्या गवताच्या रंगाचा द्रवपदार्थ असतो. हा द्रवपदार्थ अल्प प्रमाणात अल्कधर्मीय (alkaline) असून त्यात पाणी, प्रथिने, साखर, मीठ व मिठासारखे काही क्षार असतात.

अस्थिमज्जेत लाल रक्तपेशी तयार होतात. बी, सी ही जीवनसत्त्वे, तसेच लोह (iron) व इतर क्षार या सर्वांची लाल रक्तपेशींच्या निर्मितीसाठी गरज असते. साधारण चार महिन्यांनी या रक्तपेशी जुन्या होतात व त्यांचा प्लीहेत (spleen) नाश होतो.

हिमोग्लोबिन हे रक्तातील महत्त्वाचे प्रथिन असते. यात लोह असते. साधारणत: शंभर मिलिलीटर रक्तात चौदा ग्रॅम हिमोग्लोबिन असते.

श्वेतपेशी आकाराने मोठ्या असतात. या पेशी शरीरात रोग उत्पन्न करणाऱ्या जंतूंचा नायनाट करतात म्हणून त्यांना शरीराचे संरक्षक समजले जाते. लिम्फोसाइट (Lymphocyte) या जातीच्या श्वेतपेशी एकूण श्वेतपेशींच्या पंचवीस टक्के असतात. या पेशींची उत्पत्ती प्लीहा (spleen), रसग्रंथी (lumph glands) येथे होते.

प्लेटलेट्स रक्ताच्या गोठण्याच्या क्रियेशी संबंधित असतात व त्यांची उत्पत्ती अस्थिमज्जेत होते.

रक्ताची कार्ये :

- लाल रक्तपेशी शरीरातील सर्व भागांत ऑक्सिजन वाहून नेतात.
- हिमोग्लोबिन व रक्तद्रव रक्ताचा पीएच (PH) योग्य तितका राखण्याच्या कामी महत्त्वाची भूमिका बजावतात.
- शरीराच्या वेगवेगळ्या भागांत वेगवेगळ्या प्रमाणात उष्णता निर्माण होते. रक्तामुळे सर्व शरीरात उष्णता सारख्या प्रमाणात राखली जाते.
- रक्तद्रवातील प्रथिने रक्त गोठण्याच्या क्रियेस जबाबदार असतात.
- रक्तद्रवातील प्रथिनांमुळे रोगांपासून शरीराचे संरक्षण होते.

रक्तगट :

रक्ताचे अनुक्रमे चार गट असतात. ते म्हणजे ए गट, बी गट, एबी गट व ओ गट. एबी रक्तगट असणाऱ्या व्यक्ती इतर कोणत्याही गटाचे रक्त स्वीकारू शकतात. ए रक्तगटाच्या तसेच बी रक्तगटाच्या व्यक्तींना फक्त आपापल्या व ओ

रक्तगटाच्या व्यक्तींचे रक्त देता येते. ओ रक्तगटाच्या व्यक्ती इतर कोणत्याही गटाला रक्त देऊ शकतात.

रक्तपेशींची संख्या कमी/जास्त होणे :

* ल्युकोपीनिया (Leucopenia) – श्वेतपेशींची संख्या कमी होणे.
* ल्युकोसायटॉसिस (Leucocytosis) – श्वेतपेशींची संख्या जास्त होणे.
* ॲनिमिया (Anemia) – लाल रक्तपेशी व हिमोग्लोबिनचे प्रमाण कमी होणे.

श्वसनसंस्था (Respiratory System)

श्वसनसंस्था नाकापासून सुरू होऊन फुफ्फुसांमध्ये संपते. या संस्थेत खालील अवयवांचा समावेश होतो. नाक, घसा (Pharynx), स्वरयंत्र, श्वासनलिका, श्वासवाहिन्या व फुफ्फुसे.

घसा (Pharynx) :

हा स्नायूंनी बनलेला असून कवटीच्या तळाशी असतो.

स्वरयंत्र (Larynx) :

हा अवयव पोकळ असून याच्या बाजू मुख्यत: कूर्चा व स्नायूंनी बनलेल्या असतात. हा अवयव घसा व श्वासनलिकेस जोडतो. मानेतील तिसऱ्या, चौथ्या, पाचव्या व सहाव्या मणक्यांच्या पुढील बाजूस म्हणजेच गळ्यात स्वरयंत्र असते.

श्वासनलिका (Trachea) व श्वासवाहिन्या (Bronchi) :

ही नलिका स्वरयंत्राच्या खालील भागापासून सुरू होऊन अन्ननलिकेच्या पुढच्या बाजूने छातीत उतरते. या नलिकेची लांबी चार ते पाच सेंमी. असून तिचा व्यास दोन ते चार सेंमी. इतका असतो. मानेतील सहाव्या मणक्याच्या पुढील बाजूस ही नलिका सुरू होऊन छातीतील पाचव्या मणक्याच्या पुढील बाजूपर्यंत असते. या ठिकाणी श्वासनलिकेच्या दोन शाखा तयार होतात. त्यांना श्वासवाहिन्या (bronchi) असे म्हणतात.

फुफ्फुसे (Lungs) :

हृदयाच्या दोन्ही बाजूंना फुफ्फुसे असतात. फुफ्फुसे हलकी, स्पंजसारखी सच्छिद्र असून त्यांच्यात स्थितिस्थापकत्वाचा गुणधर्म फार मोठ्या प्रमाणात आढळून येतो. उजव्या फुफ्फुसाचे तीन भाग (lobes) असून डाव्या फुफ्फुसाचे दोन भाग असतात. उजव्या फुफ्फुसाचे वरील भाग, मध्यभाग व खालील भाग हे तीन भाग, तर डाव्या फुफ्फुसाचे वरील भाग व खालील भाग असे दोन भाग पडतात.

फुप्फुसावरण अथवा प्ल्यूरा (Pleura) :

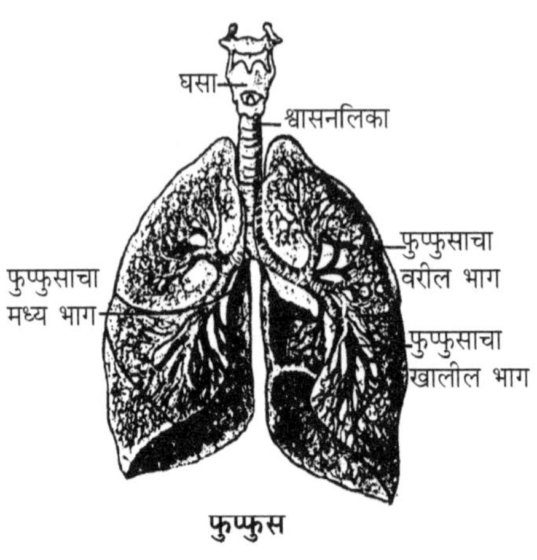

फुप्फुस

प्रत्येक फुप्फुसावर फुप्फुसावरण नावाचे दोन पदरी आवरण असते. यांपैकी एक पदर फुप्फुसाला लागून असतो व दुसरा पहिल्याशी संलग्न असून छातीच्या पोकळीला आच्छादतो. छातीच्या पोकळीला आच्छादणाऱ्या पदरास परायटल लेयर (Parietal layer) व फुप्फुसांना आच्छादणाऱ्या थरास अथवा पदरास व्हिसेरल लेयर (visceral layer) असे म्हणतात.

श्वसन :

संथ श्वासोच्छ्वास करताना प्रत्येक श्वास व उच्छ्वासाद्वारे पाचशे मिलिलीटर हवा फुप्फुसात शिरते व बाहेर पडते. यास टायडल व्हॉल्युम (tidal volume) असे म्हणतात. अतिरिक्त एक हजार मिलिलीटर हवा फुप्फुसात नेहमी राहते. यास रेसिड्युअल व्हॉल्यूम (residual volume) असे म्हणतात. एखादी व्यक्ती बलपूर्वक पंधराशे मिलिलीटर हवा श्वासावाटे आत घेऊ शकते.

व्हायटल कॅपॅसिटी (Vital Capacity)

एकूण व्हॉल्युम (Total Volume) – ५०० मिली.

इन्स्पायरेटरी रिझर्व्ह व्हॉल्युम (Inspiratory reserve volume) – १५००मिली.

एक्स्पायरेटरी रिझर्व्ह व्हॉल्यूम (Expiratory reserve volume) – १५००मिली.

एकूण = ३५०० मिली.

व्हायटल कॅपॅसिटी = ३५०० मिली.

श्वासावाटे आत घेतलेल्या हवेत साधारण ऐंशी टक्के नायट्रोजन व वीस टक्के ऑक्सिजन असतो.

पचनसंस्था (Digestive System) :

या संस्थेत तोंड, घसा, अन्ननलिका, जठर, लहान आतडे व मोठे आतडे यांचा समावेश होतो.

तोंड (Mouth) :

तोंडाच्या पुढील बाजूस खालचा व वरचा जबडा व त्यातील दातांची कवळी असून तोंडाच्या बाजूंना गालाचे स्नायू, खालच्या बाजूला जीभ, वरच्या बाजूला टाळू (Palate) असते. टाळूची मागची बाजू मऊ असते व त्याच्या मागच्या बाजूस मधोमध पडजीभ (Uvula) असते. तोंडाच्या पाठीमागे घसा असून त्याच्या दोन्ही बाजूंना टॉन्सिल्स असतात. त्याशिवाय तोंडात लालोत्पादक ग्रंथी (Salivary glands) असून या ग्रंथी लाळ या रसाची उत्पत्ती करतात.

जीभ (Tongue) :

जीभ स्नायूंची बनलेली असते. जिभेवर छोटे-छोटे उंचवटे (elevations) असतात. त्यांना रुचिकलिका (taste buds) असे म्हणतात. यांच्यामुळे आपल्याला विविध चवींचे ज्ञान होते.

लालोत्पादक ग्रंथी (Salivary glands) :

या ग्रंथी तीन प्रकारच्या असतात.

● पॅरॉटिड ग्रंथी (Parotid gland) : ही सर्वांत मोठी असते व ही कानाच्या पुढच्या गालातील भागात असते. हिचा दाह (inflammation) झाल्यास गालगुंड (Mumps) होतात.

● सबलिंग्युलर ग्रंथी (Sublingular gland) : ही ग्रंथी जिभेखाली असते व यातून स्रवणारा स्राव प्रत्यक्षपणे तोंडात स्रवला जातो.

● सबमॅन्डिब्युलर ग्रंथी (Submandibular gland) : ही ग्रंथी खालच्या जबड्याच्या हाडाखाली खोलवर असते.

लाळ (saliva) :

हा अल्कधर्मीय द्रव असून त्यात टायलिन (ptyalin) नावाचे विकर (enzyme) असते. हा द्रवपदार्थ असल्याने तोंडात घातलेल्या अन्नास ओलावा मिळतो व घास गिळणे सोपे होते. टायलिन हे शिजवलेल्या अन्नातील पिष्टमय पदार्थांवर क्रिया करते. न शिजवलेल्या पिष्टमय पदार्थांवर सेल्युलोजचा थर असतो. त्यावर टायलिनची प्रक्रिया होऊ शकत नाही.

अन्ननलिका (Esophagus) :

ही स्नायूंची बनलेली नलिका असून ती साधारण पंचवीस सेंमी. लांब असते. घशापासून सुरुवात होऊन ही नलिका जठराला जाऊन मिळते.

जठर (Stomach) :

ही स्नायूंची पोकळ पिशवी असते. याच्या वरच्या बाजूस अन्ननलिका उघडते. या भागाला कार्डिऑक ओपनिंग (cardiac opening) असे म्हणतात. जठराच्या खालच्या भागापासून लहान आतडे सुरू होते. या भागाला पायलॉरिक ओपनिंग (Pyloric opening) असे म्हणतात. या दोन्ही ठिकाणी वर्तुळाकार संकोचक स्नायू (Sphincters) असतात. त्यामुळे जठराची दोन्ही तोंडे (खालचे व वरचे) बंद ठेवण्यास मदत होते. अन्न पुढे जाण्याच्या वेळेसच फक्त ती उघडतात.

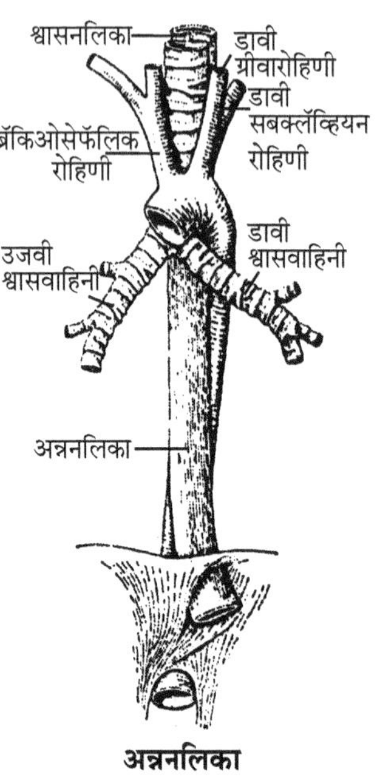

अन्ननलिका

जठर हे अन्नाचे भांडारगृह (reservoir of food) असते. त्यात जाठररस स्रवतात. हा जाठररस द्रव असून त्यात पाणी, हायड्रोक्लोरिक आम्ल, तसेच पेप्सिन (Pepsin) व रेनिन (Renin) हे विकर असतात. पेप्सिनमुळे अन्नातील प्रथिनांचे पेप्टोन्समध्ये (peptones) रूपांतर होते. रेनिनमुळे दुधावर क्रिया होऊन दुधाचे दही बनते.

लहान आतडे (Small intestine) :

याचे तीन भाग पडतात.

डिओडिनम (Duodenum) :

यास ग्रहणी असेही म्हणतात. हा भाग दहा इंच लांब असून तो इंग्रजी ण या मुळाक्षराच्या आकारासारखा वक्राकार असतो. त्याच्या वक्राकार भागात स्वादुपिंडाचा डोक्याकडील भाग (Head of Pancreas) बसवलेला असतो.

जेजुनम (Jejunum) आणि इलियम (Ileum) :

डिओडिनमनंतरच्या दोन तृतीयांश भागास जेजुनम म्हणतात. याच्या अंतस्त्वचेला सुरकुत्या (folds) असून त्यामुळे अभिशोषणाकरिता (Absorption) थोड्या

जागेत विस्तृत क्षेत्र मिळू शकते. याचे रूप एखाद्या मखमलीसारखे असते. यात प्रामुख्याने अन्नाचे पचन व खालील भागात अभिशोषण होते. यात विविध प्रकारचे पाचकरस असतात व पिष्टमय, प्रथिनयुक्त व मेदयुक्त अन्नाचे पूर्ण पचन होते.

मोठे आतडे (Large intestine) :

हे इलियमपासून सुरू होते व गुद्द्वारापाशी संपते. इलियम मोठ्या आतड्यास मिळते. या मोठ्या आतड्याच्या भागास स्थूल आंत्राशय (caecum) म्हणतात. त्याच्या खालच्या भागापासून सुमारे दहा सेंमी. लांबीचा दोरीसारखा भाग असतो. त्याला आंत्रपुच्छ (appendix) म्हणतात.

यानंतरचा मोठ्या आतड्याचा भाग उजव्या बाजूला सरळ वर जाणारा असून त्यास असेंडिंग कोलॉन (Ascending colon) असे म्हणतात. हा भाग यकृतापर्यंत गेल्यावर तो डावीकडे वळतो. दुसरा आडवा भाग अथवा ट्रान्सव्हर्स कोलॉन (Transverse colon) यकृतापासून डावीकडे प्लीहेपर्यंत जाऊन खाली वळतो व तिसरा खाली जाणारा भाग अथवा डिसेंडिंग कोलॉन (descending colon) खाली जाऊन कटिरात (pelvis) उतरतो. या भागास पेल्विक कोलॉन (pelvic colon) म्हणतात. हा आतल्या बाजूला वळून कटिरातील मणक्यावरून खाली उतरतो. आतड्याच्या शेवटच्या पाच इंच लांबीच्या भागाला मलाशय (Rectum) असे म्हणतात. याचा शेवट बाहेरच्या बाजूला गुद्द्वारापाशी (Anus) होतो. तेथे असलेल्या जाड वर्तुळाकृती एनल स्फिंक्टर्स (anal sphincters) या स्नायूंमुळे मलविसर्जनाची क्रिया आपल्या इच्छेनुसार होऊ शकते.

मोठ्या आतड्यात पाण्याचा बहुतांश भाग शोषला जातो. बाकी राहिलेला निरुपयोगी अन्नभाग मलाच्या रूपात गुद्द्वारावाटे उत्सर्जित केला जातो. मोठ्या आतड्याद्वारे म्युकस हा स्राव स्रवतो. यामुळे मलविसर्जन सुलभतेने होते.

यकृत (Liver) :

हा पचनसंस्थेतील महत्त्वाचा व मोठा अवयव असून त्याचे वजन साधारणत: दीड किलो किंवा त्यापेक्षा थोडे जास्त असते. यकृत उदरपोकळीत उजव्या बाजूला श्वासपटलाच्या खाली त्याला लागूनच असते. यकृताच्या पेशी पुनर्निर्मित (Regenerate) होऊ शकतात. यकृत एखाद्या स्पंजसारखे मऊ असते.

● यकृतात स्निग्ध पदार्थ, जीवनसत्त्वे, प्रथिने व रक्त यांचा साठा केला जातो.

● शोषण केली गेलेली ग्लुकोज ही साखर यकृतात ग्लायकोजेनमध्ये रूपांतरित केली जाऊन साठविली जाते.

● फायब्रिनोजेन (fibrinogen), प्रोथ्रॉम्बिन (Prothrombin), हेपॅरिन (Heparin)

यांसारखी प्रथिने यकृतात तयार होतात.

- प्रथिनांच्या चयापचयात यकृत महत्त्वाची भूमिका बजावते.
- स्निग्ध पदार्थांच्या चयापचय क्रियेवर यकृत नियंत्रण राखते.
- यकृतात पित्तरस (bile) तयार होतो. हा पित्तरस पचनासाठी आवश्यक असतो. यकृतात रोज ५००-१००० मिली. पित्तरस तयार होतो. यकृत काही विषारी पदार्थांचा नायनाट करते.

पित्ताशय (Gall Bladder) :

हे सात ते दहा सेंमी. लांब असते. यकृताच्या खालच्या बाजूला यकृतास लागूनच पित्ताशय असते. पित्ताशयात यकृतात तयार झालेले पित्त साठवून घेतले जाते व जरूर लागेल तेव्हा पित्तनलिकेतून आतड्यात नेले जाते. पित्ताशयात म्युसिनही (Mucin) स्रवते. पित्तरसात पाणी, पित्तक्षार (Bile salts) व रंगद्रव्ये (pigments) असतात. यामुळे मलाला रंग प्राप्त होतो.

स्वादुपिंड (Pancreas) :

हे उदरपोकळीमध्ये जठराच्या जरा खाली असते. याचे मुख्य तीन भाग असतात – शिर, शरीर व शेपूट.

स्वादुपिंडात स्वादुपिंडरस (Pancreatic juice) तयार होतो. हा पाचकरस असून त्याच्यामुळे पचनास मदत होते. स्वादुपिंडात इन्सुलिन (insulin) नावाचे महत्त्वाचे द्रव्य तयार होते. त्याच्या कमतरतेमुळे मधुमेह होऊ शकतो.

प्लीहा (Spleen) :

उदरपोकळीत जठर व स्वादुपिंड यांच्या डाव्या बाजूला प्लीहा असते. हिची लांबी सुमारे १२.५ सेंमी. असून, रुंदी ७.५ सें.मी. असते. प्लीहेत रक्तातील जुन्या झालेल्या लाल रक्तपेशींचा नाश होतो. या नाश झालेल्या लाल रक्तपेशीतील लोह

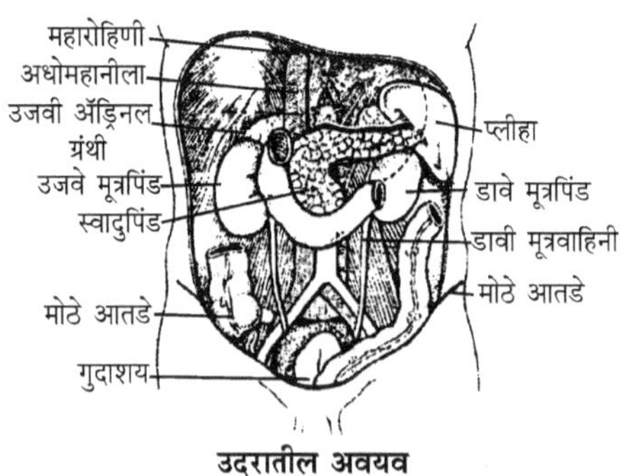

उदरातील अवयव

प्लीहेत व यकृतात साठविले जाते. प्लीहेत लिम्फोसाइट प्रकारच्या श्वेतपेशी तयार होतात. विविध रोगांशी लढणारी प्रतिपिंडे (antibodies) प्लीहेत तयार होतात. मलेरिया, टायफॉइड, ताप इ. रोगांची लागण झाली असता प्लीहा आकाराने मोठी होते.

मूत्रविसर्जन संस्था (Urinary System)

या संस्थेत मूत्रपिंडे (Kidneys), मूत्रवाहक (Ureters), मूत्राशय (Urinary bladder), मूत्रनलिका (Urethra) यांचा समावेश होतो.

मूत्रपिंडे (Kidneys) :

उदरपोकळीत मणक्यांच्या कण्याच्या (vertebral column) दोन्ही बाजूंना दोन मूत्रपिंडे असतात. प्रत्येक मूत्रपिंडाची लांबी बारा सेंमी., रुंदी पाच सेंमी. व जाडी (Thickness) २.५ सेंमी. इतकी असते. मूत्रपिंडाचा आकार एखाद्या काजूच्या बीसारखा असून त्याची बाहेरची कडा बहिर्गोल (convex) व आतली त्वचा अंतर्गोल (concave) असते. आतल्या बाजूच्या मध्यात एक खाच असते तिला हिलम (Hilum) असे म्हणतात. तिच्यातून मूत्रपिंडाची रोहिणी व मज्जातंतू आत शिरतात व मूत्रपिंडाची नीला व मूत्रवाहक बाहेर येतात.

उजवे मूत्रपिंड डाव्या मूत्रपिंडापेक्षा साधारण अडीच सेंमी. खालच्या बाजूस असून या मूत्रपिंडांवर चरबीचे आच्छादन असते. मूत्रपिंडात अनेक नेफ्रॉन्स (nephrons) असतात व यांच्याद्वारे मूत्रपिंडाची कार्ये पार पडतात.

मूत्रपिंडाची कार्ये :—

- शरीरातील पाण्याच्या प्रमाणावर नियंत्रण ठेवणे.
- रक्ताच्या अल्कधर्मी गुणधर्माचे नियंत्रण करणे.
- शरीरास घातक द्रव्ये, तसेच निरुपयोगी पदार्थांचे उत्सर्जन करणे.
- चयापचयाच्या क्रियेत निर्माण झालेली निरुपयोगी द्रव्ये, उदाहरणार्थ युरिया, युरिक ॲसिड इत्यादी रक्तापासून निराळी करून त्यांचे मूत्रात रूपांतर करणे.

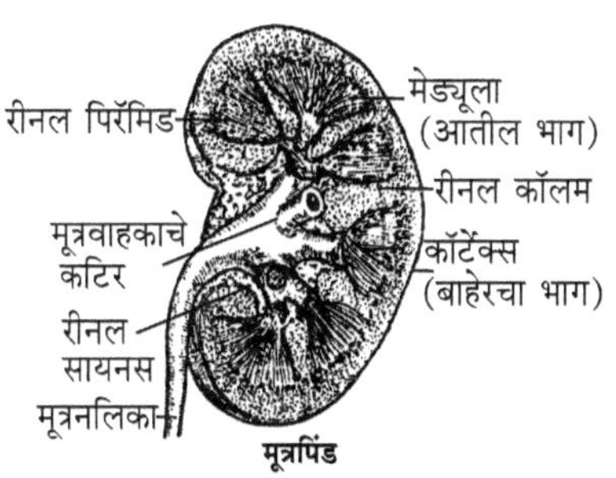

मूत्रवाहक (Ureter) :

मूत्रपिंडाच्या हिलम या भागातून मूत्रवाहक बाहेर येते. ही स्नायूंची एक नलिका असून ती २५ सेंमी. लांब असते. मूत्रपिंडातून निघणारे वरचे टोक बरेच रुंद असून त्याला मूत्रवाहकाचे कटिर (pelvis of ureter) असे म्हणतात.

मूत्राशय (Urinary bladder) :

प्रत्येक मूत्रवाहक उदरपोकळीच्या पाठीमागच्या भागातून खाली उतरतो व कटिबंधाच्या पोकळीत (Pelvic cavity) असलेल्या 'मूत्राशय' नावाच्या पिशवीत तिरपा होऊन शिरतो. ही एक अंडाकृती पोकळ पिशवी असून ती स्नायूंची बनलेली असते. त्यात साधारण चारशे मिली. इतके मूत्र मावते. मूत्र साठविणे व मूत्र मूत्रनलिकेत ढकलणे हे मूत्राशयाचे कार्य होय.

मूत्रनलिका (Urethra) :

पुरुषांमध्ये मूत्रनलिका हा पुनरुत्पादन संस्थेचाही एक भाग असते. पुरुषांमध्ये ही नलिका १९ सेंमी. लांब असते. स्त्रियांमध्ये ही नलिका चार सेंमी. इतकी लांब असून ती योनिमार्गाच्या (Vagina) पुढील बाजूस असते.

मज्जासंस्था किंवा चेतासंस्था (Nervous system) :

या संस्थेत खालील प्रकारांचा समावेश होतो.

● मध्यवर्ती मज्जासंस्था (Central nervous system) :– यात मेंदू व त्यापासून निघणारा मज्जारज्जू (spinal cord) यांचा समावेश होतो.

● पेरिफेरल मज्जासंस्था (Peripheral nervous system) :– यात शरीराच्या विविध अवयवांशी जोडल्या गेलेल्या मज्जातंतूंचा समावेश होतो.

● अनिच्छावर्ती मज्जासंस्था (Autonomic nervous system) :– ही मज्जासंस्था शरीराच्या सर्व अनैच्छिक (involuntary) हालचालींचे नियंत्रण करते.

मज्जासंस्था मज्जापेशींची बनलेली असते. मज्जापेशीपासून अनेक बारीक बारीक शिखा तंतू (dendrons) निघतात. यातील एक शाखा लांबलचक असते. तिला मुख्य तंतू (Axon) म्हणतात. शिखा तंतू व मुख्य तंतू असलेल्या मज्जापेशीस न्यूरॉन (neuron) असे म्हणतात. जो न्यूरॉन शरीराच्या निरनिराळ्या भागांतील संवेदना मेंदूकडे आणतो त्यास संवेदनावाहक न्यूरॉन (afferent neuron) असे म्हणतात.

मेंदूने दिलेला आदेश शरीराच्या निरनिराळ्या भागांकडे ज्या न्यूरॉनद्वारे पोहोचविला जातो त्याला आदेशवाहक किंवा आज्ञावाहक न्यूरॉन (efferent neuron) असे म्हणतात.

मेंदू (Brain) :

 हा मज्जासंस्थेचा सर्वांत विकसित व गुंतागुंतीचा भाग आहे.

सेरेब्रम अथवा मोठा मेंदू (Cerebrum) :– हा मेंदूचा सर्वांत मोठा भाग असतो. या मेंदूचे दोन अर्धगोलाकार भाग (cerebral hemispheres) असून खालच्या बाजूला ते एकमेकांना मज्जातंतूंनी जोडलेले असतात. मोठ्या मेंदूच्या सर्व पृष्ठभागावर वळ्या किंवा सुरकुत्या (convolutions) असून प्रत्येक दोन वळ्यांमध्ये खोलगट भाग (fissure) असतो. मेंदूच्या या बाहेरच्या भागाला कॉर्टेक्स (cortex) असे म्हणतात.

शरीराच्या निरनिराळ्या भागांकडून येणाऱ्या संवेदना मोठ्या मेंदूत येऊन पोहोचतात, त्यामुळे आपल्याला स्पर्श, वेदना, चव, वास, रूप इत्यादींचे ज्ञान होऊ शकते. या संवेदना कोणत्या प्रकारच्या आहेत त्याचे पृथक्करण करून त्याबद्दल काही विशिष्ट क्रिया करणे आवश्यक आहे काय, हे हा मेंदू ठरवितो. या क्रिया घडवून आणण्यासाठी या मेंदूतून आदेशवाहक मज्जातंतूंमार्फत शरीरातील अवयवांना आदेश दिले जातात. सर्व प्रकारच्या ऐच्छिक क्रियांवर (voluntary movements) हा मेंदू नियंत्रण ठेवतो.

लहान मेंदू (cerebellum) : हा मोठ्या मेंदूच्या खालच्या, पाठीमागच्या बाजूला असून तो मोठ्या मेंदूपेक्षा लहान असतो. याचेही दोन अर्धगोलाकार विभाग असून ते एकमेकांशी मज्जासेतूने (pons) जोडलेले असतात.

शरीराच्या निरनिराळ्या हालचाली होण्यासाठी एकाच वेळी अनेक स्नायू काम करतात. या सर्व स्नायूंचे योग्य नियमन करून त्यांच्याकडून सुसंबद्धरीत्या कामे करून घेणे हे लहान मेंदूचे कार्य आहे. लहान मेंदू शरीराचा तोल सांभाळण्याच्या कामी मदत करतो.

मज्जारज्जू (spinal cord) : हा लांब दोरीप्रमाणे असून तो मेंदूपासून निघून मणक्यांच्या कण्याच्या पोकळीत उतरतो. या कण्यामुळे त्याचे संरक्षण होते. मज्जारज्जूची सुरुवात कवटीच्या खालच्या भागापासून होते व शेवट कमरेतील पहिल्या मणक्याशी (1st lumber vertebra) होतो. याची लांबी ४५ सेंमी. असते.

मज्जारज्जूचे कार्य :

● विविध संवेदना शरीराच्या निरनिराळ्या भागांकडून मज्जारज्जूद्वारे मेंदूकडे पोहोचविल्या जातात. मेंदूकडून निघालेले संदेश (motor impulse) मज्जा-रज्जूकडे येतात व तेथून ते मज्जातंतूंमार्फत विविध स्नायूंकडे पोहोचविले जातात.

● एखाद्या भागाकडून येणारी संवेदना मेंदूकडे जाऊ न देता मज्जारज्जू स्वतःच्या जबाबदारीवर विशिष्ट स्नायूंना संदेश देऊन अति पटकन अशी जी क्रिया

घडवून आणतो तिला प्रतिक्षिप्त क्रिया (Reflex action) असे म्हणतात. उदाहरणार्थ, डोळ्याजवळ दुसऱ्या व्यक्तीचे बोट आल्यास पटकन पापण्या मिटणे, आगीचा चटका लागल्यास हात पटकन मागे घेतला जाणे इत्यादी.

मेंदूपासून निघणारे मज्जातंतू :

मेंदूपासून मज्जातंतूंच्या एकूण १२ जोड्या निघतात.

	मज्जातंतू क्रमांक	कार्य
१.	ऑल्फॅक्टरी नर्व्ह (Olfactory nerve)	वासाचे ज्ञान
२.	ऑप्टिक नर्व्ह (Optic nerve)	दृष्टिज्ञान
३.	ऑक्युलोमोटर (occulomotor)	बाहुली व डोळ्यांची हालचाल
४.	ट्रॉक्लिअर (Trochlear)	डोळ्यांची हालचाल
५.	ट्रायजेमिनल (Trigeminal)	अन्नाचे चर्वण (चावणे)
६.	ऑब्ड्युसेन्ट (Abducent)	डोळ्यांची हालचाल
७.	फेशिअल (Facial)	चेहऱ्याच्या स्नायूंची हालचाल व चवीचे ज्ञान
८.	ऑडिटरी अथवा व्हेस्टिब्युलोकॉक्लिअर (Auditory or vestibulocochlear)	ऐकणे व शरीराची स्थिती सांभाळणे (Posture)
९.	ग्लॉसोफॅरोन्जिअल (Glossopharyngeal)	चव आणि गिळणे
१०.	व्हेगस (vagus)	गिळणे
११.	ऑक्सेसरी नर्व्ह (Accessory nerve)	डोके व खांद्याच्या हालचाली
१२.	हायपोग्लॉसल नर्व्ह (Hypoglossal nerve)	जिभेची हालचाल

काही विशिष्ट ज्ञानेंद्रिये (Some Special Sense Organs) :

डोळा (Eye) :

डोळ्यांमुळे आपल्याला दृष्टिज्ञान होते. याच्या रचनेत भुवया, पापण्या, डोळा, नेत्रावरण (Conjuctiva), अश्रुग्रंथी (Locrymal gland) यांचा समावेश होतो. मागील बाजूस मेंदूपासून निघालेल्या दुसऱ्या मज्जातंतूशी (Optic nerve) डोळा जोडलेला असतो.

डोळा हा तीन आवरणांचा बनलेला असतो.

१) बाह्य आवरण/शुभ्रपटल (Sclera) :– हे श्वेततंतूंनी बनलेले असते.

तसेच ते टणक व पांढऱ्या रंगाचे असते. बाह्य आवरणाच्या पुढील १/६ भाग कॉर्निआ (cornea) हा असतो. तो पारदर्शक असतो.

२) मध्य आवरण :– मध्य आवरणात मध्यपटल (choroid) व कृष्णमंडळ (Iris) यांचा, तसेच मज्जापटलाचा (Retina) समावेश होतो. मध्यपटलात रक्तवाहिन्या, मज्जातंतू व आतली पोकळी अंधारी ठेवण्याकरता एक काळे रंगद्रव्य (pigment) असते. तसेच तेथे पारदर्शक पडद्याप्रमाणे लोंबणारा उभा पडदा असून त्यात बाहुलीचे (pupil) भोक असते. दृष्टिमज्जातंतूंच्या शाखांशी लागून मज्जापटल (Retina) असते. यात मज्जापेशी व मज्जातंतूंचे अनेक थर असतात.

कृष्णमंडलामागे (Iris) डोळ्यातील भिंग (Lens) असते. हे भिंग बहिर्गोल स्वरूपाचे असते व या भिंगामुळे डोळ्याचे पुढील व मागील असे दोन विभाग होतात. हे विभाग असमान असतात. डोळ्याचे भिंग पुढच्या व मागच्या बाजूला बहिर्वक्र असते. त्यामुळे येणारी प्रकाशकिरणे भिंगाच्या मागे असलेल्या फोकल पॉइंट अथवा केंद्रबिंदूवर पडतात.

कान (Ear) :

कानाचे तीन विभाग पडतात – बाह्य कर्ण (External ear), मध्य कर्ण (Middle ear) व आंतर कर्ण (Internal ear).

बाह्य कर्णात कानाचा कर्णा (Pinna), कर्णनलिका (Auditory canal) व कानाचा पडदा यांचा समावेश होतो.

मध्य कर्णात पुढच्या बाजूला घशाकडे जाणारी युस्टेशिअन नलिका असते व मॉलिअस (Malleus), इन्कस (Incus) व स्टेपस (Stapes) या छोट्या हाडांची आंतर कर्णापर्यंत असणारी साखळी असते.

आंतर कर्णात व्हेस्टिब्युल (vestibule) व मागील बाजूस असलेली तीन अर्धवर्तुळाकृती कर्णवलये (Semicircular canals) असतात. या वलयांमुळे शरीराचा तोल सांभाळला जातो व शरीरस्थितीचे (posture) ज्ञान होते. व्हेस्टिब्युलच्या पुढच्या बाजूला शंखाकृती कॉक्लिआ (cochlea) नावाचा भाग असतो. हे ऐकण्याच्या कामी महत्त्वाचे असते.

चव (Taste) :

जिभेच्या वरच्या बाजूच्या पृष्ठभागांवर तसेच जिभेच्या टोकावर रुचिकलिका (Taste buds) असतात. त्यांच्यामुळे आपल्याला चवीचे ज्ञान होते.

वास (Smell) :

नाकाच्या अंतस्त्वचेच्या आवरणातील मज्जातंतूंमुळे वासाचे ज्ञान होते.

खांदेदुखी (Shoulder Pain)

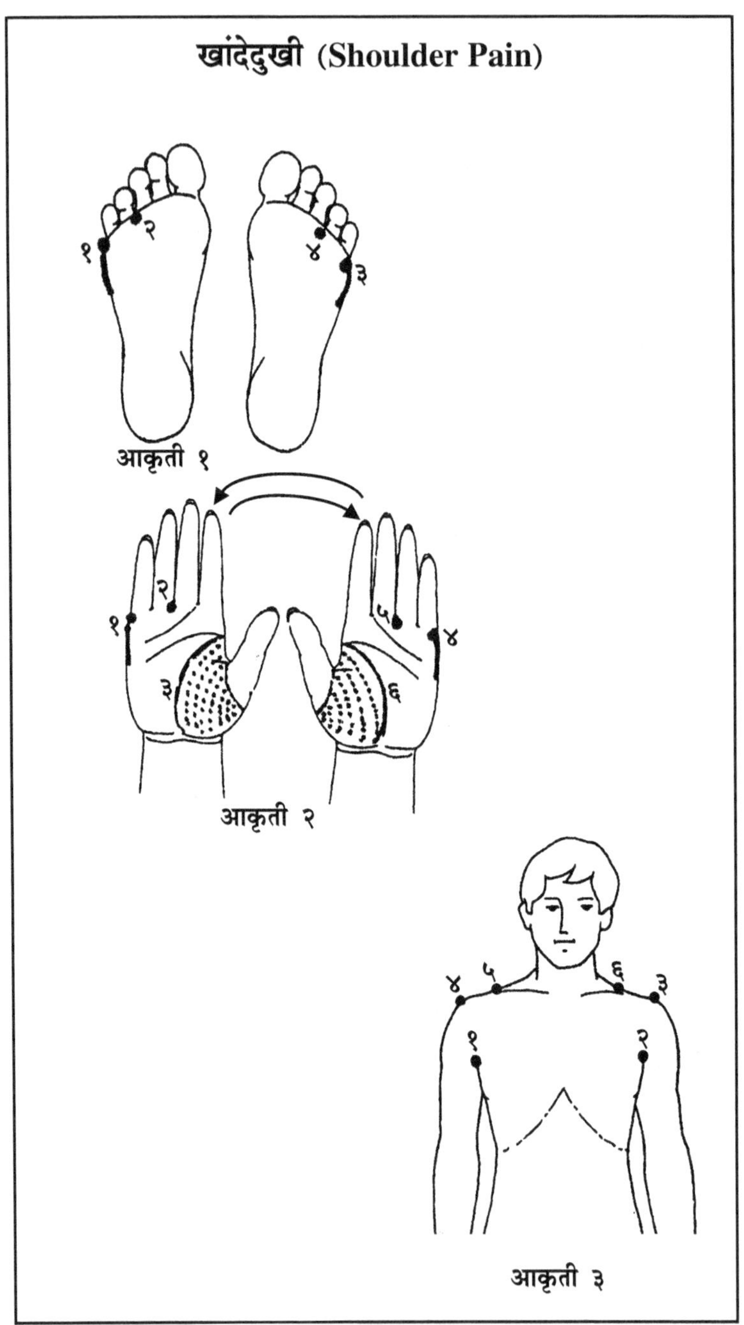

विभाग – ३

विविध रोग व त्यावर ॲक्युप्रेशरद्वारा होणारे उपचार

खांदेदुखी (Shoulder Pain) :

खांदेदुखीची अनेक कारणे असतात. संधिवात, हाड आपल्या जागेवरून निखळणे (dislocation) ही कारणे बऱ्याच वेळा आढळतात. खांद्याचा सांधा हा उखळीचा सांधा (ball and socket joint) असतो. त्यामुळे या ठिकाणी हाड आपल्या सांध्यातून निखळणे सहज शक्य होते. अशा वेळी अस्थिरोगतज्ज्ञाची गरज असते.

ॲक्युप्रेशर उपचार

उपचार सुरू करण्याआधी आकृती क्र. १ मध्ये दाखविलेल्या एक व तीन क्रमांकांच्या बिंदूवर जिमीच्या साहाय्याने जिमी गोलगोल लाटण्याप्रमाणे फिरवत दाब द्यावा (Rolling pressure). हा भाग आकृती क्र. १मध्ये ठळक रेषेने दर्शविला आहे. असे साधारण तीस सेकंद ते एक मिनिटापर्यंत करावे. त्यानंतर आकृती क्रमांक १मध्ये दर्शविल्याप्रमाणे १,२,३,४ या बिंदूवर जिमीच्या पुढील भागाच्या साहाय्याने दाब द्यावा. हा दाब प्रत्येक बिंदूवर आठ ते दहा सेकंदांकरिता द्यावा. या क्रियेची तीन वेळा पुनरावृत्ती करावी. त्यानंतर आकृती क्रमांक २मध्ये दर्शविलेल्या तीन व सहा क्रमांकांच्या छायांकित भागावर (shaded region) लाटण्याप्रमाणे गोलगोल फिरवत (Rolling Pressure) दाब द्यावा. त्यानंतर आकृती क्र. २मध्ये दर्शविलेल्या १ ते ६ या सर्व बिंदूवर दाब द्यावा. त्यानंतर आकृती क्र.३मध्ये दर्शविलेल्या १ ते ६ या सर्व बिंदूवर दाब द्यावा. हे बिंदू दुय्यम असतात, तरीदेखील खांदेदुखीपासून सुटका मिळविण्यासाठी येथील दाब खूप उपयोगी ठरतो. दिलेल्या वर्णनाप्रमाणे योग्य रीतीने दाब दिल्यास साधारण स्वरूपाची खांदेदुखी तीन ते चार बैठकांमध्येच (sittings) बरी होऊ लागते. गंभीर व तीव्र स्वरूपाच्या खांदेदुखीसाठी मात्र आठ ते दहा बैठका (sitting) लागू शकतात.

फ्रोझन शोल्डर (Frozen Shoulder) :

खांद्याच्या सांध्याच्या ठिकाणी दाह होण्यास (Inflammation) फ्रोझन शोल्डर असे म्हणतात. सुरुवातीस खांदा दुखू लागतो व नंतर आखडला जाऊन हालचाल होण्यास त्रास होतो. उपचार न झाल्यास त्रास वाढतो.

फ्रोझन शोल्डर (Frozen Shoulder)

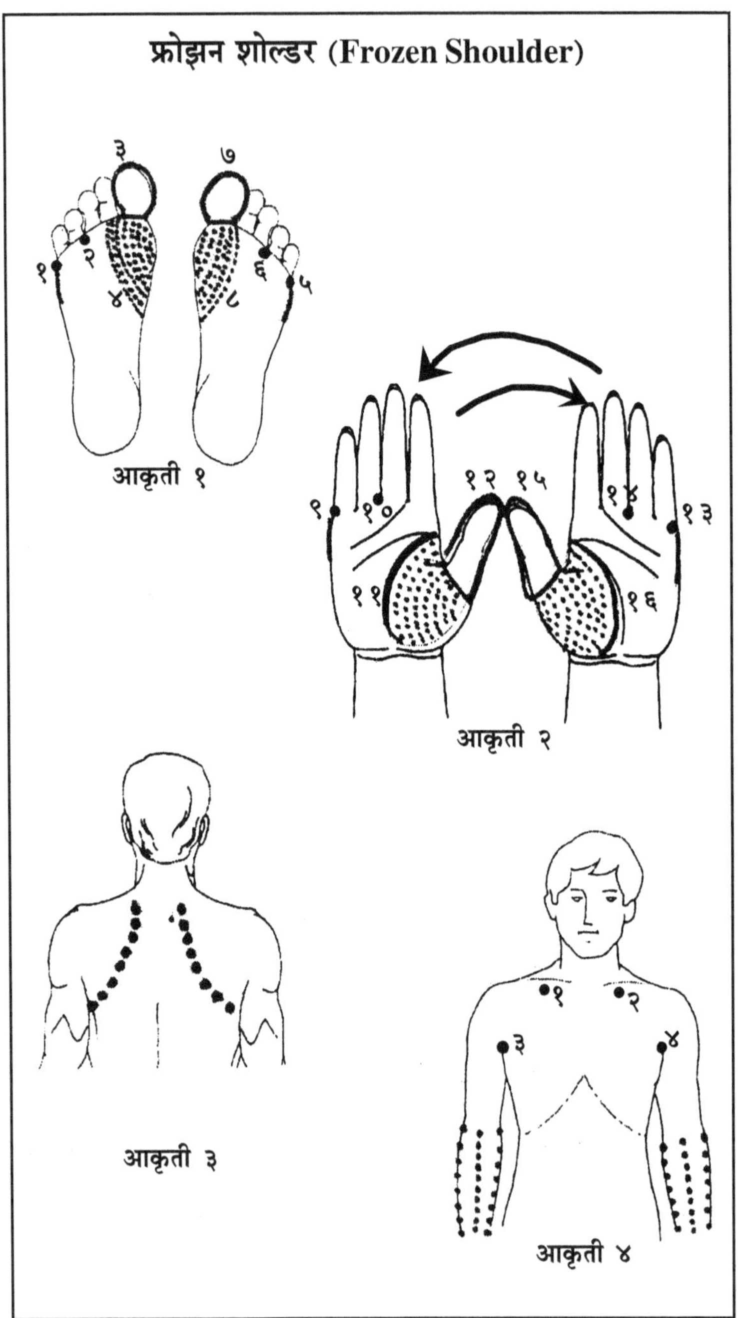

ॲक्युप्रेशरचे उपचार

सुरुवातीला आकृती क्र. १मध्ये दर्शविलेल्या बिंदू क्रमांक १ व ५ बिंदूंपाशी जी ठळक रेषा दर्शविली आहे, त्या रेषेवर लाटण्याप्रमाणे गोलगोल फिरवत जिमीच्या साहाय्याने दाब द्यावा. ही क्रिया साधारण तीस सेकंद ते एक मिनिटापर्यंत करावी. त्यानंतर आकृती क्रमांक १मध्ये दर्शविलेल्या १, २, ५, ६ क्रमांकांच्या बिंदूवर जिमीच्या पुढील टोकाने दाब द्यावा. प्रत्येक बिंदूवर ८ ते १० सेकंद इतका दाब द्यावा. असे तीन वेळा करावे. त्यानंतर आकृती क्र. १मधील ३, ४, ७, ८ या बिंदूंवर आकृतीत दर्शविल्याप्रमाणे गोल गोल फिरवत दाब द्यावा. हा दाब दोन ते तीन मिनिटांकरिता द्यावा. याचा कालावधी दुखण्याची तीव्रता व त्रास सुरू होऊन किती काळ लोटला हे लक्षात घेऊन ठरवावा. नंतर आकृती क्र. २मध्ये दर्शविल्याप्रमाणे ९ व १३ क्रमांकांच्या बिंदूंवर वर वर्णन केल्याप्रमाणेच ठळक केलेल्या रेषेवरून जिमी गोल फिरवत दाब द्यावा. नंतर आकृती क्र. २मधील ९, १०, १३, १४ या बिंदूंपाशीही वर वर्णन केल्याप्रमाणे (आकृती क्र. १) दाब द्यावा. ११ व १६ क्रमांकांच्या बिंदूंपाशी छायांकित केलेल्या भागावर गोलगोल फिरवत दाब द्यावा. आकृती क्र. २मधील १२ व १५ क्रमांकांच्या बिंदूंवरही जिमी गोलगोल फिरवत दाब द्यावा. यानंतर आकृती क्रमांक तीनमध्ये दर्शविल्यानुसार पाठीच्या वरच्या भागातील बिंदूवर दाब द्यावा. या बिंदूंवरील दाब फार फायदेशीर ठरतो. यानंतर आकृती क्र. ४मध्ये दर्शविल्यानुसार बगलेजवळील ३ व ४ क्रमांकांच्या बिंदूवर खोलवर दाब द्यावा. प्रत्येक बिंदूवर ८ ते १० सेकंदांकरिता हा दाब द्यावा. असे तीन वेळा करावे. यानंतर आकृती क्र. ४मध्ये दर्शविल्याप्रमाणे कॉलर बोनच्या खाली १ व २ क्रमांकांच्या बिंदूंवर सौम्य ते मध्यम स्वरूपाचा दाब द्यावा. रुग्णास हाताच्या खालील भागातही दुखत असल्यास आकृती क्रमांक ४मध्ये दर्शविल्यानुसार कोपरापासून खालील भागात दर्शविलेल्या ३ व ४ क्रमांकांच्या बिंदूंवर दाब द्यावा. हा दाब हाताची बोटे व अंगठा वापरून द्यावा किंवा दाब देण्यासाठी हॅन्ड रोलर वापरावा. काखेच्या भागात हाताची तीन बोटे जुळवून ८ ते १० सेकंदांकरिता दाब द्यावा. असे तीन वेळा केल्यास खूपच फायद्याचे ठरते. योग्य रीतीने दाब दिल्यास १० ते १२ बैठकांनंतर (sittings) रुग्णास बरे वाटू लागते. रोगाची तीव्रता व गांभीर्य अधिक असल्यास १५ ते २० बैठका लागू शकतात. अनुभवान्ती असे लक्षात येते की, आकृती क्र. १मधील १ व ५ क्रमांकांच्या बिंदूंपाशी ठळकपणे दर्शविलेली रेषा व आकृती क्र. २मधील ९ व १३ क्रमांकांच्या बिंदूंपाशी दर्शविलेली रेषा या रेषा महत्त्वाच्या असतात. या रेषांवर जिमीच्या साहाय्याने दाब दिल्यास रुग्ण आपल्या हाताची हालचाल सुलभपणे करू शकतो. असे जरी असले, तरी रुग्णाच्या सहनशक्तीपलीकडे दाब देऊ नये.

टेनिस एल्बो (Tennis Elbow)

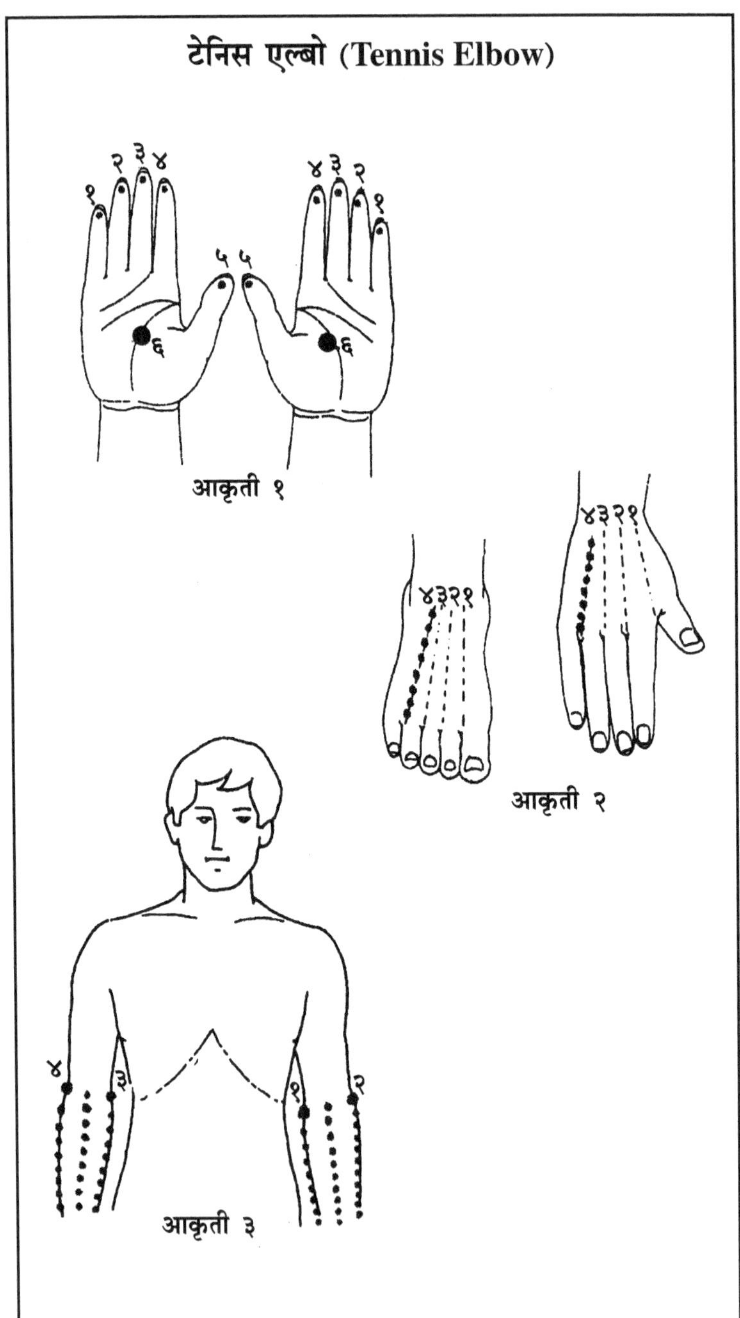

टेनिस एल्बो (Tennis Elbow) :

यात वस्तू हातात धरताना किंवा एरवीही कोपरापाशी खूप दुखते. हे दुखणे कोपरापासून सुरू होऊन मनगटापर्यंत पोहोचते. कोपराची हालचाल अवघड बनते.

ॲक्युप्रेशरचे उपचार

रुग्णास सतत कोपरापाशी दुखत राहते. कधीकधी हे दुखणे तीव्र स्वरूप धारण करते. या दुखण्यावरील ॲक्युप्रेशरचे उपचार सोपे व परिणामकारक आहेत.

सर्वप्रथम आकृती क्र. १मध्ये दर्शविल्यानुसार १ ते ५ क्रमांकाच्या सर्व बिंदूंवर दाब द्यावा. हे बिंदू सायनसचे बिंदू म्हणून ओळखले जातात. यानंतर आकृती क्र. १मधील ६ क्रमांकाच्या बिंदूवर खोलवर दाब द्यावा. हा बिंदू शोधणे सोपे असते. हाताची मूठ बंद केल्यावर मधले बोट तळव्यास जेथे टेकते तेथे हा बिंदू असतो. टेनिस एल्बोच्या रुग्णास या बिंदूवर दाब दिल्यास खूप दुखते. तरीदेखील हा बिंदू उपचाराच्या दृष्टीने महत्त्वाचा असतो.

यानंतर आकृती क्र. २मध्ये दर्शविल्यानुसार ज्या बाजूच्या हाताचे कोपर दुखावले गेले असेल त्या बाजूचा तळहात व तळहाताच्या मागील बाजूस ४ क्रमांकाच्या रेषेवरील बिंदूवर दाब द्यावा. यानंतर दुखावलेल्या हाताच्या व त्याच बाजूच्या तळपायायावर व तळहातावर १ व २ क्रमांकांच्या बिंदूवर दाब द्यावा. डाव्या हाताचे कोपर दुखावले असल्यास डाव्या तळहातावरील व तळपायांवरील बिंदूवर दाब द्यावा.

आकृती क्र. ३मध्ये दर्शविल्यानुसार कोपरापासून मनगटांपर्यंत दर्शविलेल्या बिंदूंवर दाब द्यावा. कोपरापासच्या प्रत्येक बिंदूवर ८ ते १० सेकंद इतका दाब द्यावा. (आकृती क्र.३, बिंदू क्र. १,२,३,४) या क्रियेची सलग तीन वेळा पुनरावृत्ती करावी. हे बिंदूही दाबल्यावर दुखतात, पण उपचाराच्या दृष्टीने फार महत्त्वाचे असतात. या बिंदूंपाशी खूपच जास्त दुखत असल्यास तेथे एक दिवसाआड दाब द्यावा. हे दुखणे ८ ते १० बैठकांनंतर पूर्णपणे बरे होते. कोपराखालच्या हातावरही आकृती क्र. ३मध्ये दर्शविल्याप्रमाणे दाब द्यावा.

नैराश्य (Depression) :

याचे एक असे विशिष्ट ठरावीक कारण सांगता येत नाही. प्रेम, माया यांची कमतरता, दुःखी कौटुंबिक जीवन, विश्वासघात होणे, खूप मोठे नुकसान सोसावे लागणे इत्यादी अनेक कारणे असतात. रुग्णास कशाचीही आवड उरत

नैराश्य (Depression)

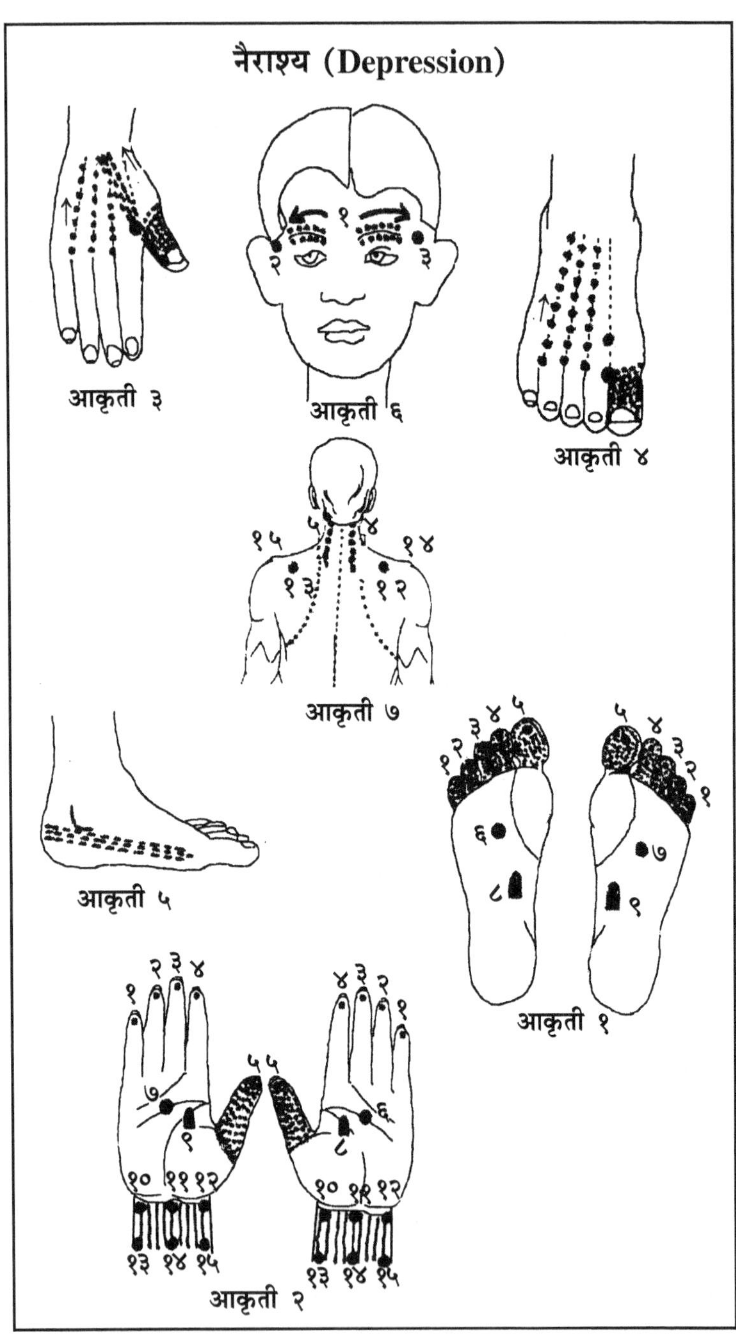

नाही. सुस्तपणा येतो. एकटे राहावेसे वाटते. रुग्णास कोणाशी बोलायचीही इच्छा नसते. उजेड, आवाज यांपासून हे रुग्ण दूर पळू पाहतात.

ॲक्युप्रेशरचे उपचार

हा एक त्रासदायक विकार आहे. हा शारीरिक नसून मनोकायिक विकार आहे. सुरुवातीस रुग्णास एखादी चिंता सतावते, रुग्ण कायम तणावाखाली असतो. यावर योग्य वेळी योग्य उपचार झाले नाहीत, तर हा विकार गंभीर स्वरूप धारण करून रुग्णास वेडदेखील लागू शकते. या विकारावरील उपचाराचा सर्वांत पहिला टप्पा म्हणजे एखाद्या समुपदेशकाची किंवा मनोचिकित्सकाची मदत घेणे. यामुळे रुग्ण सकारात्मक दृष्टीने विचार करण्यासाठी प्रोत्साहित केला जातो व आलेल्या परिस्थितीला तोंड द्यायला शिकू लागतो. घरातील इतर लोकांनीही रुग्ण ज्या कारणांमुळे नैराश्याच्या अवस्थेत जातो त्या कारणांची अथवा त्या विषयांची चर्चा करणे बंद करावे. रुग्णास त्या कारणांची आठवण करून देणाऱ्या वस्तू रुग्णाच्या दृष्टिआड कराव्यात. मनोचिकित्सकाच्या औषधांच्या जोडीला, तसेच समुपदेशनाच्या जोडीला योग्य वातावरण मिळाल्यास रुग्ण लवकर बरा होऊ शकतो. या सर्वांच्या जोडीने खालीलप्रमाणे ॲक्युप्रेशरचे उपचार करावेत. सुरुवातीला आकृती क्रमांक १ व २मध्ये दर्शविल्यानुसार बिंदू क्रमांक १ ते ५ या सर्व सायनस बिंदूंवर दाब द्यावा. हा दाब हाताच्या, तसेच पायाच्या बोटांच्या टोकावर अंगठ्याच्या मदतीने द्यावा. अंगठ्याच्या सायनस बिंदूंच्या थोडे वरही दाब द्यावा. आकृती क्रमांक १ व २मध्ये हाताच्या व पायाच्या अंगठ्यांना छायांकित केले आहे. येथे एखाद्या टोकेरी दाते असणाऱ्या कंगव्याच्या किंवा ब्रशच्या साहाय्याने दाब द्यावा. आकृती क्रमांक ३ व ४मध्ये दर्शविल्यानुसार तळहात व तळपायांच्या मागील बाजूकडील अंगठे व बिंदूंनी दर्शविलेल्या ४ रेषांवरही दाब द्यावा. यामुळे रुग्णास बराच आराम पडू शकतो. यानंतर आकृती क्रमांक ५मध्ये दर्शविल्याप्रमाणे दाब द्यावा. हा दाब देताना अंगठ्याच्या बाजूकडून सुरू करून टाचेकडे दाब देत जावा. दाबाची दिशा अंगठ्याकडून टाचेकडे अशी असावी. यानंतर आकृती क्र.६मध्ये दर्शविल्यानुसार बिंदू क्रमांक १वर दाब द्यावा. हा दाब देताना तर्जनी भुवईवर व अंगठा भुवईखाली राहील असा ठेवून दाब द्यावा. त्यामुळे तर्जनी व अंगठा यांच्यात भुवईचा भाग पकडला जाऊन नीट दाब देता येतो. तर्जनी भुवईवर न हलवता ठेवावी व अंगठा भुवईखाली टेकवून, तर्जनी व अंगठ्यात भुवईचा तो बिंदू पकडून फक्त अंगठा न हलवता घड्याळाच्या काट्याच्या दिशेने गोलगोल फिरवत दाब द्यावा. असे भुवईच्या एका टोकापासून सुरू करून भुवईच्या शेवटापर्यंत करीत जावे. हे करताना जरा काळजी घ्यावी. काही ठिकाणी गाठी असू शकतात. काही दिवस दाब दिल्यानंतर या

गाठींचा आकार कमी झालेला आढळून येतो व हळूहळू या गाठी नाहीशा होतात. हे एक चांगले लक्षण असते. या टप्प्यापर्यंत रुग्ण बऱ्याच अंशी बरा झालेला असतो.

यानंतर आकृती क्रमांक ७ मध्ये दर्शविल्यानुसार १ ते १४ क्रमांकांच्या बिंदूंवर दाब द्यावा. हे बिंदू मानेतील मणक्यांच्या कण्याच्या दोन्ही बाजूंना असतात. या बिंदूंवर सौम्य ते मध्यम स्वरूपाचा दाब द्यावा. हा दाब अंगठ्याने द्यावा. आकृती क्र. ७मधील १४ व १५ क्रमांकांच्या बिंदूंवरही दाब द्यावा. या बिंदूंवर दाब दिल्यास तणाव कमी होतो व डोक्याकडील भागातील रक्तपुरवठा वाढतो.

पोटरीत येणारे पेटके (Cramps in lower leg / Calf) :

स्नायूच्या बराच वेळ झालेल्या आकुंचनामुळे किंवा क्षारांच्या असंतुलनामुळे हे पेटके येतात.

ॲक्युप्रेशर उपचार

पायात पेटके किंवा गोळे आल्यास तेथे रुग्णास खूप दुखते. अगदी गाढ झोपेतूनही जाग येते. ॲक्युप्रेशरचे तंत्र वापरून यापासून सहजतेने सुटका मिळविता येते. आकृती क्र.१मध्ये दर्शविल्यानुसार छायांकित केलेल्या १,२,३,४ या बिंदूंच्या भागावर मर्दन करीत अथवा मसाज करीत दाब द्यावा. हा दाब आकृतीत दर्शविलेल्या दिशेने द्यावा. त्यानंतर आकृती क्र.२ मध्ये दर्शविल्याप्रमाणे दोन्ही हातांच्या मनगटांवर बिंदू क्रमांक १ ते ६ यांवर दाब द्यावा. हा दाबही आकृतीत दर्शविलेल्या दिशेनेच द्यावा. मनगटावर थोडेसे तेल किंवा एखादे क्रीम घेऊन छायांकित भागावर मसाज करावा. यामुळे चोळल्याने किंवा घर्षण केल्याने त्वचेस नुकसान पोहोचत नाही. असा दाब तीस सेकंद ते एक मिनिटपर्यंत द्यावा. त्यानंतर आकृती क्र.३मध्ये दर्शविल्यानुसार बिंदूंनी दर्शविलेल्या रेघांवर (रेष क्र. १ ते ४) दाब द्यावा. प्रत्येक रेषेवर साधारण तीन ते चार वेळा दाब द्यावा. याने वेळही वाचतो व प्रत्येक बिंदूवर दाब दिल्याने हे बिंदू संवेदनशील असल्याने रुग्णासही कमी प्रमाणात दुःख होते. यानंतर आकृती क्र.४मध्ये दर्शविल्यानुसार घोट्यामागे व टाचेवर दाब द्यावा. या भागात दाब दिल्यास रुग्णास एकदम आराम पडतो. या बिंदूवर योग्य रीत्या दाब दिल्यास तीन ते चार बैठकांतच रुग्णास बरे वाटू लागते; परंतु रुग्णांना तरीही दुखत राहिल्यास आकृती क्र. ५मध्ये दर्शविल्यानुसार १,२,३,४ या बिंदूंवर दाब द्यावा. हा दाब देण्यासाठी रुग्णास पालथे झोपण्यास सांगावे व वरील बिंदूवर दाब द्यावा. या बिंदूवर दाब दिल्यास रुग्णास खूप दुखते; परंतु विकारापासून सुटका मिळविण्यासाठी

पोटरीत येणारे पेटके (Cramps in lower leg / Calf)

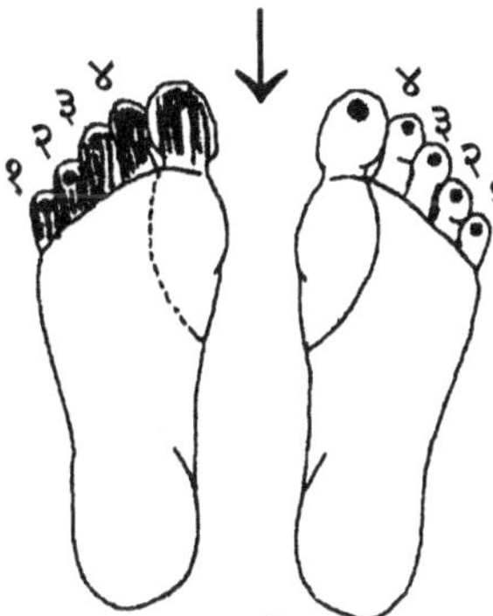

आकृती १

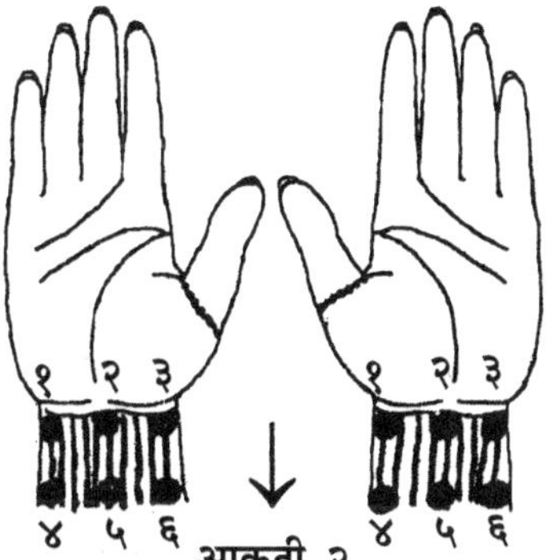

आकृती २

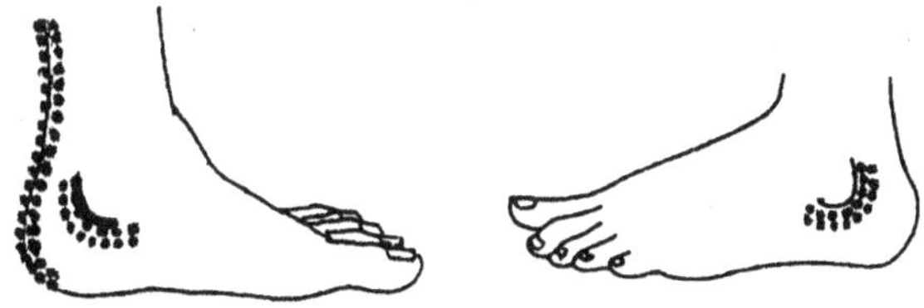

आकृती ४

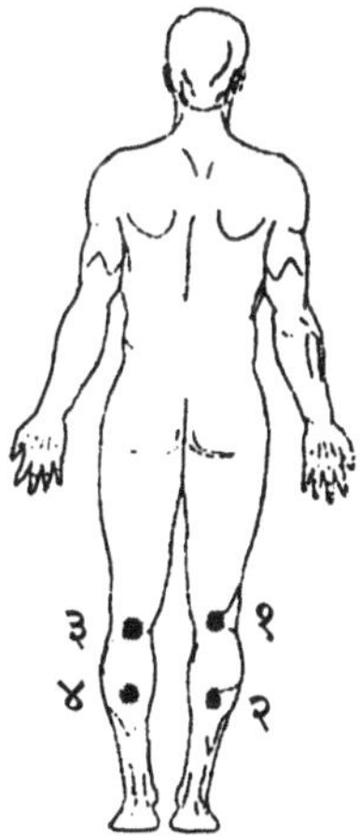

आकृती ३

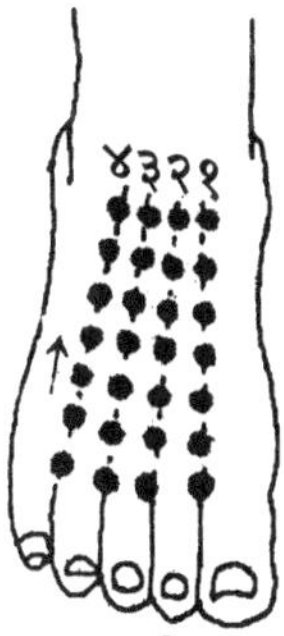

आकृती ५

हे बिंदू महत्त्वाचे असतात. १ व ३ क्रमांकांचे बिंदू गुडघ्याच्या मागे मध्यभागी असतात. दोन व चार क्रमांकांचे बिंदू पोटरीच्या स्नायूच्या मध्यावर असतात. हे बिंदू शोधणेही सोपे असते, कारण त्या बिंदूवर दाब दिल्यास रुग्णास खूप वेदना होतात. साधारण दहा दिवसांत या विकारावर नियंत्रण मिळविता येते.

सर्व्हायकल स्पॉन्डिलायटिस (Cervical Spondylitis) :

मानेतील मणक्यांची झीज होते. हातांच्या हालचालीत अस्थिरता येते. मानेभोवती पट्टाही लावावा लागू शकतो.

ॲक्युप्रेशर उपचार

या विकाराशी निगडित प्रमुख बिंदू हातांच्या अंगठ्यांवर, पायांच्या अंगठ्यांवर, तसेच हातांच्या व पायांच्या अंगठ्यांच्या तळाशीही असतात. काही बिंदू मानेवर व खांद्यावर असतात.

उपचारांना सुरुवात करण्याआधी मानेतील कोणत्या मणक्यास दुखापत झालेली आहे ते क्ष-किरण चाचणी करून शोधून काढावे. पावलांवरील रिफ्लेक्स बिंदू उपचाराच्या दृष्टीने अधिक परिणामकारक असतात. म्हणूनच पावलांवरील बिंदूवर आधी दाब दिला जातो व नंतर तळहातावरील बिंदूंकडे लक्ष केंद्रित केले जाते. आकृती क्र. १मध्ये दर्शविल्यानुसार पायाच्या अंगठ्यांवर हाताने किंवा जिमीच्या साहाय्याने दाब घ्यावा. (बिंदू क्र. १).

हा दाब तीस सेकंद ते एक मिनिटाकरिता, जिमी लाटण्याप्रमाणे गोल गोल फिरवत घ्यावा. त्यानंतर मान अवघडली असल्यास आकृती क्र.१मध्ये दर्शविल्यानुसार अंगठ्याच्या साहाय्याने अथवा पेन्सिलच्या साहाय्याने बिंदू क्र.२वर दाब घ्यावा. पेन्सिलला टोक नसावे, अन्यथा दुखापत होईल. नंतर वर वर्णन केलेल्या सर्व बिंदूंवर दाब घ्यावा. हा दाब प्रत्येक बिंदूवर पाच ते सहा सेकंद घ्यावा. यामुळे मान अवघडली असल्यास ती लवकर बरी होते. बिंदू क्र.३पाशी दर्शविलेल्या छायांकित भागावर जिमीच्या किंवा हातात नीट धरता येईल अशा काचेच्या बाटलीच्या साहाय्याने दाब घ्यावा. हा दाब साधारणत: दोन मिनिटांपर्यंत घ्यावा. त्यानंतर आकृती क्र.२मध्ये दर्शविल्यानुसार बिंदू क्रमांक १ येथे दाब घ्यावा. आकृतीत दर्शविलेल्या दिशेने दाब दिल्यास मान अवघडणे, दुखणे इत्यादी लक्षणे बऱ्याच अंशी कमी होतात. ही सर्व क्रिया दोन्ही पावलांवर करावी. त्यानंतर आकृती क्र. ३ व ४मध्ये दर्शविल्यानुसार तळहातांवरील बिंदू क्र. १ ते ३ यावर तळपायांवर दिलेल्या दाबाप्रमाणेच दाब घ्यावा. नंतर आकृती क्र.५मध्ये दर्शविल्यानुसार बिंदू क्रमांक १ येथे दर्शविलेल्या दिशेने दाब घ्यावा. या

सर्व्हायकल स्पॉन्डिलायटिस (Cervical Spondylitis)

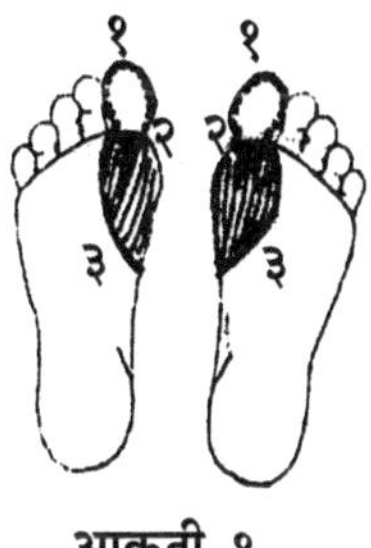

आकृती १

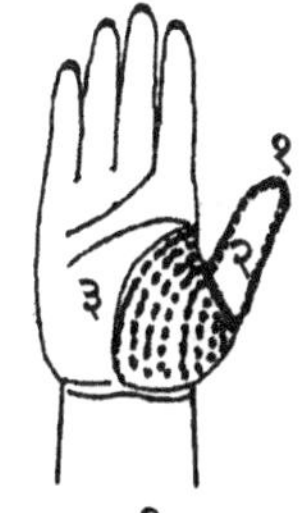

आकृती ४

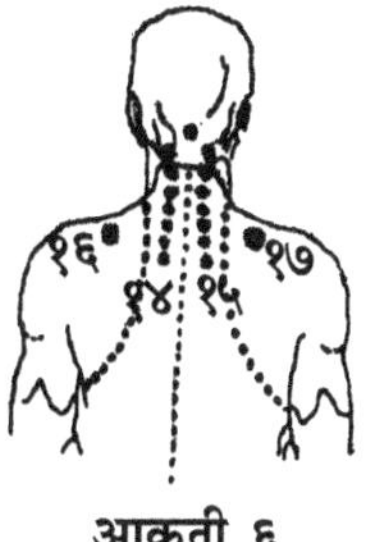

आकृती ६

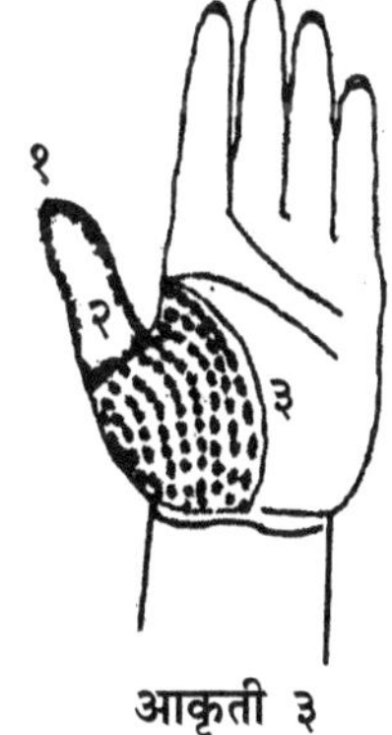

आकृती ३

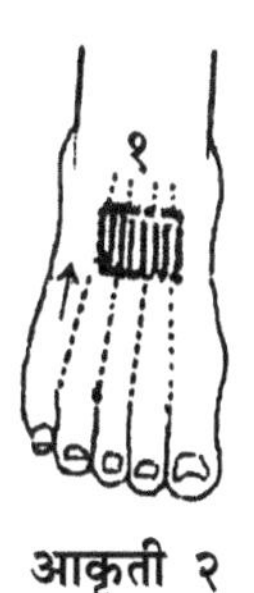

आकृती २

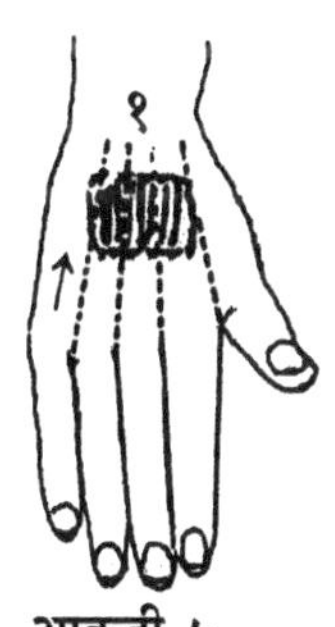

आकृती ५

सर्व क्रियेसाठी तेल किंवा कोणतेही क्रीम वापरावे. यानंतर आकृती क्र.६मध्ये दर्शविल्यानुसार बिंदू क्र. १वर ४ ते ५ सेकंदांकरिता तीन वेळा दाब द्यावा. हा संवेदनशील बिंदू असतो व तो लंबमज्जेशी (Medulla oblongata) निगडित असतो. या बिंदूवर सौम्य ते मध्यम स्वरूपाचा दाब द्यावा. नंतर बिंदू क्र.२ ते १५ या बिंदूवर दाब द्यावा. हा दाब मध्यम स्वरूपाचा असावा. १६ व १७ क्रमांकांच्या बिंदूवर दाब दिल्यासही ते परिणामकारक ठरते. रुग्णास चक्कर येत असल्यास मानेवर दाब देऊ नये. नियमितपणे व योग्य रीतीने दाब देत राहिल्यास दहा ते पंधरा दिवसांनंतर रुग्णास पुष्कळच बरे वाटू लागते.

व्हेरिकोज व्हेन्स (Vericose Veins) :

ही त्वचेच्या जवळची, त्वचेच्या पृष्ठभागाच्या जवळची नीला (vein) असते. यातील झडपांचे कार्य बिघडलेले असते. नीला रुंदावलेल्या असतात. या प्रामुख्याने पायांत आढळतात, पण काही रुग्णांबाबत हातांतही आढळून येतात.

ॲक्युप्रेशरचे उपचार

उपचार सुरू करण्यापूर्वी काही गोष्टी लक्षात ठेवणे गरजेचे आहे. रुग्णास सुरुवातीसच नीट मार्गदर्शन करावे. हा विकार रक्ताभिसरण संस्थेशी निगडित असतो. ॲक्युप्रेशरचे उपचार या विकारासाठी परिणामकारक असतात तरीही रुग्णास डॉक्टरी सल्ला व डॉक्टरांनी दिलेली औषधे नियमितपणे घेणे फायद्याचे ठरते. या औषधांच्या जोडीला ॲक्युप्रेशरचे उपचार केल्यास रुग्णास लवकर बरे वाटते. डॉक्टरांनी सांगितल्याशिवाय औषधे बंद करू नयेत. पूर्ण बरे वाटल्यानंतरही ॲक्युप्रेशरचे उपचार काही दिवस सुरू ठेवावेत.

रुग्णास त्याच्या आहाराविषयी विशेष काळजी घेण्याचा सल्ला द्यावा. स्निग्ध पदार्थ रुग्णाने टाळावयास हवेत. त्याच्या जोडीने लसूण, गाजर, मध, आवळा यांचे आहारातील प्रमाण वाढवावे. मसालेही कमी प्रमाणात वापरावेत. मसाल्यांचा वापर पूर्णपणे थांबविल्यास अधिक योग्य.

रुग्णाने झोपताना फार मऊ गादी वापरू नये. पायांखाली उशी घेऊन पाय थोडेसे उंचावर ठेवून झोपावे. यामुळे पायांवर आलेली सूज कमी होण्यास मदत होते. पायांना गरम व गार पाण्याचा शेक आलटून पालटून दिल्यासही खूप फायदा होतो. शेवटी गरम पाण्याचा शेक देऊन किंवा गरम पाण्यात पाय बुडवून ठेवून नंतर पाय कोरडे करून मोजे घालावेत. भरभर चालण्याचा व्यायामही या रुग्णांना फायदेशीर ठरतो.

ॲक्युप्रेशरचे उपचार करताना सर्वप्रथम आकृती क्र.१मधील बिंदू क्र.१ व २

व्हेरिकोज व्हेन्स (Vericose Veins)

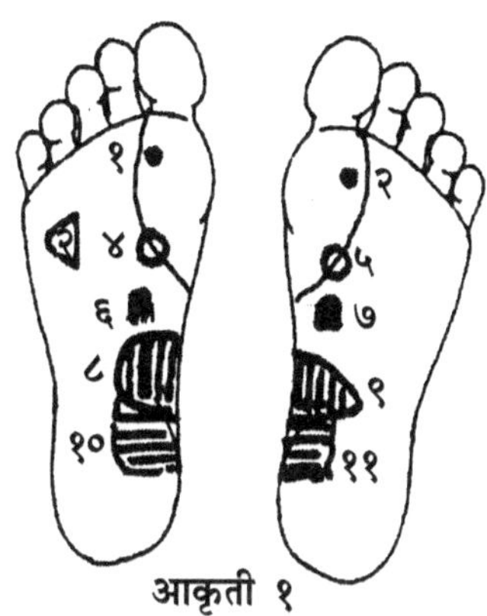

आकृती १

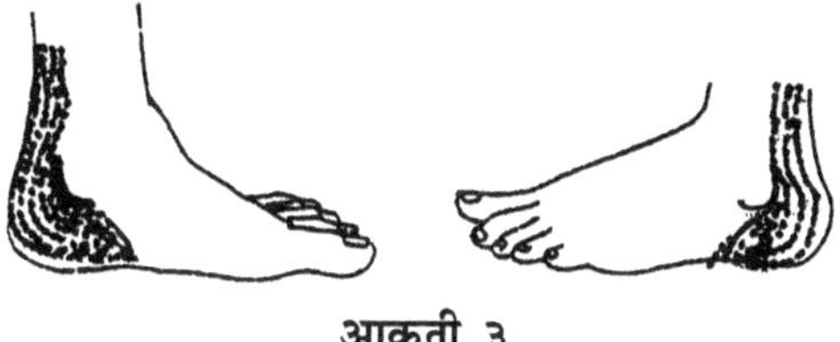

आकृती ३

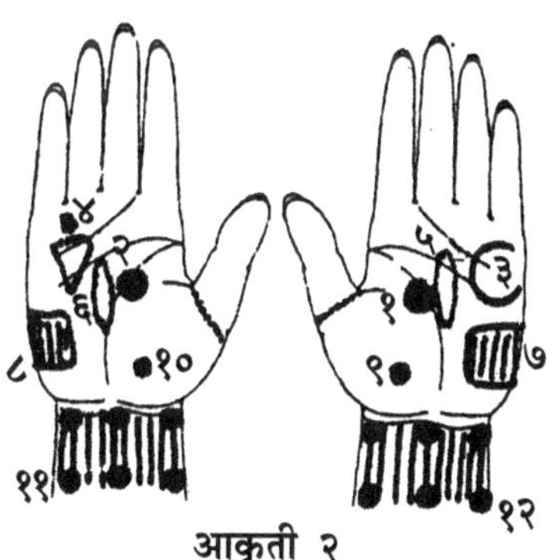

आकृती २

येथे व आकृती क्रमांक २मधील बिंदू क्र. ९ व १० येथे दाब द्यावा. हे थायरॉइड ग्रंथींशी निगडित बिंदू असतात. यानंतर आकृती क्र. १मधील बिंदू क्रमांक ३ व आकृती क्र.२मधील बिंदू क्र. ४ येथे दाब द्यावा. हे बिंदू यकृताशी निगडित असतात. नंतर आकृती क्र.१मधील ४ व ५ क्रमांकांच्या बिंदूंवर, तसेच आकृती क्र.२मधील १ व २ क्रमांकांच्या बिंदूंवर जिमी किंवा अंगठ्याच्या साहाय्याने दाब द्यावा. हे बिंदू मूत्रपिंडांशी निगडित असतात. या बिंदूंवर रुग्णास सहन होईल इतका खोलवर दाब द्यावा. आकृती क्र.१मधील ६ व ७ क्रमांकांच्या बिंदूंवर दाब द्यावा. हे बिंदू ॲड्रिनल ग्रंथींशी निगडित असतात. तसेच आकृती क्र.१मधील ८ व ९ क्रमांकांचे बिंदू स्वादुपिंडांशी निगडित असतात. त्या बिंदूंवरही दाब द्यावा. आकृती क्र.२मधील स्वादुपिंडाशी निगडित असणाऱ्या ५ व ६ क्रमांकांच्या बिंदूंवर दाब द्यावा. या सर्व बिंदूंवर प्रत्येकी आठ ते दहा सेकंद दाब द्यावा. या क्रियेची तीन वेळा पुनरावृत्ती करावी. यानंतर आकृती क्रमांक १मधील १० व ११ क्रमांकांच्या बिंदूंपाशी, तसेच आकृती क्र.२ मधील ७ व ८ क्रमांकांच्या बिंदूंपाशी छायांकित केलेल्या भागावर जिमी लाटण्याप्रमाणे गोल फिरवत दाब द्यावा. हे बिंदू आतड्यांशी निगडित असतात.

यानंतर आकृती क्र.२मध्ये दर्शविल्यानुसार दोन्ही हातांच्या मनगटांवर बिंदू क्र. ११ व १२ येथील छायांकित केलेल्या भागावर दाब द्यावा. हे बिंदू लैंगिक अवयवांशी (Genitals) निगडित असतात. विशेषतः गर्भवती महिलांबाबत गर्भाच्या वाढत्या वजनामुळे व्हेरिकोज व्हेन्सचा त्रास होत असल्यास या बिंदूंवरील दाब फायदेशीर ठरतो.

या सर्व बिंदूंवर दाब दिल्यानंतर आकृती क्रमांक ३मध्ये दर्शविल्यानुसार टाचेपाशी छायांकित केलेल्या भागात मसाज करीत करीत दाब द्यावा. हा दाब दोन्ही पायांच्या टाचांपाशी द्यावा. या भागात सूज आलेली असल्यास मात्र सूज पूर्णपणे उतरेपर्यंत दाब देऊ नये.

कटिभागातील (नितंबाचा भाग) दुखणे (Pain in Hips) :

संधिवात, हाड आपल्या जागेवरून निसटणे, हाडांची झीज होणे इत्यादी अनेक कारणांनी हे दुखणे मागे लागते. योग्य त्या चाचण्या करून घेतल्यास निदान होण्यास मदत होते.

ॲक्युप्रेशरचे उपचार

सुरुवातीला लाटण्यासारखे गोलगोल फिरवत दोन्ही तळपायांवर तीस सेकंद दाब द्यावा. यामुळे तळपायातील बिंदू उत्तेजित होतात. नंतर आकृती क्र. १मधील

कटिभागातील (नितंबाचा भाग) दुखणे (Pain in Hips)

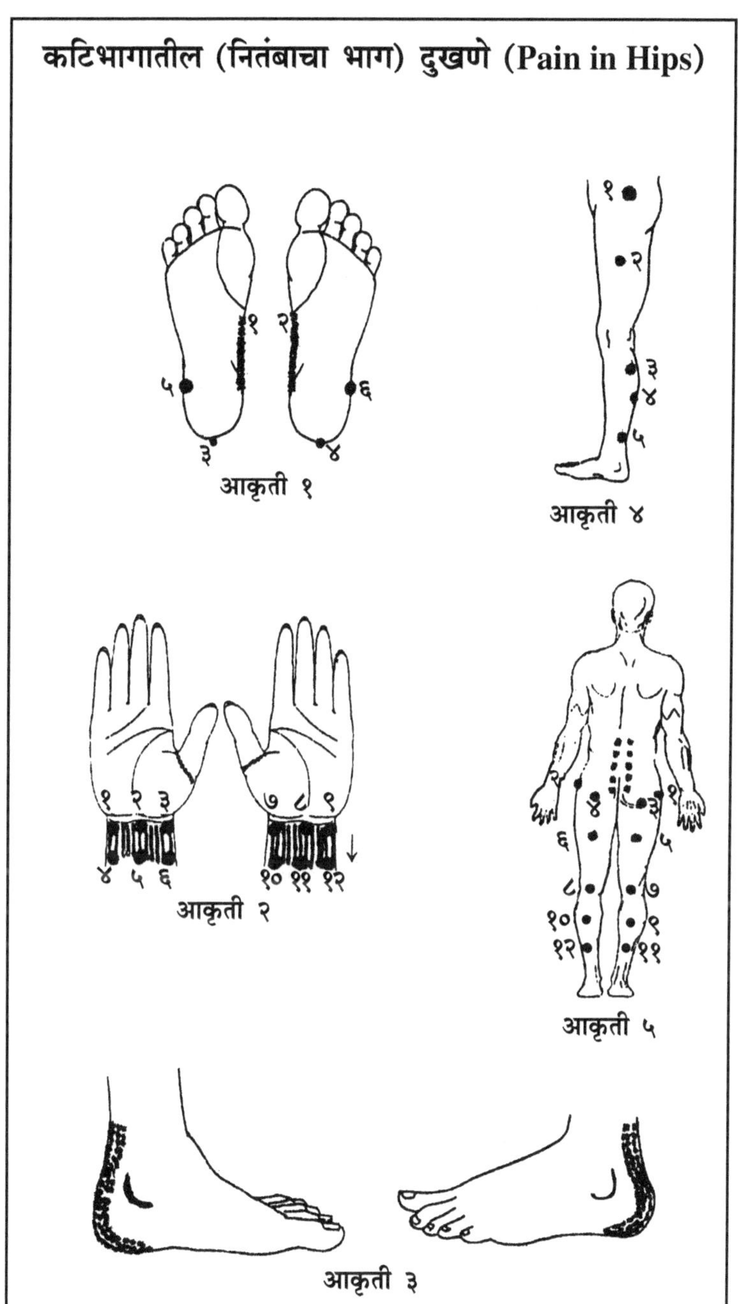

१ व २ क्रमांकांच्या बिंदूशी 'xxxx' अशी खूण केलेल्या भागावर दाब द्यावा. या भागातील बिंदू कंबरेच्या भागाशी निगडित असतात. यानंतर आकृती क्र.१मध्ये दर्शविलेल्या टाचेवरील ३ व ४ क्रमांकांच्या बिंदूवर दाब द्यावा. हे बिंदू तळपायाच्या टाचेच्या अगदी पायथ्यापाशी नसून टाचेच्या पायथ्यापासून सव्वा बोट इतक्या उंचीवर असतात. हे बिंदू शोधणे सोपे असते. या बिंदूवर दाब दिल्यास टोचल्याप्रमाणे दुखते. या बिंदूवर जिमीच्या साहाय्याने ८ ते १० सेकंदांकरिता दाब द्यावा. ही क्रिया तीन वेळा करावी. त्यानंतर आकृती क्र. १मधील ५ व ६ क्रमांकांच्या बिंदूवर दाब द्यावा. हे बिंदू नितंबाच्या भागाशी निगडित असतात व या बिंदूवर दाब देणे फार परिणामकारक ठरते. यानंतर आकृती क्र. २मध्ये दर्शविलेल्या मनगटावर असलेल्या बिंदूवर दाब द्यावा. हा दाब आकृतीत दर्शविलेल्या दिशेने द्यावा. आकृती क्र. २मधील बिंदू क्र. १ ते १२ या बिंदूवर अंगठ्याच्या मदतीने प्रत्येक बिंदूवर ८ ते १० सेकंद असा तीन वेळा दाब द्यावा. यानंतर आकृती क्र.३मध्ये दर्शविल्यानुसार घोट्याच्या अवतीभोवती दाब द्यावा. हा दाब मसाज करीत द्यावा किंवा तर्जनी व मधले बोट वापरून द्यावा. हा दाब दोन्ही पायांच्या घोट्यांभोवती द्यावा. नंतर आकृती क्र. ४मध्ये दर्शविलेल्या १ ते ५ क्रमांकांच्या बिंदूवर दाब द्यावा. यासाठी रुग्णास एका कुशीवर झोपवावे. वरील पायाच्या खाली खालील पाय येईल अशा रीतीने पाय ठेवावेत. बिंदू क्र.१वर कोपराच्या मदतीने दाब द्यावा. रुग्ण लठ्ठ किंवा ताकदवान असल्यास अंगठ्याच्या मदतीने दाब देणे कष्टाचे ठरते. तसेच या भागातील स्नायू मजबूत असतात व योग्य तितका दाब नुसत्या अंगठ्याने मिळू शकत नाही. आकृती क्र. ५मधील १ ते १२ क्रमांकांच्या बिंदूवर दाब देणेही उपयुक्त असते. आकृती क्र. ५मध्ये दर्शविल्यानुसार कमरेच्या भागातील पाठीच्या कण्याच्या दोन्ही बाजूंना दाब दिल्यासही तातडीने आराम मिळतो.

पाठदुखी (Back Pain) :

प्रत्येकालाच आपल्या आयुष्यात कधी ना कधी पाठदुखी सतावते. पाठीचे आरोग्य चांगले राखण्यासाठी योग्य शारीर स्थिती (Posture), शरीराच्या विविध क्रिया सुरळीतपणे चालणे, नियमित व्यायाम फार आवश्यक असतो. बऱ्याचदा खूप दिवस सातत्याने पाठीस तणाव सहन करावा लागणे किंवा दुखापत होणे ह्या कारणांमुळे पाठदुखी मागे लागते. पाठीतील मणक्यांची झीज झाल्यासही पाठ दुखते. या परिस्थितीत कमरेखालील भाग बधिरही होऊ शकतो.

ॲक्युप्रेशरचे उपचार

उपचारांबरोबरच आपल्याला बसते वेळी, उभे असताना, झोपलेल्या अवस्थेतील

पाठदुखी (Back Pain)

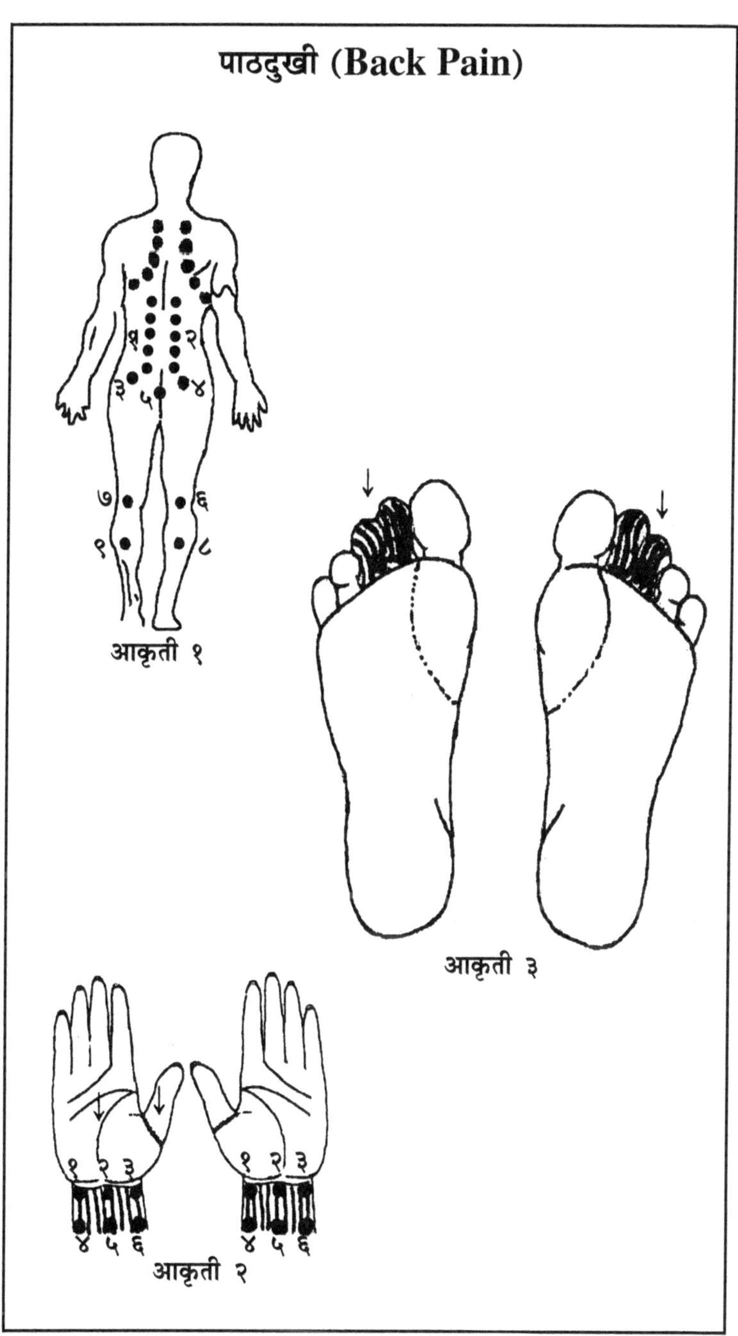

आकृती १

आकृती ३

आकृती २

शारीर स्थितीकडे (Posture) नीट लक्ष पुरविले पाहिजे. सतत बराच वेळ वाहन चालविणे, सतत बरेच तास बसून टंकलेखन (typewritting) करणे, सतत अनेक तास संगणकावर काम करणे हे सर्व टाळावे. शिक्षकांनी वह्या, उत्तरपत्रिका तपासताना, तसेच कार्यालयात टेबलाशी बसून काम करणाऱ्या व्यक्तींनी तासचे तास एका जागी बसून काम करणे टाळावे. साधारण दर अर्ध्या ते एक तासाने खुर्चीतून उठावे. जरा इकडे तिकडे फिरावे, थोडी विश्रांती घ्यावी. ही क्रिया कमीतकमी दोन ते तीन मिनिटे करावी. यामुळे पाठीला थोडा आराम मिळतो.

ॲक्युप्रेशरचे उपचार करताना आकृती क्र. १मधील १ व २ क्रमांकांच्या बिंदूंवर दाब द्यावा. हे बिंदू पाठीच्या कण्याशी निगडित असतात. दाब देताना पाठीच्या कण्यावर दाब देऊ नये.

पाठीच्या कण्याच्या दोन्ही बाजूंना साधारण एक ते सव्वा इंच अंतरावर दाब द्यावा. यासाठी रुग्णास पालथे झोपवावे. यानंतर आकृती क्र. १मधील ३,४ व ५ क्रमांकांच्या बिंदूंवर दाब द्यावा. बिंदू क्र. ३ व ४ पाठीतील खळग्याच्या सभोवती असतात. बिंदू क्रमांक ५ हा माकडहाडाच्या जवळ असतो. या बिंदूवर आकृतीत दर्शविलेल्या दिशेने म्हणजेच वरच्या बाजूस दाब द्यावा. हा दाब सौम्य ते मध्यम स्वरूपाचा असावा.

यानंतर आकृती क्र. १मधील ६ व ७ क्रमांकांच्या बिंदूंवर दाब द्यावा. हे बिंदू गुडघ्यामागे मध्यभागावर असतात. नंतर आकृती क्र. १मधील ८ व ९ क्रमांकांच्या बिंदूंवर दाब द्यावा. हे बिंदू पोटरीच्या स्नायूच्या मध्यभागी असतात. आकृती क्र. १मध्ये दर्शविल्याप्रमाणे खांद्यांपासून सुरुवात करून हाडाच्या बाजूबाजूने (Scapula blade) दर्शविलेल्या ठळक बिंदूंवर दाब दिल्यास तातडीने आराम मिळतो.

यानंतर आकृती क्र. २मध्ये दर्शविलेल्या १ ते ६ क्रमांकांच्या बिंदूंवर, तसेच तेथील छायांकित भागावर दाब द्यावा. मसाज करीत दाब देताना मनगटापासून खांद्याच्या दिशेने दाब द्यावा. नंतर मनगटावर दर्शविलेल्या १ ते ६ क्रमांकांच्या बिंदूंवर दाब द्यावा. नंतर आकृती क्र. ३मध्ये दर्शविल्यानुसार अंगठ्याशेजारील दोन बोटांवर मसाज करीत दाब द्यावा. हा दाब आकृतीत दर्शविलेल्या दिशेने द्यावा.

उच्च रक्तदाब (Hypertension) :

प्राथमिक व दुय्यम असे रक्तदाबाचे दोन प्रकार असतात (Primary and secondary). प्राथमिक उच्च रक्तदाबाची कारणे कळून येत नाहीत.

दुय्यम स्वरूपाच्या उच्च रक्तदाबाची अनेक कारणे असतात. रोहिण्या अरुंद

होणे, मूत्रपिंडाचे विकार, मधुमेह, गर्भवती महिला इत्यादी अनेक कारणे असू शकतात. वृद्धावस्थेत रक्तदाब वाढू शकतो.

प्राथमिक स्वरूपाच्या उच्च रक्तदाबाची लक्षणे सहजरीत्या आढळून येत नाहीत. दुय्यम उच्च रक्तदाब असणाऱ्या व्यक्तींमध्ये मळमळणे, छातीत धडधडणे इत्यादी लक्षणे दिसू शकतात. खूप मोठ्या कालावधीकरिता उच्च रक्तदाब असणाऱ्या व्यक्तींच्या हृदयातील डावी जवनिका मोठी झालेली आढळू शकते.

ॲक्युप्रेशरचे उपचार

उच्च रक्तदाबावर ॲक्युप्रेशरचे उपचार सहजगत्या प्रभावी ठरतात. मात्र हा विकार तसा धोकादायक असल्याने ॲक्युप्रेशरच्या जोडीला डॉक्टरी सल्ल्यानुसार औषधेही सुरूच ठेवावीत. डॉक्टरांनी सांगितल्याशिवाय स्वत:च औषधे बंद करू नयेत. डॉक्टरांनी दिलेल्या औषधांना ॲक्युप्रेशरची जोड दिल्यास रक्तदाब बऱ्यापैकी नियंत्रणात येऊ लागतो. वेळोवेळी डॉक्टरांकडून आपला रक्तदाब तपासून घेऊन डॉक्टरांनी सांगितल्यासच औषधांचा डोस कमी करावा. औषधांच्या जोडीला ॲक्युप्रेशरचे उपचार सुरू केल्यास साधारण ८ ते १० बैठकांत डॉक्टर औषधांचा डोस ४०% ते ५०% इतका कमी करण्याच्या निर्णयाला येतात. मात्र स्वत:च डॉक्टरी सल्ल्याशिवाय औषधे बंद करू नयेत किंवा डोसही कमी करू नये.

८ ते १० दिवस नियमितपणे ॲक्युप्रेशरचे उपचार करावेत. त्याचप्रमाणे नियमितपणे आपला रक्तदाबही मोजावा. त्यानंतर एक दिवसाआड ॲक्युप्रेशरचे उपचार घ्यावेत. रक्तदाब स्थिर राहू लागल्यावर आपल्या रक्तदाबाच्या आकड्यांप्रमाणे आठवड्यातून एकदा ॲक्युप्रेशरचे उपचार घ्यावेत. ॲक्युप्रेशरला डॉक्टरी सल्ल्याची व औषधांची जोड आवश्यक आहे. आपला रक्तदाब नियमितपणे आठवड्यातून एकदा किंवा पंधरा दिवसांनी एकदा असा मोजत राहावा.

ॲक्युप्रेशरचे उपचार सुरू करताना आकृती क्र. ४ व ५मध्ये बिंदू क्रमांक १वर दर्शविलेल्या दिशेने दाब द्यावा. हा बिंदू करंगळीच्या नखाच्या थोडासा खाली असतो. हा दाब आकृतीत दर्शविलेल्या दिशेने अंगठ्याच्या साहाय्याने मसाज करीत द्यावा. ही क्रिया १० ते १२ वेळा करावी. एखादे तेल किंवा क्रीम वापरून मसाज केल्यास सोयीस्कर होते. दोन्ही हातांच्या तसेच पायांच्या करंगळीवरील या बिंदूवर मध्यम स्वरूपाचा, पण खोलवर दाब द्यावा. यानंतर आकृती क्र. १मधील १, २, ४ व ५ या बिंदूंवर दाब द्यावा. हे बिंदू शीर्षस्थ ग्रंथी (Pituitary gland) व पीनिअल ग्रंथी (Pienial gland) यांच्याशी निगडित असतात. यानंतर आकृती क्र. १मधील मूत्रपिंडांशी निगडित असणाऱ्या ३ व ६

उच्च रक्तदाब (Hypertension)

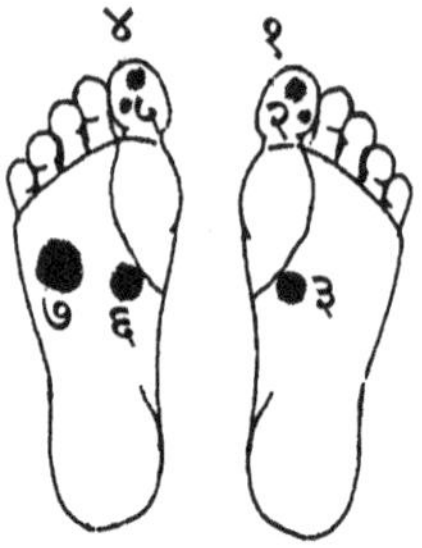

आकृती १

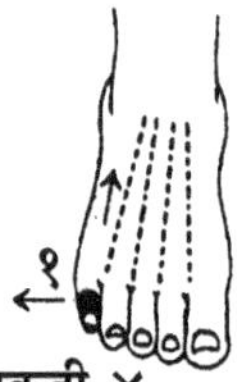

आकृती ४

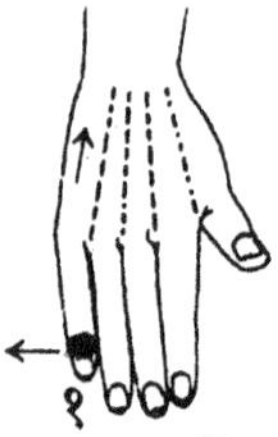

आकृती ५

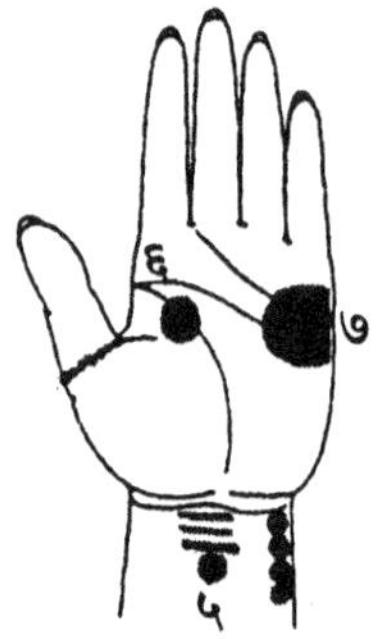

आकृती २

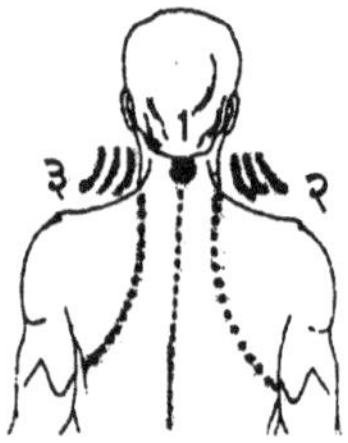

आकृती ६

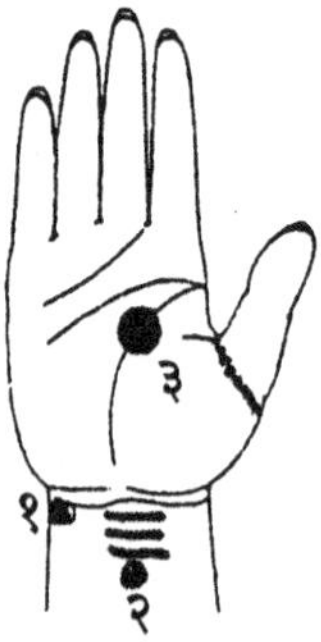

आकृती ३

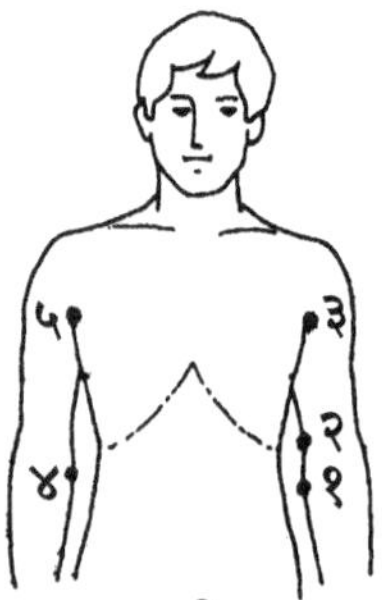

आकृती ७

क्रमांकांच्या बिंदूंवर दाब द्यावा. आकृती क्र. २मधील हृदयाशी निगडित असणाऱ्या
७ क्रमांकाच्या बिंदूवरही दाब द्यावा. उच्च रक्तदाब असणाऱ्या रोग्याच्या हृदय व
मूत्रपिंडाकडे लक्ष पुरवणे आवश्यक असते.

यानंतर आकृती क्र. २मधील १ ते ४ क्रमांकांच्या बिंदूंवर, तसेच
आकृती क्र. ७मधील १, २, ३ क्रमांकांच्या बिंदूंवर दाब द्यावा. आकृती क्र.
२मधील १ ते ४ क्रमांकांच्या बिंदूंवर प्रत्येकी ८ ते १० सेकंद इतका दाब
द्यावा. ही क्रिया ३ वेळा करावी.

आकृती क्र. ७मधील १ व २ क्रमांकांचे बिंदू कोपराच्या अनुक्रमे वर व
खाली असतात. आकृती क्र. ७मधील ३ व ५ क्रमांकांच्या बिंदूंवर २ ते ३
वेळा दाब द्यावा. आकृती क्र. ७मधील बिंदू क्र.४ हा उजव्या हातावरील
कोपराच्या सांध्याच्या दोन बोटे खाली असतो. येथेही दाब द्यावा.

आकृती क्र. २मधील ५ क्रमांकाचा बिंदू व आकृती क्र. ३मधील बिंदू
क्र. २ या बिंदूंवर खोलवर दाब द्यावा. हा दाब प्रत्येक बिंदूंवर ८ ते १०
सेकंद द्यावा. ही क्रिया ३ वेळा करावी. यानंतर आकृती क्र. २मधील ६
क्रमांकाच्या बिंदूवर व आकृती क्र. ३मधील ३ क्रमांकाच्या बिंदूवर दाब
द्यावा. हे बिंदू मूत्रपिंडाशी निगडित असतात.

आकृती क्र. ६मध्ये दर्शविलेल्या बिंदू क्र. १वर सौम्य दाब द्यावा. हा
बिंदू लंबमज्जेशी (Medulla oblongata) निगडित असतो.

खोकला (Cough) :

श्वासनलिकेतून श्लेष्मा (mucus) अथवा इतर काही कण बाहेर फेकण्याच्या
हेतूने खोकल्याची क्रिया घडते. क्षय (T.B.) झाल्यास तीक्ष्ण स्वरूपाचा खोकला
येतो. ब्रॉन्कायटिस झाल्यास कोरडा खोकला येतो. प्लूरसी व न्युमोनिया झाल्यास
कोरडा खोकला येतो. फॅरिन्जायटिस झाल्यास सतत खोकल्याची ढास लागते.
लॅरिन्जायटिस असल्यास खोकल्याचा आवाज मोठा असतो. खोकला कोरडा किंवा
ओला (श्लेष्मायुक्त) अशा दोन प्रकारचा असतो. जिवाणूसंसर्ग झालेला असल्यास
श्लेष्मा पिवळट किंवा हिरवट रंगाचा असतो. पल्मनरी इडेमा (Pulmonary
Oedema) असल्यास श्लेष्म फेसयुक्त व गुलाबी रंगाचा असतो. क्षयरोग्याच्या
श्लेष्म्यात रक्तही असू शकते.

ॲक्युप्रेशरचे उपचार

ज्यांची वारंवार खोकला होण्याची प्रवृत्ती असते, त्यांनी थंड पदार्थ कटाक्षाने
टाळावेत. थंडीच्या दिवसांत गळा, मान झाकून ठेवावी. ॲक्युप्रेशरचे उपचार खोकल्यासाठी

खोकला (Cough)

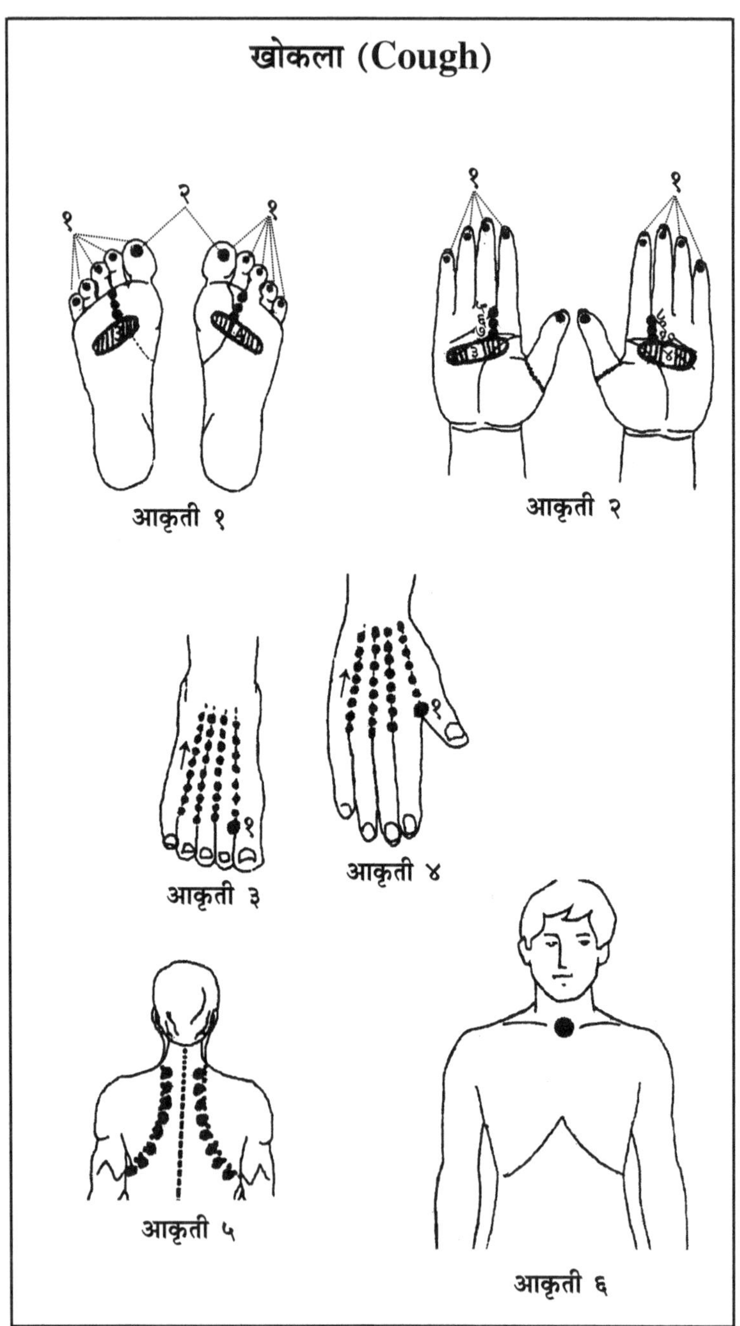

प्रतिबंधात्मक व उपचारात्मक (curative) ठरतात.

सुरुवात करताना आकृती क्र. १ व आकृती क्र. २मध्ये दर्शविलेल्या पायाच्या व हाताच्या बोटांच्या टोकांवर (बिंदू क्र.१) दर्शविल्यानुसार दाब द्यावा. हे बिंदू सायनस बिंदू असतात. प्रत्येक बोटाच्या टोकावरील बिंदूवर घड्याळाच्या काट्याच्या दिशेने ८ ते १० सेकंद दाब द्यावा. ही क्रिया प्रत्येक बोटावर तीन वेळा करावी. यानंतर हातांच्या व पायांच्या अंगठ्यांवर आकृती क्र. १ व आकृती क्र. २मध्ये दर्शविलेल्या बिंदू क्र. २ येथे दाब द्यावा. हे बिंदू शीर्षस्थ ग्रंथींशी निगडित असतात.

यानंतर आकृती क्र. १ व आकृती क्र. २मध्ये दर्शविलेल्या ५ ते १० क्रमांकांच्या बिंदूवर दाब द्यावा. हे बिंदू श्वासनलिकेच्या शाखांशी (bronchi) निगडित असतात व या बिंदूवर दाब दिल्यास रुग्णास खूप आराम पडतो. यानंतर आकृती क्र. १मधील बिंदू क्र. ३ व आकृती क्र.२मधील बिंदू क्र. ४ येथे जिमी किंवा अंगठ्याच्या साहाय्याने दाब द्यावा. हा भाग फुप्फुसांशी निगडित असतो. नंतर आकृती क्र. ३ व ४मधील बिंदू क्र.१वर तसेच छोट्या ठिपक्यांच्या बनलेल्या रेषांवर दाब द्यावा.

यानंतर आकृती क्र. ५मध्ये दर्शविलेल्या बिंदूवर दाब द्यावा. यामुळे छाती मोकळी होण्यास मदत होते. यानंतर आकृती क्र. ६मध्ये दर्शविलेल्या बिंदूवर म्हणजेच दोन गळपट्टीच्या हाडांच्या मध्ये नीट काळजीपूर्वक दाब द्यावा. यामुळे घशाची खवखवही कमी होते. मात्र या बिंदूवर सौम्य ते मध्यम स्वरूपाचाच दाब द्यावा. हा दाब तीन ते चार सेकंदच द्यावा व १५ सेकंदांच्या अंतराने तीन वेळा ही क्रिया करावी.

डिस्क प्रोलॅप्स (Disk Prolapse) :

उपचार सुरू करण्याआधी तळपायांवरून जिमी लाटण्याप्रमाणे गोलगोल फिरवत मसाज करावा. विशेषत: टाचेच्या आतील व बाहेरील कडांवर लक्ष केंद्रित करावे. ही क्रिया एक ते दोन मिनिटे करावी. त्यानंतर रुग्णास सहन होईल इतका दाब 'xxx' अशा खुणा केलेल्या ठिकाणी द्यावा. हा दाब पायाच्या बाहेरील बाजूकडून सुरू करून (करंगळीच्या बाजूकडून) मग आतील बाजूवर द्यावा. प्रत्येक बिंदूवर घड्याळाच्या काट्याच्या दिशेने ८ ते १० सेकंद दाब द्यावा. ही क्रिया प्रत्येक बिंदूवर तीन वेळा करावी. आकृती क्र. १मधील उजव्या तळपायावरील १ ते ८ क्रमांकांच्या बिंदूवर आणि डाव्या तळपायावरील ९ ते १६ क्रमांकांच्या बिंदूवर लक्षपूर्वक दाब द्यावा. उजव्या तळपायावरील १,२ व ३ क्रमांकांच्या बिंदूवर व डाव्या तळपायावरील ९, १०, ११ या बिंदूवर विशेष लक्ष केंद्रित करावे. हे बिंदू कमरेतील एल-४ व एल-५ या क्रमांकांच्या मणक्यांशी

डिस्क प्रोलॅप्स (Disk Prolapse)

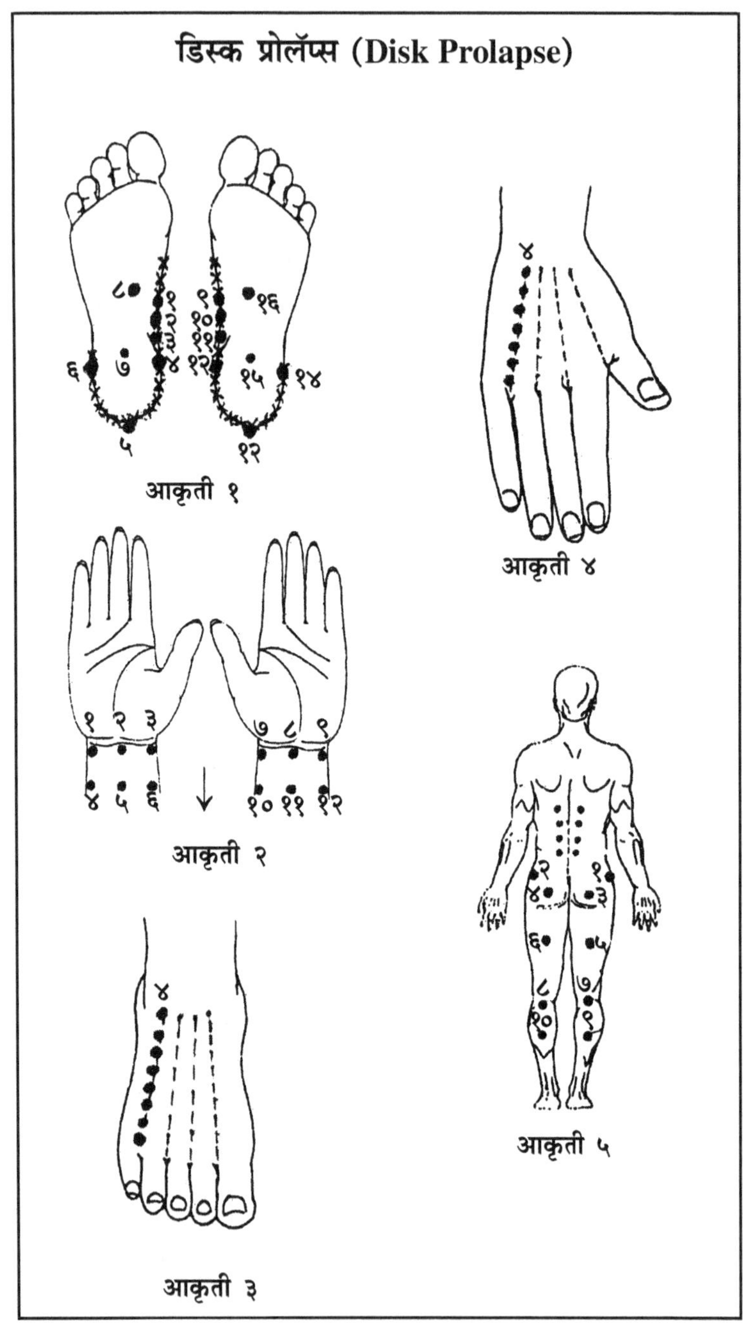

निगडित असतात. हे मणकेच विशेषकरून दुखावलेले असतात. आकृती क्र. १मधील ५ व १३ क्रमांकांच्या बिंदूंवर, तसेच ८ व १६ क्रमांकांच्या बिंदूंवर दाब देणे फार परिणामकारक ठरते. या बिंदूंवर दाब दिल्यास रुग्णास तातडीने आराम मिळतो.

यानंतर आकृती क्र. २मध्ये दर्शविलेल्या १ ते १२ क्रमांकांच्या बिंदूंवर दाब द्यावा. हा दाब मनगटाच्या दोन्ही बाजूंनी द्यावा. दाब देण्याआधी मनगटांच्या दोन्ही बाजूंवर अंगठ्याच्या साहाय्याने आकृतीत दर्शविलेल्या दिशेने मसाज करावा. हे बिंदू जननसंस्थेच्या अवयवांशी निगडित असतात. त्यामुळे गर्भवती महिलांवर उपचार करतेवेळी या बिंदूंवर तीव्र दाब देऊ नये. यानंतर आकृती क्र. ३ व आकृती क्र. ४मध्ये ठिपक्यांनी बनलेल्या रेषांवर दाब द्यावा. यातील ४ क्रमांकाची म्हणजेच करंगळीजवळील रेषा विशेष महत्त्वाची असते. या रेषांवरील प्रत्येक बिंदूंवर दाब द्यावा किंवा दर्शविलेल्या दिशेने मसाज करीत दाब द्यावा. यानंतर आकृती क्र. ५मध्ये दर्शविल्यानुसार पाठीच्या कण्याच्या दोन्ही बाजूंना दाब द्यावा. रुग्ण त्रास न होता पालथे झोपू शकत असला, तरच या बिंदूंवर दाब द्यावा. आकृती क्र. ५मधील १ ते १० क्रमांकांच्या बिंदूंवर दाब दिल्यास रुग्णास खूप आराम मिळतो. साधारणतः एका दिवसात या उपचारांच्या १ ते २ बैठका (sittings) केल्यास १० ते १२ दिवसांत रुग्णास बरे वाटते. रुग्णाने जड वस्तू उचलू नयेत, तसेच जड वस्तू ढकलूही नयेत. हिसके देऊन कमरेच्या हालचाली करू नयेत. बरे वाटल्यानंतरही २-३ महिने ही काळजी घ्यावी.

अस्थमा / दमा (Asthma) :

अस्थमा हा श्वसनसंस्थेशी व फुप्फुसांशी निगडित रोग आहे. त्यामुळे त्या संस्थेतील अवयवांशी निगडित बिंदूंवर दाब देणे आवश्यक असते. त्याचप्रमाणे अंतःस्रावी ग्रंथींशी निगडित बिंदूंवर दाब दिल्यास त्यांचे कार्य सुधारते.

सर्वप्रथम तळहाताच्या व तळपायांच्या सर्व सायनस बिंदूंवर दाब द्यावा. आकृती क्र. १मधील बिंदू क्र.१ म्हणजेच अंगठा व सर्व बोटे यांच्या टोकांवरील बिंदूंवर, तसेच आकृती क्र.२ मधील तळहाताच्या बिंदू क्र. २ येथे म्हणजेच अंगठा व सर्व बोटे यांच्या टोकांवरील बिंदूंवर अंगठ्याच्या मदतीने दाब द्यावा. टेकवलेला (बिंदूवर) अंगठा न उचलता घड्याळाच्या काट्याच्या दिशेने अंगठा फिरवत हा दाब द्यावा. ही क्रिया प्रत्येक बोटावर १० ते १२ सेकंद करणे शक्य आहे व ही क्रिया तीन वेळा करावी. त्यानंतर आकृती क्र. १ मधील ३ क्रमांकाच्या बिंदूपाशी एखाद्या बारीक व बोथट वस्तूने (उदा. पेन्सिलचा मागचा बोथट भाग) दाब द्यावा. या बिंदूंवरही ८ ते १० सेकंद इतका दाब द्यावा

अस्थमा / दमा (Asthma)

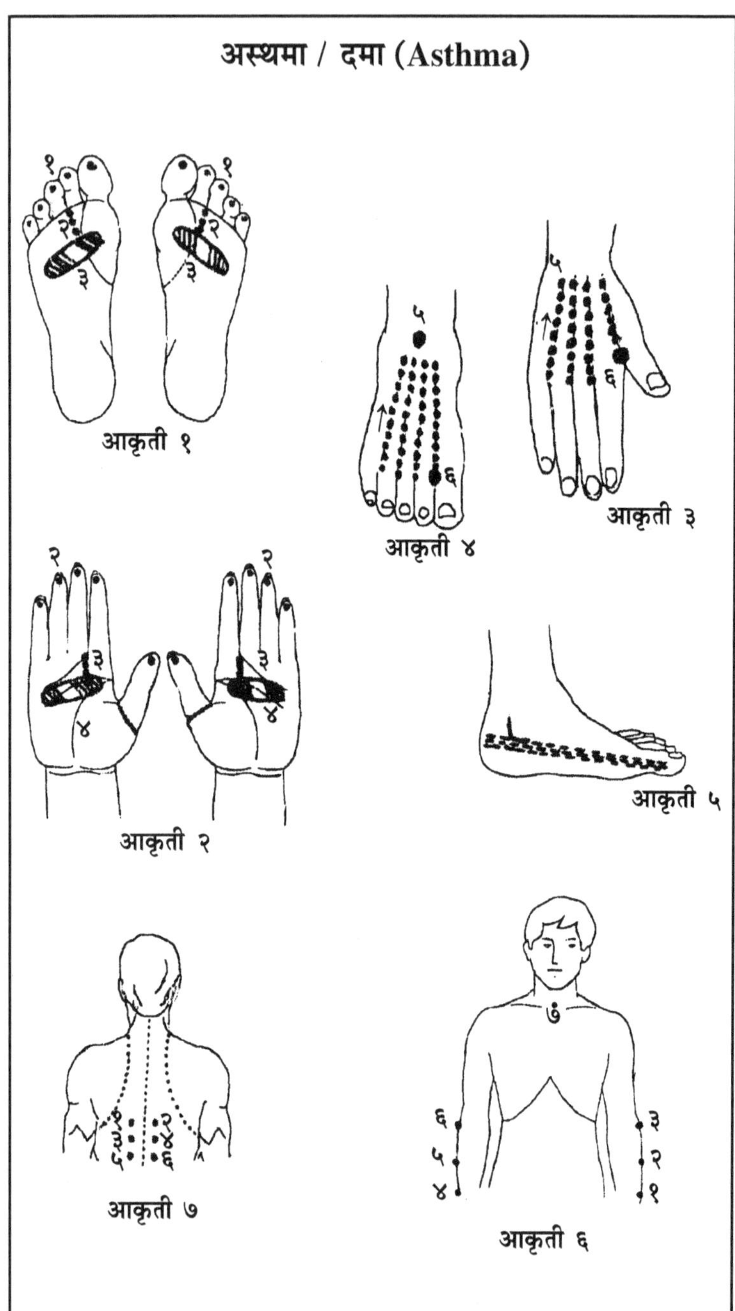

व ही क्रिया तीन वेळा करावी. त्याचप्रमाणे आकृती क्र. २मधील ३ क्रमांकाच्या बिंदूपाशीही असाच दाब द्यावा. हे बिंदू श्वासनलिकेच्या दोन छोट्या शाखांशी निगडित असून त्यांच्यावर दाब दिल्याने रुग्णास आराम मिळतो. त्यानंतर आकृती क्र. १ व २मधील ४ क्रमांकाच्या बिंदूवर दाब द्यावा. हे बिंदू फुप्फुसांशी निगडित असतात. तेथील सर्व छायांकित भाग अंगठा किंवा जिमीच्या साहाय्याने दाबावा. यानंतर आकृती क्र. ३ व ४मध्ये दर्शविल्यानुसार तळहातावर तसेच तळपायांवर ठिपक्यांनी दर्शविलेल्या रेषांवर दर्शविलेल्या दिशेने दाब द्यावा. (बिंदू क्र.५) यामुळे श्लेष्म कमी होऊन श्वसनाची क्रिया सुधारते. त्यानंतर आकृती क्र. ३मधील बिंदू क्र. ६वर दाब द्यावा. तसेच आकृती क्र. ५मधील दर्शविलेल्या बिंदूंवर दाब द्यावा. या बिंदूंवरील दिलेला दाब अस्थम्याचा अॅटॅक आलेला असताना फायदेशीर ठरतो. आकृती क्र. ६मधील 1 ते ६ क्रमांकांच्या बिंदूंवर दाब दिल्यास रुग्णास खूप फायदा मिळतो.

आकृती क्र. ६मधील ३ व ६ क्रमांकांचे बिंदू संवेदनशील असतात. या बिंदूंवर दाब दिल्यास फारच जास्त दुखत असेल, तर तेथे मसाजच्या स्वरूपात दाब द्यावा. आकृती क्र. ६मधील बिंदू क्र. ७वर दाब दिल्यास फायदेशीर ठरते. त्यानंतर आकृती क्र.७मधील १ ते ६ क्रमांकांच्या पाठीच्या कण्याच्या दोन्ही बाजूंना असलेल्या बिंदूंवर दाब द्यावा.

साधारणपणे रुग्णास ५ ते ६ बैठकांनंतर बरे वाटू लागते. काही रुग्णांना रोगाच्या तीव्रतेनुसार अधिक वेळ लागू शकतो. त्यामुळे उपचार करणे सोडून देऊ नये. नियमित उपचार केल्यास उशिरा का असेना, पण रोग बरा होतो. शक्यतो दम्याचा अॅटॅक आलेला असताना उपचार करू नयेत. मात्र ऋतूबदलाच्या काळात उपचार जरूर करावेत, कारण या काळात दम्याचा त्रास वाढण्याची शक्यता असते.

अॅलर्जी (Allergy) :

अॅलर्जीमुळे अनेक गुंतागुंतीच्या समस्या उद्भवतात. अॅक्युप्रेशरच्या उपचारांनी अॅलर्जी बऱ्याच प्रमाणात नियंत्रित करता येते. अॅलर्जी निर्माण करणारा घटक शोधून काढून त्यापासून दूर राहणे हा अॅलर्जी टाळण्याचा सर्वोत्तम उपाय असतो. काही लोकांना काही विशिष्ट भाज्यांची अॅलर्जी असते, तर काहींना धुळीची, काहींना विशिष्ट वासाची इतकी अॅलर्जी असते की, कोणत्याही प्रकारची सुगंधी द्रव्ये ते वापरू शकत नाहीत. एकदा अॅलर्जी निर्माण करणारा घटक शोधला की, त्यापासून शक्यतो दूरच राहावे.

ऑलर्जी (Allergy)

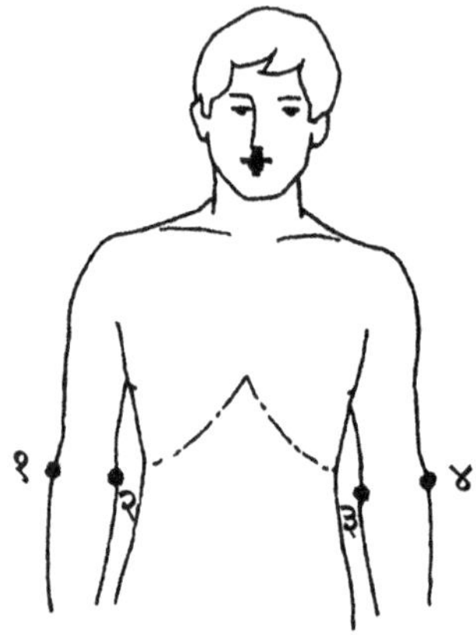

आकृती १

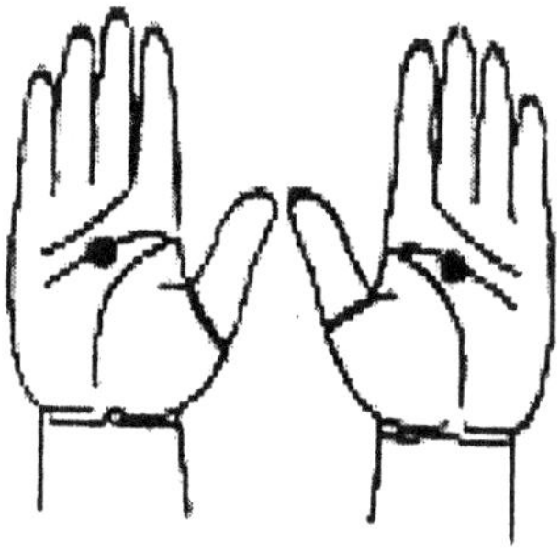

आकृती ३

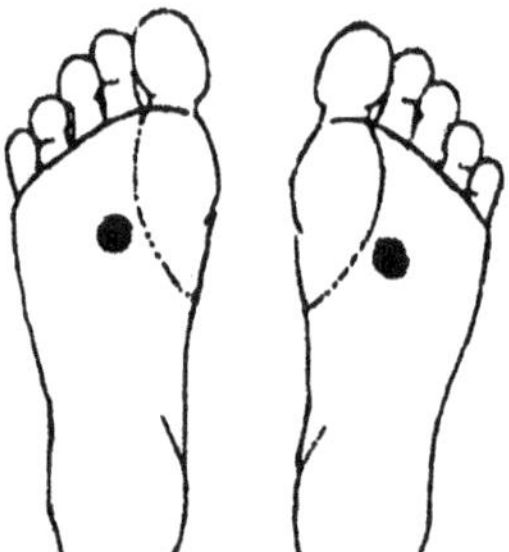

आकृती २

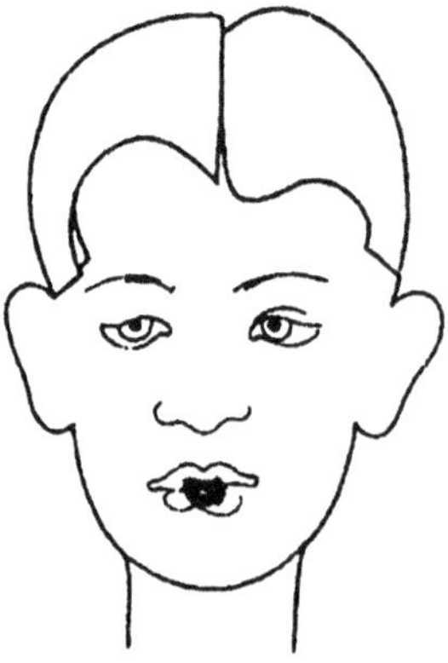

आकृती ४

ॲक्युप्रेशरचे उपचार

आकृती क्र. १मध्ये दर्शविलेले १ ते ४ क्रमांचे बिंदू महत्त्वाचे असतात. बिंदू क्रमांक १ ते ४ हे बिंदू कोपराच्या दोन्ही बाजूंना असतात. या बिंदूंवर काळजीपूर्वक दाब घ्यावा, कारण तेथे दाब दिल्यास दुखते. प्रत्येक बिंदूवर ८ ते १० सेकंद घड्याळाच्या काट्याच्या दिशेने दाब घ्यावा. पेशंटची सहनशक्ती व त्याला असलेली उपचारांची आवश्यकता यानुसार प्रत्येक बिंदूवर दर १५-२० सेकंदांनी साधारण ३ वेळा असा दाब घ्यावा.

आकृती क्र. १मधील ५ क्रमांकाच्या बिंदूवर दाब दिल्यास खूप फायदेशीर ठरते. हा बिंदू नाकाच्या खाली, वरील ओठाच्या थोडा वर, मध्यभागी असतो. आकृती क्र.२ व आकृती क्र.३मध्ये दर्शविलेल्या बिंदूवर दाब देणे फायदेशीर असते. आकृती क्र.४मध्ये दर्शविल्यानुसार रुग्णास आपल्याच दातांनी आपल्या जिभेचे टोक दाबण्यास सांगावे. हा दाब काळजीपूर्वक घ्यावा, अन्यथा जिभेला जखम होऊ शकते. जिभेच्या टोकापासून साधारण १/२ ते ३/४ सेंटीमीटर अंतरावर दाब घ्यावा.

सायटिका (Sciatica) :

सायटिका या विकारात सायटिक मज्जातंतूंच्या (nerve) ठिकाणी दुखते. याची अनेक कारणे असतात. याची सुरुवात अचानक किंवा हळूहळू होते. रुग्णास खाली वाकताना कमरेत दुखते. कमरेपासून पूर्ण पाय दुखू लागतो.

ॲक्युप्रेशरचे उपचार

उपचार सुरू करण्याआधी संपूर्ण तळपायांवर, तसेच तळपायांच्या कडांवर जिमी गोलगोल फिरवत दाब घ्यावा. असे एक ते दोन मिनिटे करावे. यामुळे तळपायांवरील रिफ्लेक्स बिंदू उत्तेजित होतात. त्यानंतर आकृती क्र. १मधील १ व २ क्रमांकांच्या बिंदूंवर दाब घ्यावा. यातील बिंदू क्र. १ हा मूत्रपिंडाशी निगडित असतो व कधीकधी शरीरात युरियाचा संचय झाल्यानेही सायटिकाचा विकार जडू शकतो. बिंदू क्र. २ हा पायाच्या कोणत्याही समस्येशी निगडित बिंदू असतो. यानंतर आकृती क्र. १मधील ३,४,५ व ६ क्रमांकांच्या बिंदूंवर दाब घ्यावा. यातील बिंदू क्र. ४ व ५ यांच्यापाशी सायटिक मज्जातंतूचे शेवटचे टोक आलेले असते. येथे दाब देणेही त्यामुळे महत्त्वाचे असते. नंतर आकृती क्र. १मधील ६व्या क्रमांकाच्या बिंदूवर दाब घ्यावा. यानंतर आकृती क्र. १मध्ये '×××' अशा खुणा केलेल्या बिंदूंवर जिमीच्या पुढच्या टोकाने दाब घ्यावा. यानंतर बिंदू क्र. ८वर मसाज केल्याप्रमाणे दर्शवलेल्या दिशेने ३ सेकंदांपर्यंत दाब घ्यावा.

सायटिका (Sciatica)

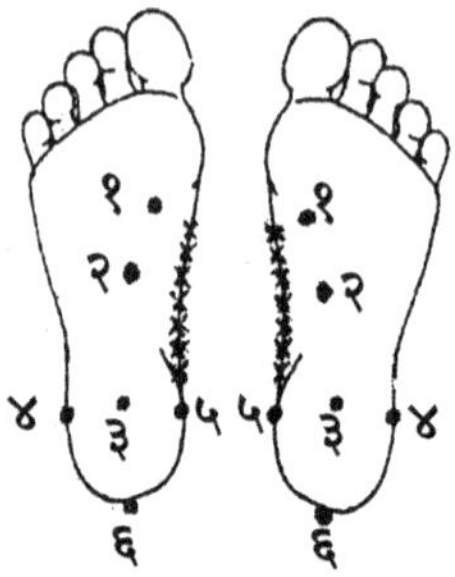

आकृती १

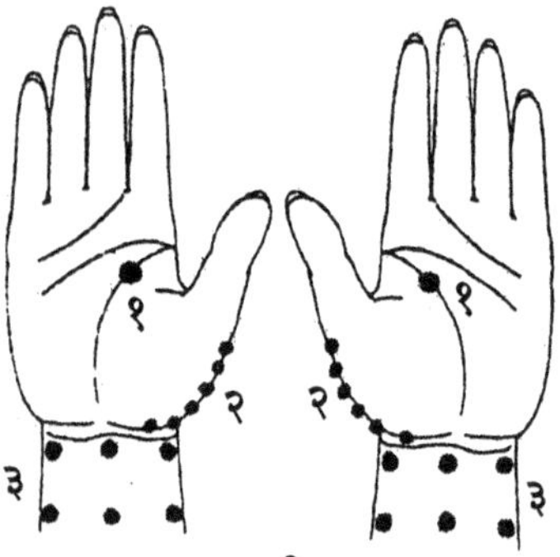

आकृती २

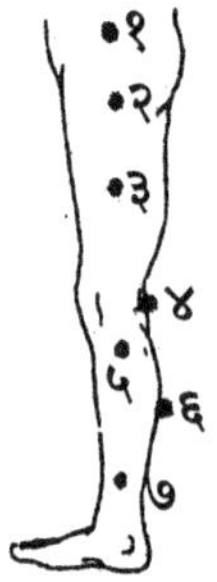

आकृती ३

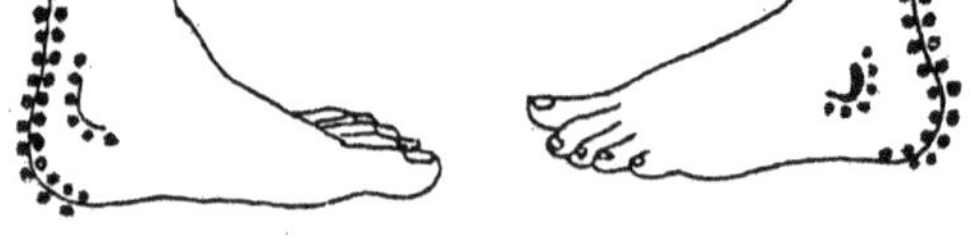

आकृती ४

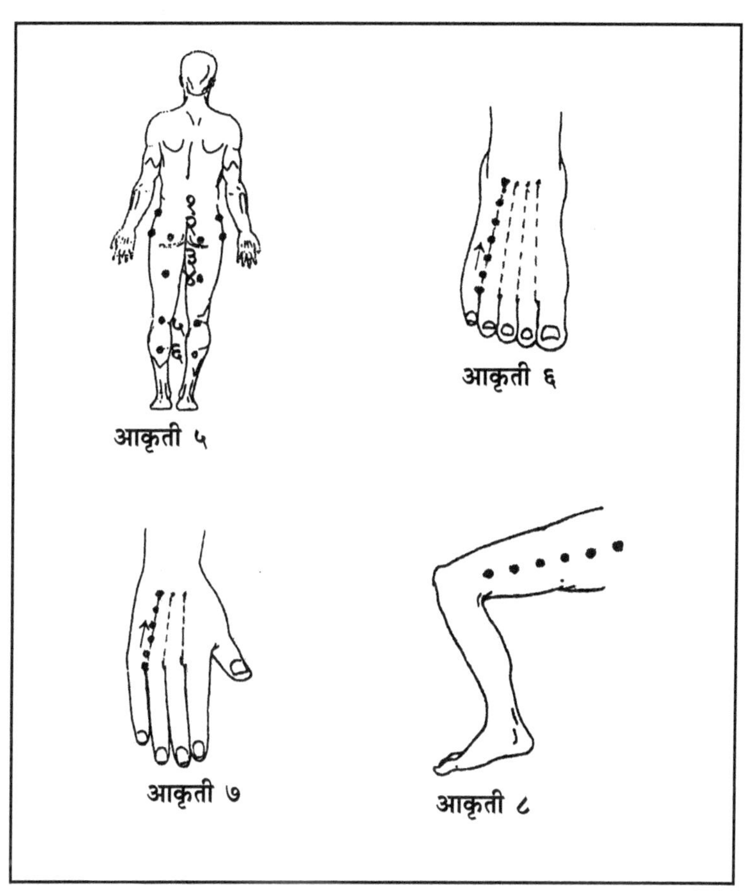

यानंतर आकृती क्र. २मधील बिंदू क्र.१वर दाब द्यावा. यानंतर आकृती क्र.२मधील बिंदू क्र. २पाशी ठिपक्यांनी दर्शविलेल्या रेषेवर दाब द्यावा. यानंतर दोन्ही हातांच्या मनगटांवर मसाज करीत दाब द्यावा (बिंदू क्र. ३). यानंतर आकृती क्र.३मध्ये दर्शविलेल्या १ ते ७ क्रमांकांच्या सर्व बिंदूंवर दाब द्यावा. हा दाब दोन्ही पायांवर द्यावा. नंतर आकृती क्र.४मध्ये दर्शविलेल्या सर्व बिंदूंवर दाब द्यावा.

सायटिकाचे स्वरूप तीव्र असल्यास वरील बिंदूंवर दिवसातून दोन वेळा दाब द्यावा. त्यामुळे लवकर बरे वाटते.

टाचदुखी (Heel Pain)

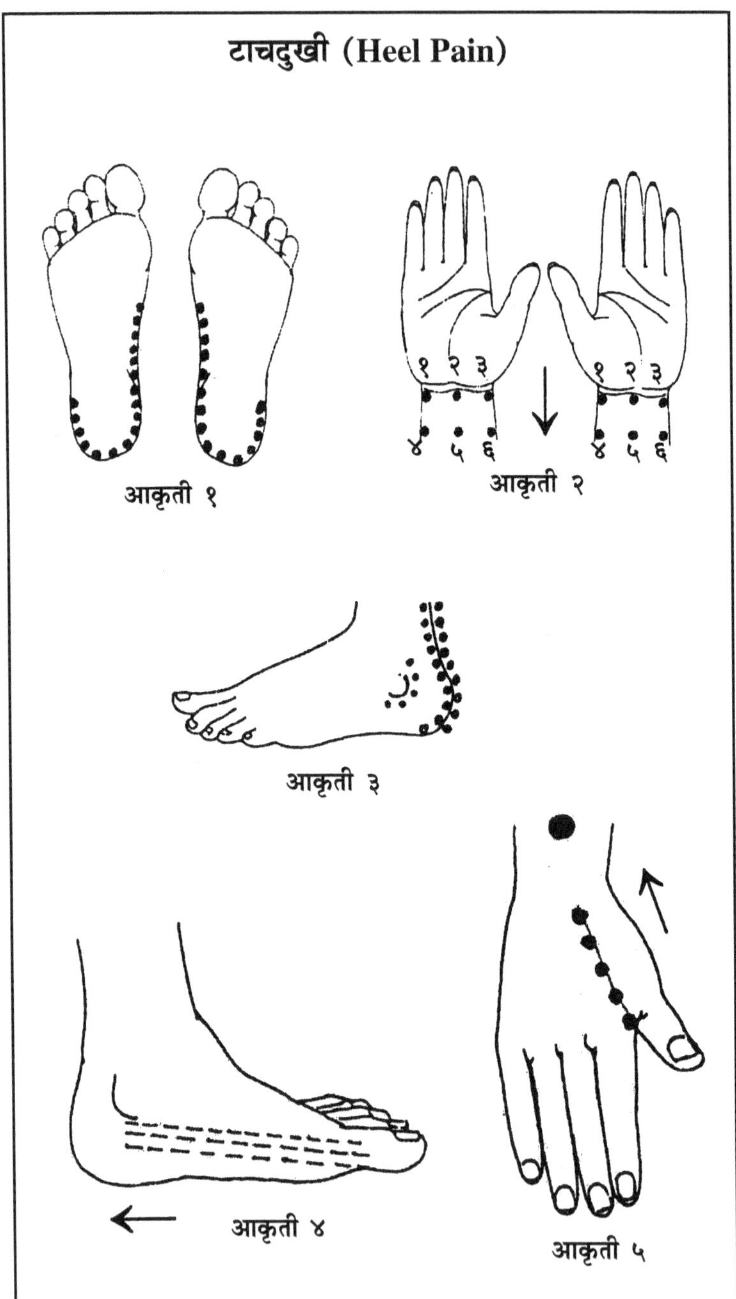

आकृती १

आकृती २

आकृती ३

आकृती ४

आकृती ५

टाचदुखी (Heel Pain) :

हे दुखणे बऱ्याच व्यक्तींमध्ये आढळून येते. दुखण्याचे प्रमाण सकाळी उठल्याउठल्या जास्त असते व नंतर कमी होते. तसेच शरीराचे वजन खूप वेळ टाचेवर आल्यासही (खूप वेळ उभे राहिल्यास) टाच अधिक दुखते.

ॲक्युप्रेशरचे उपचार

रुग्णास लवकर आराम वाटावा म्हणून सर्वप्रथम आकृती क्र. १मध्ये ××××नी दर्शविलेल्या भागावर जिमी लाटण्याप्रमाणे गोलगोल फिरवत दाब द्यावा. यानंतर आकृती क्र. २मध्ये दर्शविल्यानुसार दर्शविलेल्या दिशेने मसाज करीत दाब द्यावा. नंतर आकृती क्र. २मधील १ ते ६ क्रमांकांच्या बिंदूंवर दाब द्यावा. ही क्रिया मनगटाच्या दोन्ही बाजूंनी करावी. मनगटाच्या पालथ्या (पाठीमागील) भागावर दाब देताना १ ते ३ व ४ ते ६ क्रमांकांच्या बिंदूंमधील अंतर तीन बोटे राहिल असे पाहावे व उलथ्या भागावर दाब देताना हे अंतर दोन बोटे ठेवावे. यातील ५ क्रमांकांचा बिंदू हा अधिक परिणामकारक असतो व या बिंदूवर काळजीपूर्वक दाब द्यावा. या बिंदूवर ५ ते १० सेकंदांच्या अंतराने तीन वेळ दाब द्यावा.

यानंतर आकृती क्र. ३मधील ठिपक्यांनी दर्शविलेल्या भागातील बिंदूंवर दाब द्यावा. घोट्याच्या दोन्ही बाजूंनी दाब द्यावा. यानंतर आकृती क्र. ४ आणि आकृती क्र. ५मध्ये दर्शविलेल्या भागावर दर्शविलेल्या दिशेने दाब द्यावा. हे बिंदूदेखील टाचदुखी बरी करण्याच्या दृष्टीने खूप परिणामकारक ठरतात.

नाकाचा घोळणा फुटणे (Epistaxis) :

नाकाच्या अंतस्त्वचेतून रक्त येते. हा विकार लहान मुलांमध्ये अधिक प्रमाणात आढळतो. या भागातील रक्तवाहिन्या नाजूक असतात. सारखे सारखे नाकातून रक्त येत असल्यास ही उच्च रक्तदाब, सायन्युसायटिस इत्यादींचे लक्षण असू शकते.

ॲक्युप्रेशरचे उपचार

सर्वप्रथम रुग्णास बिछान्यावर डोके थोडेसे खालच्या पातळीवर ठेवून झोपवावे. त्यानंतर आकृती क्र. १मधील १ ते ५ क्रमांकांच्या बिंदूंवर अंगठ्याच्या साहाय्याने घड्याळाच्या काट्याच्या दिशेने दाब द्यावा. त्यानंतर एखाद्या बोथट; परंतु लांब (पेन्सिलीच्या मागचे टोक) वस्तूच्या किंवा जिमीच्या पुढच्या टोकाच्या साहाय्याने ६ ते ८ क्रमांकांच्या बिंदूंवर दाब द्यावा. या बिंदूवर मध्यम स्वरूपाचा दाब द्यावा. यानंतर जिमी किंवा हॅन्ड रोलरचा वापर करून आकृती क्र. १मधील बिंदू क्र. ९ वर दाब द्यावा. यानंतर आकृती क्र.१मधील बिंदू क्र. १०वर दाब द्यावा. हा बिंदू

नाकाचा घोळणा फुटणे (Epistaxis)

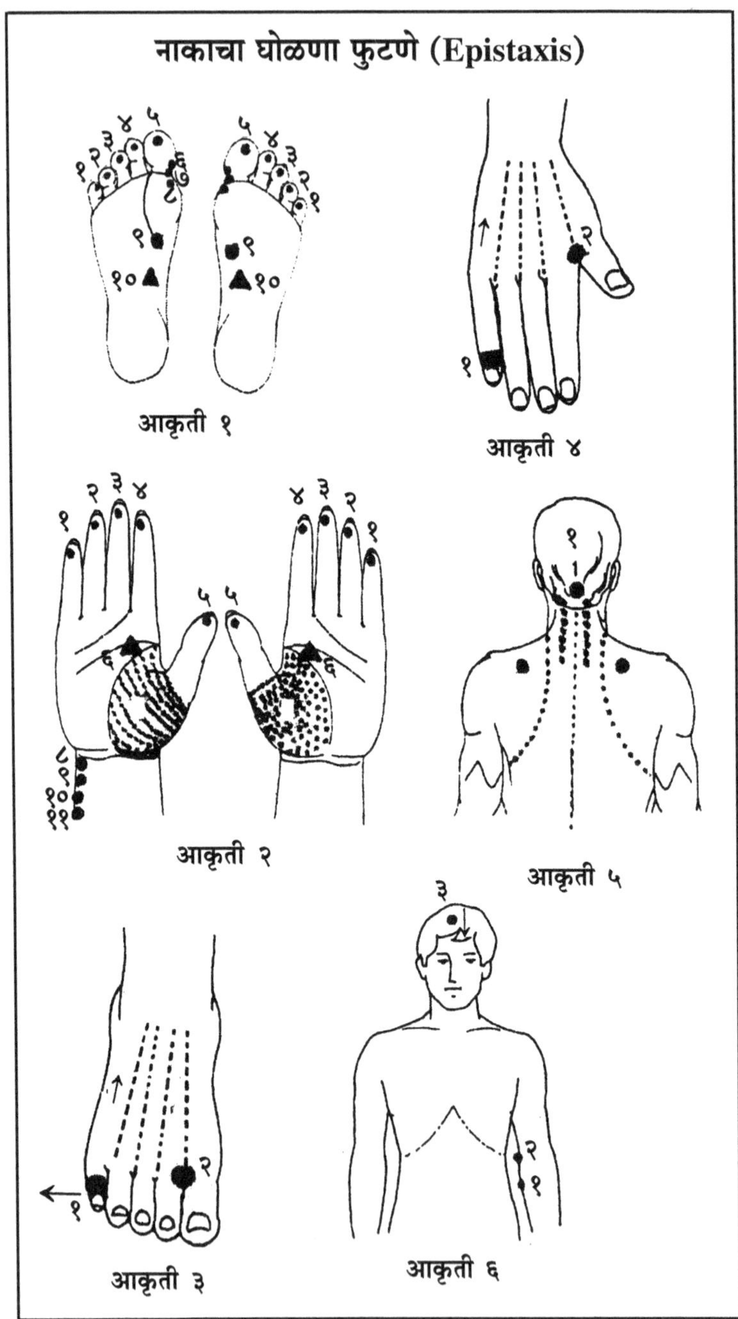

ऑड्रिनल ग्रंथीशी निगडित असतो. तसेच आकृती क्र. २मधील १ ते ५ क्रमांकांच्या बिंदूंवर दाब घ्यावा. नंतर बिंदू क्र. ६वरही (आकृती क्र.२) दाब घ्यावा. नंतर अंगठ्याच्या खालील उंचवट्यावर दाब घ्यावा. छायांकित केलेल्या भागावर दाब घ्यावा.

आकृती क्र. २मधील ८ ते ११ क्रमांकांच्या बिंदूंवर दाब घ्यावा. हे बिंदू फक्त डाव्या हातावर असतात व ते मनगटाच्या आतल्या बाजूला असतात. हे बिंदू रक्तदाबही नियंत्रित करतात. त्यामुळे या विकारात महत्त्वाचे ठरतात. नंतर आकृती क्र. ३ व आकृती क्र. ४मधील १ क्रमांकांच्या बिंदूवर दाब घ्यावा. हा बिंदू करंगळीच्या नखाच्या किंचित खाली आढळून येतो. या बिंदूवर दर्शविलेल्या दिशेने दहा ते बारा वेळा अंगठ्याने चोळून दाब घ्यावा. ही क्रिया दोन्ही हातांवर व पायांवर करावी.

त्याचप्रमाणे आकृती क्र. ३ व ४ मधील दोन्ही हातांवर व पायांवर असलेल्या बिंदू क्र. २वर दाब घ्यावा. हा मज्जासंस्थेशी निगडित असा महत्त्वाचा बिंदू असतो. यानंतर आकृती क्र. ५मधील बिंदू क्रमांक १वर अंगठ्याच्या साहाय्याने सौम्य दाब घ्यावा. या बिंदूवर दाब काळजीपूर्वक घ्यावा. हा बिंदू लंबमज्जेशी निगडित असतो. सौम्य स्वरूपाचा नियंत्रित दाब देण्याबद्दल आत्मविश्वास वाटत नसल्यास या बिंदूवर दाब देणे टाळावे.

यानंतर आकृती क्र. ६मध्ये दर्शविलेल्या १ व २ क्रमांकांच्या बिंदूंवर दाब घ्यावा. हे बिंदू फक्त डाव्या हातावर असतात. यानंतर आकृती क्र. ६मधील बिंदू क्र. ३वर दर्शविलेल्या दिशेने दाब घ्यावा. हे उपचार ८ ते १० दिवस करावेत. रुग्णास आधीच बरे वाटले तरीही उपचार थांबवू नयेत.

मानसिक ताणतणाव (Mental Tension) :

मानसिक तणाव अनेक मानसिक विकारांचे मूळ असते. त्याचप्रमाणे उच्च रक्तदाबासारख्या व्याधीही मानसिक तणावामुळे जडतात. भावनिक गोंधळ, असुरक्षिततेची भावना, भीती, कुटुंबातील संघर्ष, नैराश्य इत्यादी अनेक घटक मानसिक तणाव निर्माण होण्यास कारणीभूत ठरतात.

ॲक्युप्रेशर उपचार

सतत तणावाखाली राहण्याचीही सवय लागू शकते. त्यामुळे रुग्णाचे नैतिक धैर्य उंचावण्याची व मानसिक आधार देण्याची उपचारांइतकीच गरज असते. रुग्णानेही बारीकसारीक गोष्टींमुळे तणाव येऊ देणे टाळण्याचा प्रयत्न करावा. ॲक्युप्रेशरचे उपचार करताना खाली दिलेल्या मज्जासंस्थेशी निगडित

मानसिक तणाव (Mental Tension)

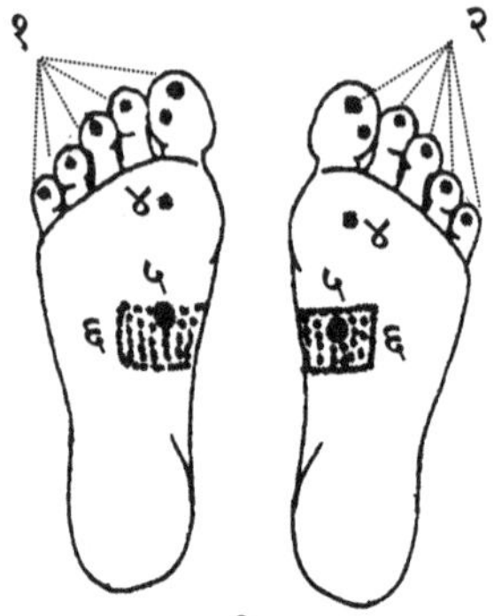

आकृती १

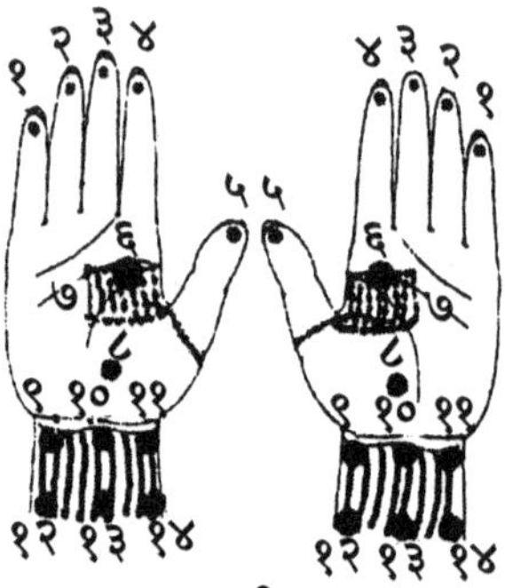

आकृती २

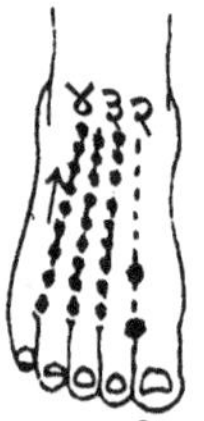

आकृती ३

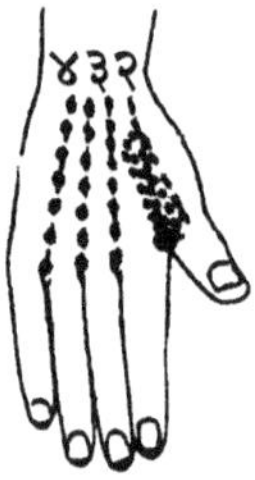

आकृती ४

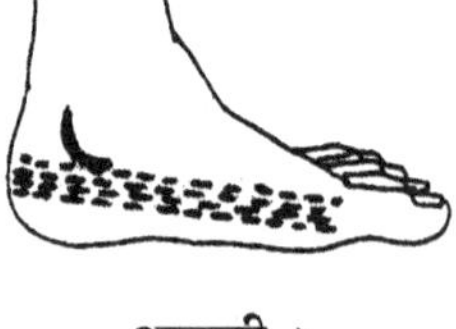

आकृती ५

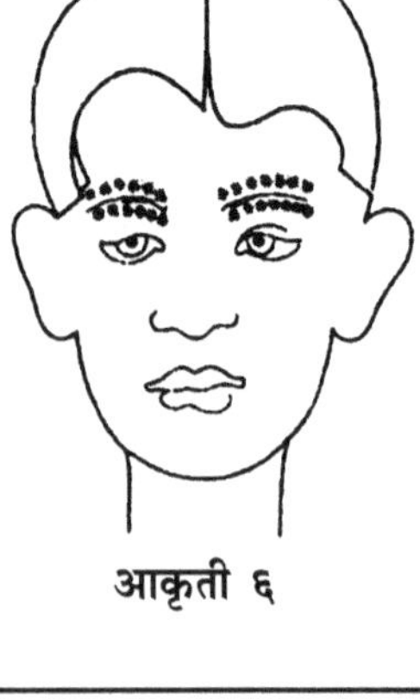

आकृती ६

बिंदूंवर दाब द्यावा.

आकृती क्र. १मध्ये दर्शविलेल्या तळपायांवरील सर्व सायनस बिंदूंवर दाब द्यावा. (बिंदू क्र. १ व २). प्रत्येक बिंदूवर घड्याळाच्या काट्याच्या दिशेने ८ ते १० सेकंद दाब द्यावा. नंतर आकृती क्र. १मधील ३ क्रमांकाच्या बिंदूवर दाब द्यावा. हा बिंदू शीर्षस्थ ग्रंथीशी निगडित असतो व शीर्षस्थ ग्रंथी सर्व अंतस्त्रावी ग्रंथींवर नियंत्रण ठेवत असल्यामुळे या बिंदूवर दाब देणे फार महत्त्वाचे असते. या बिंदूवर ८ ते १० सेकंद दाब द्यावा व ही क्रिया ३ वेळा करावी. यानंतर आकृती क्र. १मधील ४ क्रमांकाच्या बिंदूवर दाब द्यावा. हा बिंदू थायरॉइड ग्रंथीशी निगडित असतो व मज्जासंस्थेच्या सर्व विकारांवरील उपचारांसाठी या बिंदूवर दाब द्यावा. यानंतर मूत्रपिंडाशी निगडित असलेल्या ५ क्रमांकाच्या बिंदूवर दाब द्यावा व नंतर आकृती क्र. १मधील छायांकित भागावर, बिंदू क्रमांक ६वर दाब द्यावा.

यानंतर आकृती क्र. २मधील बिंदू क्र. १ ते ८ वर असाच दाब द्यावा. यानंतर आकृती क्र. २मध्ये दर्शविल्यानुसार मनगटांवर मसाज करावा व नंतर बिंदू क्र. ९ ते १४वर दाब द्यावा. मनगटांवर दोन्ही बाजूंनी मसाज करावा. यानंतर आकृती क्र. ३ व आकृती क्र. ४मध्ये दर्शविलेल्या ठिपक्यांनी बनलेल्या १ ते ४ क्रमांकांच्या रेषांवर दाब द्यावा. हा दाब आकृतीत दर्शविलेल्या दिशेनेच द्यावा. यानंतर आकृती क्र. ४मध्ये दर्शविलेल्या अंगठ्याजवळील छायांकित भागावर व आकृती क्र. ५मधील बिंदू क्र. ५जवळच्या छायांकित भागावर दाब द्यावा. एखादे तेल किंवा क्रीम लावून आकृतीत दर्शविलेल्या दिशेने मसाज करीत हा दाब द्यावा. हा दाब दोन्ही तळहात व दोन्ही तळपायांवर दर्शविलेल्या जागी द्यावा.

यानंतर आकृती क्र. ६मध्ये दर्शविलेल्या भुवयांवरील बिंदूंवर दाब द्यावा. या बिंदूंवरील दाबही खूप परिणामकारक ठरतो. हा दाब देताना तर्जनी भुवईच्या वर व अंगठा भुवईच्या खाली ठेवून चिमटा काढून दाब द्यावा. असे सर्व बिंदूंवर करावे. चिमटा काढून फक्त अंगठा आपल्या जागेवरून न हलवता घड्याळाच्या काट्याच्या दिशेने गोल फिरवत दाब द्यावा. ही क्रिया संपूर्ण भुवईवरील बिंदूंवर करावी. काही बिंदूंपाशी गाठी जाणवतील. तेथे दाब दिल्यावर रुग्णास खूप दुखते. काही कालावधीनंतर या गाठी नाहीशा होतात व तेथे दुखणे नाहीसे होऊन रुग्णास बरे वाटते.

भयगंड (Phobia)

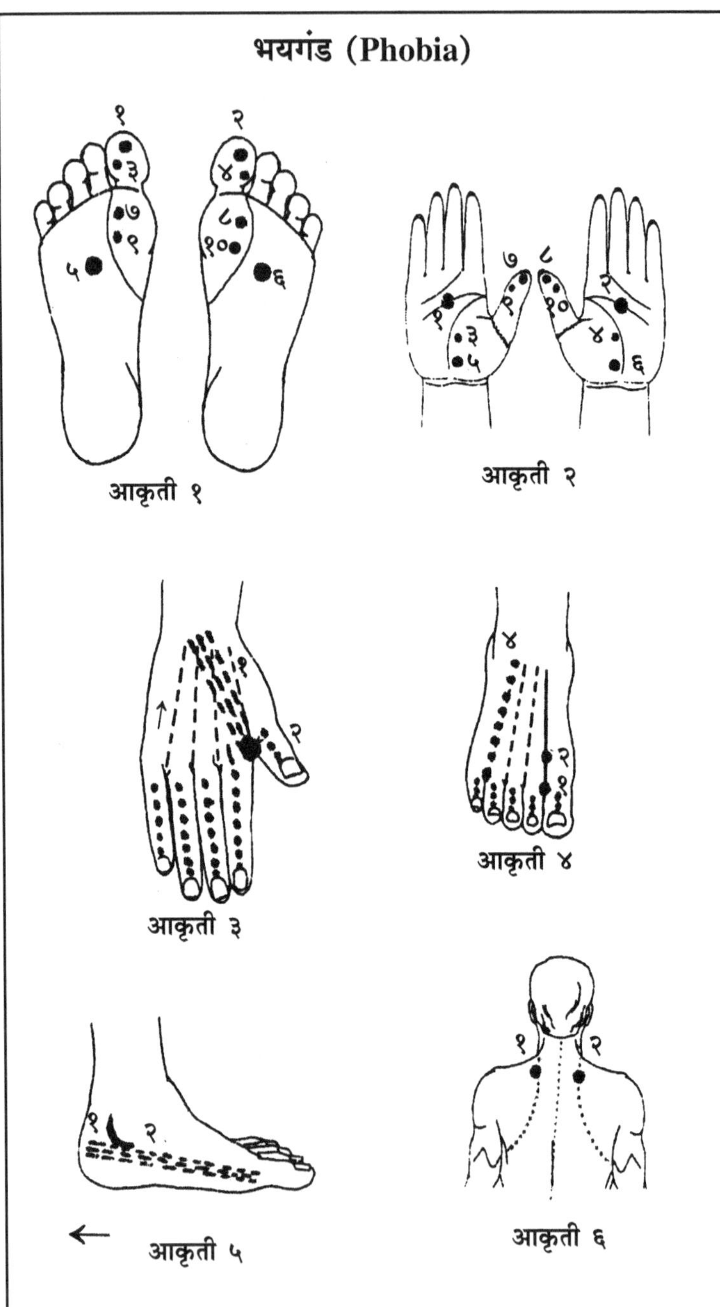

भयगंड (Phobia) :

भयगंडाने पछाडलेली व्यक्ती अत्यंत घाबरलेली असते. विशिष्ट वादजन्य परिस्थितीत (conflict) या व्यक्ती विशिष्ट प्रतिक्रिया देतात. ही प्रतिक्रिया अत्यंत तीव्र स्वरूपाच्या भीतीची असून त्यामुळे व्यक्तीच्या दैनंदिन व्यवहारात अडथळा येतो.

ॲक्युप्रेशरचे उपचार

हादेखील एक मानसिक विकार आहे. उपचारांच्या जोडीने रुग्णाचे मनोधैर्य उंचावून त्याचा आत्मविश्वास वाढविण्याची गरज असते. उपचार करताना रुग्ण स्वत:ची मदत करण्यास असमर्थ असतो हे लक्षात ठेवावे. औषधे व ॲक्युप्रेशरच्या जोडीने योग्य समुपदेशन केल्यास चांगले परिणाम आढळून येतात.

उपचार करताना प्रथम आकृती क्र. १मधील १ ते ४ क्रमांकांच्या बिंदूंवर दाब द्यावा. हा दाब प्रत्येक बिंदूवर १० सेकंद इतका देऊन ही क्रिया प्रत्येक बिंदूवर तीन वेळा करावी. यानंतर आकृती क्र. १मधील ५ व ६ क्रमांकांच्या बिंदूवर दाब द्यावा. यानंतर आकृती क्र. १मधील ७ ते १० क्रमांकांच्या थायरॉइड व पॅराथायरॉइड ग्रंथींशी निगडित असलेल्या बिंदूंवर दाब द्यावा. याचप्रमाणे आकृती क्र. २मधील १ ते १० क्रमांकांच्या बिंदूंवर अशाच प्रकारे दाब द्यावा. प्रत्येक बिंदूवर घड्याळाच्या काट्याच्या दिशेने ८ ते १० सेकंद दाब द्यावा. ही क्रिया आकृती क्र. २मधील ३ ते ६ क्रमांकांचे बिंदू सोडून इतर बिंदूवर तीन वेळा करावी. त्याचप्रमाणे आकृती क्र. १मधील ७ ते १० क्रमांकांचे बिंदू सोडून इतर बिंदूवर ३ वेळा दाब द्यावा. या बिंदूंवर जिमी काटकोनात टेकवून, सरळ, न हलविता घड्याळाच्या काट्याच्या दिशेने दाब द्यावा.

यानंतर आकृती क्र. ३ व आकृती क्र. ४मध्ये दर्शविल्याप्रमाणे पायांच्या व हातांच्या बिंदूंवर दाब द्यावा. या बिंदूवर अंगठ्याच्या साहाय्याने अथवा मसाज करित दाब द्यावा. यानंतर आकृती क्र. ३मधील अंगठ्याजवळील बिंदू क्र. १जवळ तसेच आकृती क्र. ५ मधील १ व २ क्रमांकांच्या बिंदूंजवळील छायांकित भागात दर्शविलेल्या दिशेने दाब द्यावा. आकृती क्र. ६मधील १ व २ क्रमांकांच्या बिंदूवर दाब देणे परिणामकारक ठरते. या बिंदूवर १० सेकंद मध्यम स्वरूपाचा दाब द्यावा व ही क्रिया तीन ते चार वेळा करावी. अशा प्रकारे या बिंदूंवर एकूण तीस ते चाळीस सेकंद दाब दिला जातो.

ब्रॉन्कायटिस (Bronchitis)

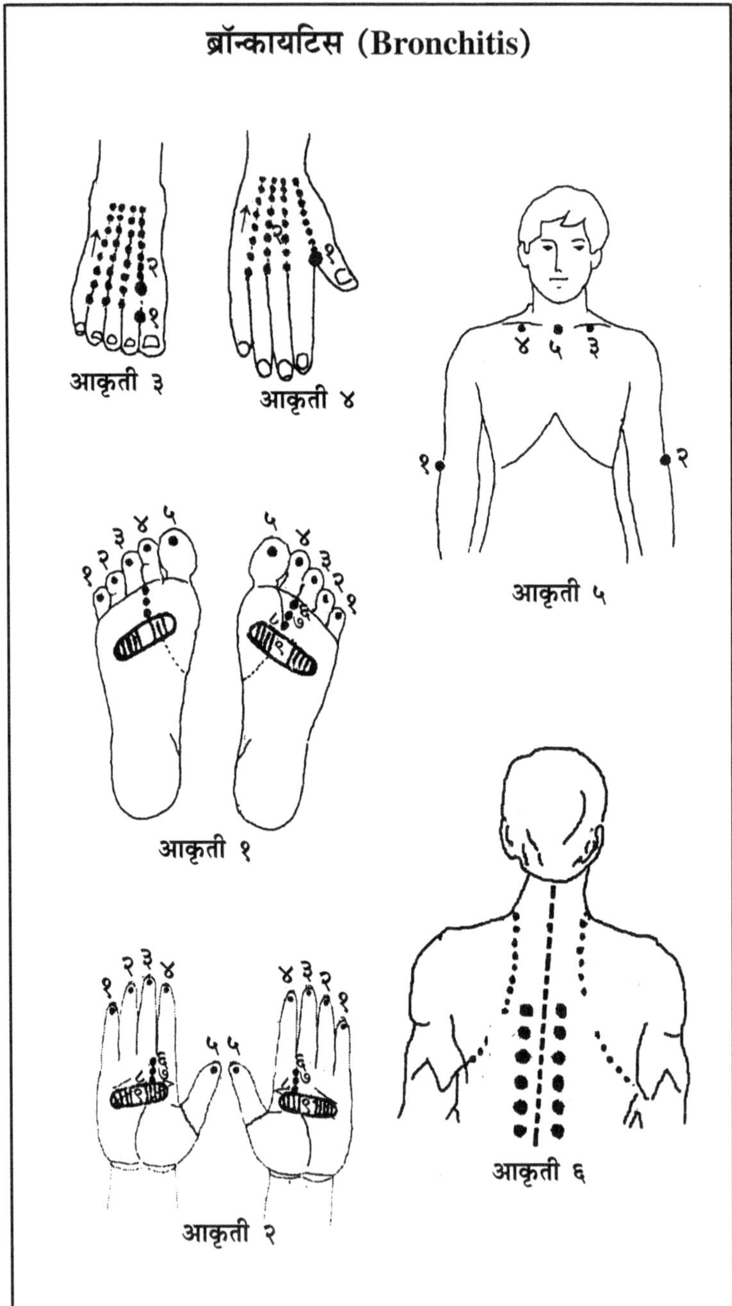

ब्रॉन्कायटिस (Bronchitis) :

या विकारात श्वासनलिका व तिच्या दोन शाखांना जिवाणूंचा (bacteria) किंवा विषाणूंचा (viral) संसर्ग होऊन दाह (inflammation) होतो. यात खोकला व तापही येतो. सुरुवातीस घसा खवखवून खोकला सुरू होतो. खोकून खोकून अस्वस्थपणा येतो किंवा छातीतही दुखू लागते. थंडी वाजते, ताप येतो, अंग दुखू लागते. कधीकधी खोकल्यावाटे श्लेष्मही बाहेर पडतो. ताप काही दिवस येत राहतो.

धूर, धूळ इत्यादींमुळे अधिक काळपर्यंत टिकणारा अथवा पुन:पुन्हा डोके वर काढणारा (chronic) ब्रॉन्कायटिस होतो.

ॲक्युप्रेशरचे उपचार

आकृती क्र. १ व आकृती क्र. २मधील बिंदू क्र. १ ते ६ हे सर्वांत महत्त्वाचे बिंदू असतात. या बिंदूंवर अंगठा किंवा पेन्सिलीच्या मागच्या बोथट टोकाने दाब द्यावा. प्रत्येक बिंदूवर ८ ते १० सेकंद घड्याळाच्या काट्याच्या दिशेने, पेन्सिलीचे टेकविलेले टोक न हलवता, गोलगोल फिरवत दाब द्यावा. ही क्रिया तीन वेळा करावी (प्रत्येक बिंदूवर). त्रास होत असताना दिवसातून दोन वेळा उपचार करावेत. त्यानंतर आकृती क्र. १ व २मधील ७ व ८ क्रमांकांच्या बिंदूंवर दाब द्यावा. हा दाब अंगठा किंवा जिमीच्या साहाय्याने घड्याळाच्या काट्याच्या दिशेने गोल फिरवत द्यावा. हा दाब रुग्णास सहन होईल इतपत खोलवर द्यावा.

यानंतर आकृती क्र. १ व २मध्ये दर्शविलेल्या तळहातांच्या व तळपायांच्या सायनस बिंदूंवर (बोटांच्या टोकांवर) दाब द्यावा. यानंतर आकृती क्र. ३ व ४मधील ठिपक्यांनी बनलेल्या रेषांवर दर्शविलेल्या दिशेने दाब द्यावा. यामुळे चोंदलेला श्वसनमार्ग मोकळा होण्यास मदत होते. नंतर आकृती क्र. ३ व ४मधील बिंदू क्र. १वर दाब द्यावा. बिंदू क्र. १च्या जवळून सुरू होणाऱ्या ठिपक्यांनी दर्शविलेल्या रेषेवरही मसाज करत दाब द्यावा. या बिंदूंवरील दाब फार परिणामकारक ठरतो. यामुळे श्वासोच्छ्वासही सुलभरीत्या होऊ लागतो. त्याचप्रमाणे आकृती क्र. ३ व ४मधील बिंदू क्रमांक २वर दाब दिल्याने रुग्णास तातडीने आराम मिळतो. हा बिंदू फुप्फुसांशी निगडित असतो. यानंतर आकृती क्र. ५मधील बिंदू क्र. १ व २वर दाब द्यावा. या बिंदूंवर अंगठ्याने दाब द्यावा किंवा मसाज करित दाब द्यावा. हे बिंदू फार संवेदनशील झालेले असतात व दाबल्यावर खूप दुखतात. यानंतर आकृती क्र. ५मधील ३ व ४ क्रमांकांच्या बिंदूंवर दाब द्यावा. हे बिंदू गळपट्टीच्या हाडाखाली असतात. या बिंदूंवर एकाच

वेळी दोन्ही हातांच्या अंगठ्यांनी दाब देता येतो. हा दाब मध्यम स्वरूपाचा असावा. नंतर बिंदू क्र. ५वर ४ ते ५ सेकंदांकरिता अगदी सौम्य असा दाब द्यावा. ही क्रिया तुम्ही दोन वेळा करू शकता. रुग्णास त्रास होत नसल्यास रुग्णास पालथे झोपवून आकृती क्र. ६मधील १ ते १० क्रमांकांच्या बिंदूंवर मध्यम दाब द्यावा. यामुळे श्वसन सुलभरीत्या होण्यास मदत होते.

संधिवात (Arthritis) :

संधिवात (Arthritis) या शब्दातील (Arth) म्हणजे सांधा व (itis) म्हणजे दाह. थोडक्यात संधिवात म्हणजे हाडांच्या सांध्यांना सूज येऊन त्यांचा दाह होणे व त्यामुळे तेथे दुखणे.

संधिवाताचे ऑस्टिओ आर्थ्रायटिस व ह्यॅमॅटॉइड आर्थ्रायटिस (Osteoarthritis and Rheumatoid arthritis) असे दोन प्रकार असतात. ऑस्टिओ आर्थ्रायटिस हा वाढत्या वयामुळे किंवा लठ्ठपणामुळे होणाऱ्या हाडांच्या झिजेमुळे होतो. ह्यॅमॅटॉईड आर्थ्रायटिसमध्ये विकाराची तीव्रता वाढत जाते. स्पॉन्डिलायटिस (spondylitis) हा पाठीच्या मणक्यांच्या संधिवाताचाच एक प्रकार आहे. सांध्यांच्या जागी अतिशय दुखल्यामुळे रुग्ण चिडचिडा होतो; नैराश्यही येऊ शकते.

ॲक्युप्रेशरचे उपचार

लवकर उपचार न झाल्यास हा विकार खूप त्रास देतो. उपचार सुरू करण्याआधी दोन्ही तळपाय व दोन्ही तळहातांवर जिमी लाटण्याप्रमाणे गोलगोल फिरवत दाब द्यावा. ही क्रिया एक ते दोन मिनिटे करावी. यामुळे रिफ्लेक्स बिंदू उत्तेजित होतात. त्यानंतर आकृती क्र. १मधील उजव्या तळपायावरील १ ते ७ क्रमांकांच्या बिंदूंवर जिमीच्या साहय्याने दाब द्यावा. त्याचप्रमाणे डाव्या तळपायावरील १ ते ६ क्रमांकांच्या बिंदूंवर दाब द्यावा. त्यानंतर जिमी लाटण्याप्रमाणे गोल फिरवत आकृती क्र. १मधील ५ व ६ क्रमांकांच्या बिंदूजवळील छायांकित भागावर दाब द्यावा. असाच दाब आकृती क्र. २मधील उजव्या तळहातावरील १ ते ७ क्रमांकांच्या बिंदूंवर आणि डाव्या तळहाताच्या १ ते ६ क्रमांकांच्या बिंदूंवर द्यावा. त्यानंतर आकृती क्र. २मध्ये दर्शविल्यानुसार मनगटांवर दोन्ही बाजूंनी दाब द्यावा. मनगटांवरील हा दाब फार परिणामकारक ठरतो.

यानंतर आकृती क्र. ३मध्ये दर्शविल्यानुसार दोन्ही हातांवर व पायांवर ठिपक्यांनी बनलेल्या रेषांवरून दर्शविलेल्या दिशेने दाब द्यावा. आकृती क्र. ३मध्ये दर्शविल्यानुसार पायावरील बिंदू क्र. १ व २वर खोलवर दाब द्यावा, तसेच हातावरील बिंदू क्र. १वर दाब द्यावा. हा बिंदू अंगठा व तर्जनी जेथे

संधिवात (Arthritis)

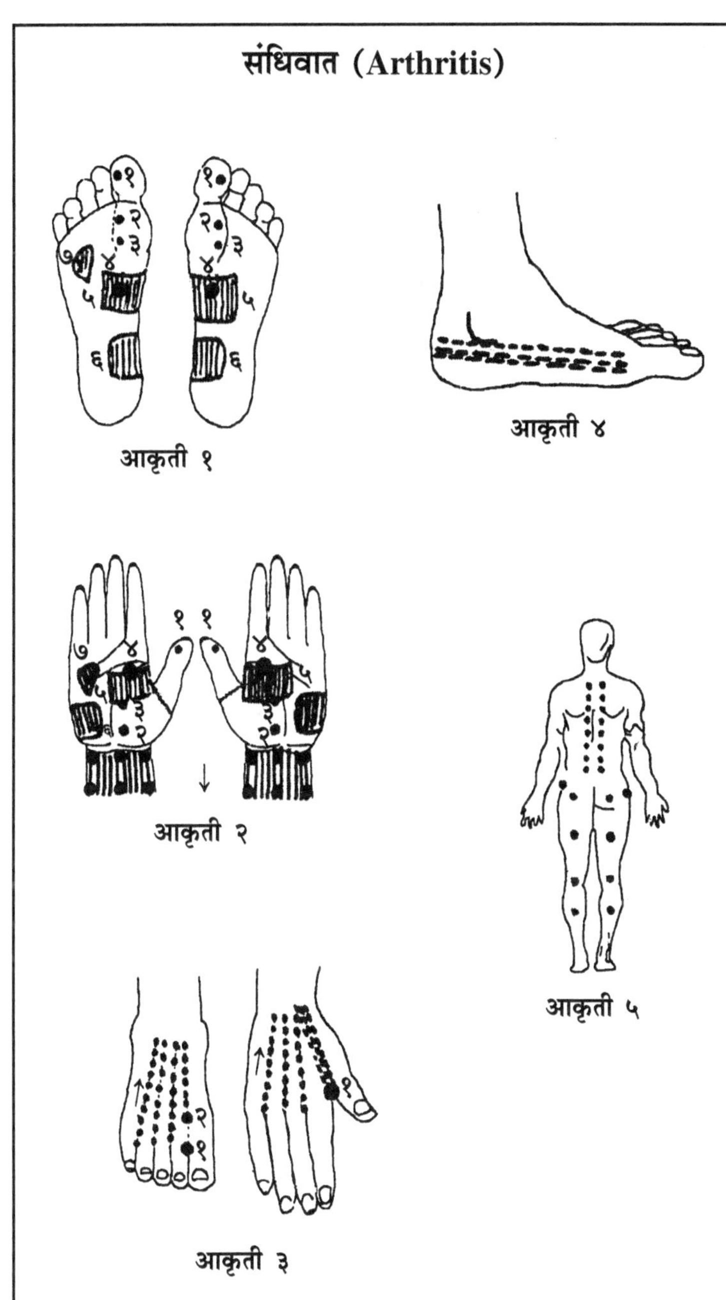

आकृती १

आकृती ४

आकृती २

आकृती ५

आकृती ३

मिळतात तेथे असतो. दाबल्यावर हा बिंदू दुखतो, पण या बिंदूवरील दाब फार परिणामकारक असतो. यानंतर अंगठ्याजवळील ठळक ठिपक्यांच्या रेषेवर दाब द्यावा. हा दाब दर्शविलेल्या दिशेनेच द्यावा. त्याचप्रमाणे आकृती क्र. ४मध्ये दर्शविलेल्या भागावर दर्शविलेल्या दिशेने दाब द्यावा. हे बिंदू मज्जासंस्थेशी निगडित असतात. यानंतर रुग्णास पालथे झोपवून आकृती क्र. ५मध्ये दर्शविलेल्या बिंदूंवर दाब द्यावा.

हा दाब देताना पाठीच्या कण्याच्या दोन्ही बाजूंना पाठीच्या कण्यापासून कमीत कमी १ इंच अंतरावर असलेल्या बिंदूंवर काळजीपूर्वक दाब द्यावा. पाठीच्या कण्यावर दाब देणे हानिकारक ठरते.

या उपचारांच्या जोडीने रुग्णास भरपूर पाणी पिण्याचा, तसेच 'क' जीवनसत्त्वाच्या (C-vitamin) दोन गोळ्या आणि कॅल्शियम असलेला आहार घेण्याचा सल्ला द्यावा. ५०० मिग्रॅ. कॅल्शियम घेणे योग्य ठरते. बायोकेमिक कॉम्बिनेशन नं. १९ हे औषध दिवसातून ४ गोळ्या तीन वेळा या प्रमाणात दोन महिने घेतल्यास खूप फायदा होतो.

उंची वाढविणे (Height Gain) :

लहान मुलांची एका ठरावीक वयापर्यंत उंची वाढते. उंची कमी असणे हे अनुवंश वाढीसाठी आवश्यक असणाऱ्या संप्रेरकांची कमतरता, कॉर्टिकोस्टिरॉइड्सचा अधिक वापर, हृदयासंबंधीचे विकार, कुपोषण, जन्माच्या वेळी वजन कमी असणे इत्यादी सर्व घटकांमुळे आढळून येते.

ॲक्युप्रेशरचे उपचार

साधारणत: मुलांची उंची वयाच्या १८व्या वर्षापर्यंत वाढते. या वयात शीर्षस्थ ग्रंथी व थायरॉइड ग्रंथींचे कार्य सुरळीत चालणे फार महत्त्वाचे असते. त्यामुळे मुलाची उंची खूप जास्त किंवा खूप कमी वाढत नाही.

मुलाची उंची योग्य प्रमाणात वाढत नसल्यास आकृती क्र. १मध्ये दर्शविल्याप्रमाणे उजव्या तळपायावरील बिंदू क्र. १ ते ४वर आणि डाव्या तळपायावर बिंदू क्र. १ ते ३वर दाब द्यावा. २ व ३ क्रमांकांच्या बिंदूवर जिमीने दाब द्यावा, मात्र जिमी कुठल्याही दिशेने गोल गोल फिरवू नये. १ क्रमांकाच्या बिंदूवर मात्र घड्याळाच्या काट्याच्या दिशेने दाब द्यावा. हा बिंदू शीर्षस्थ ग्रंथीशी निगडित असतो. त्याचप्रमाणे आकृती क्र. २मध्ये दर्शविल्यानुसार उजव्या तळहातावर १ ते ४ क्रमांकांच्या बिंदूवर दाब द्यावा आणि डाव्या तळहातावर १ ते ३ क्रमांकांच्या बिंदूंवर दाब द्यावा. प्रत्येक बिंदूवर ८ ते १० सेकंद दाब द्यावा व ही क्रिया प्रत्येक बिंदूवर ३ वेळा

उंची वाढविणे (Height Gain)

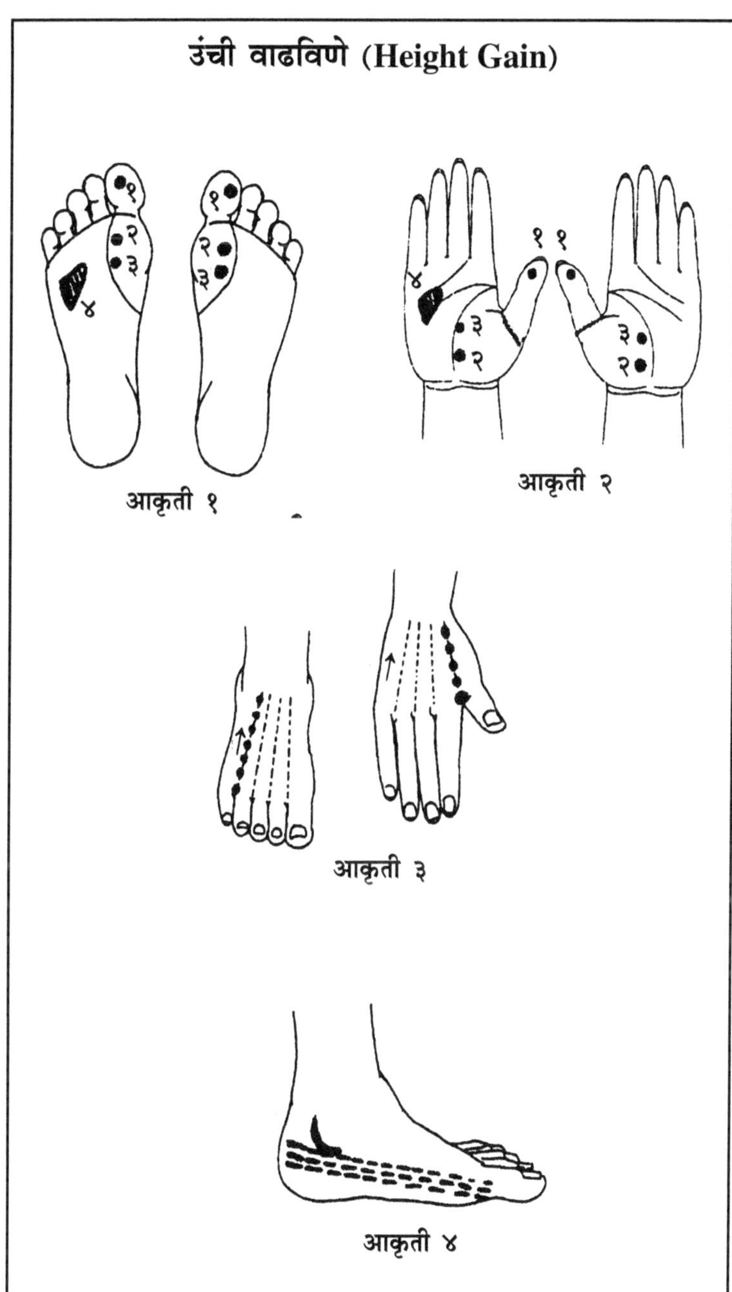

आकृती १

आकृती २

आकृती ३

आकृती ४

मुरुम (Pimples/Acne)

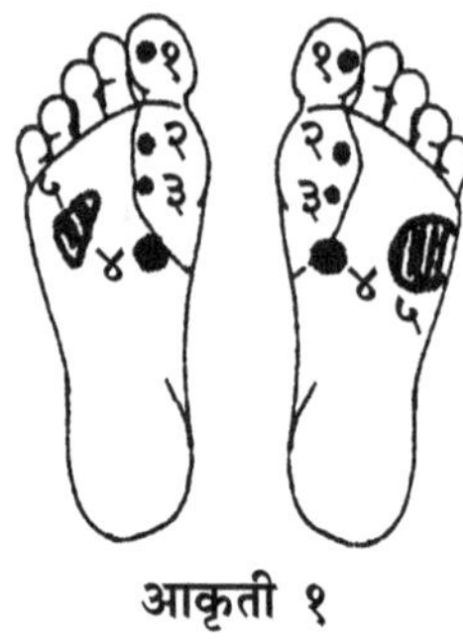

आकृती १

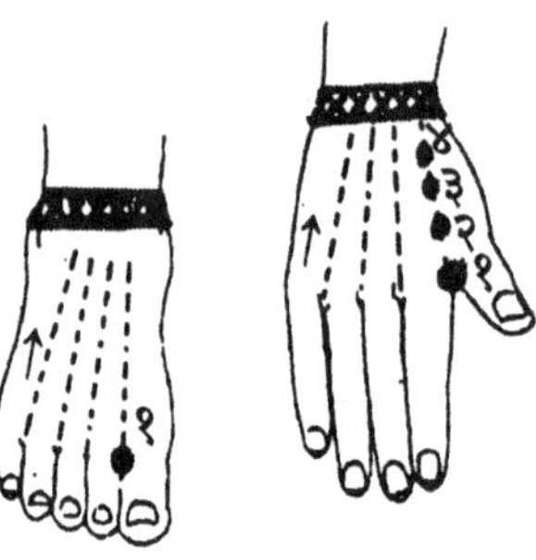

आकृती ३

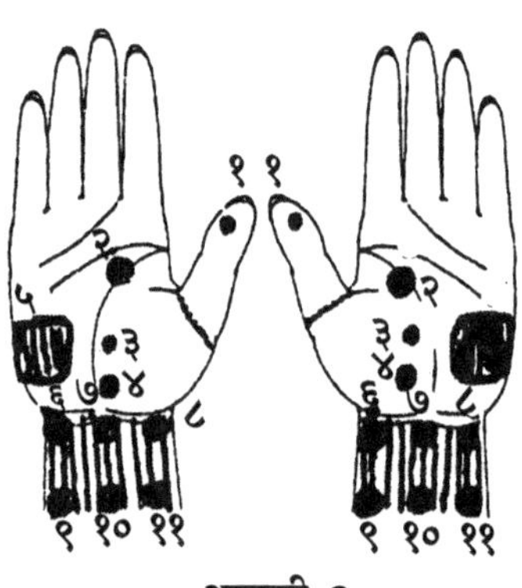

आकृती २

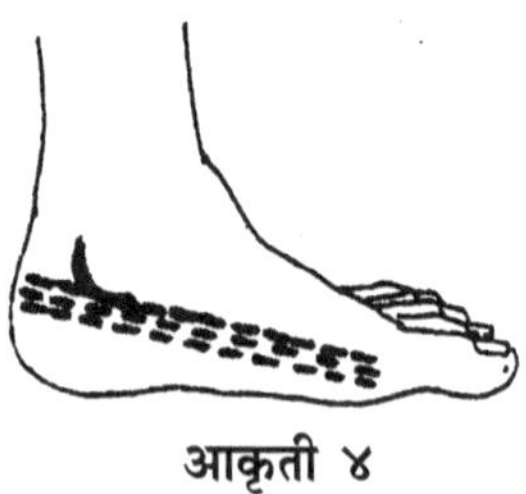

आकृती ४

करावी. आकृती क्र. ३ व आकृती क्र. ४मध्ये मज्जासंस्थेशी निगडित बिंदू दर्शविले आहेत. या बिंदूंवर दाब देण्यासाठी कोणतेही साधन न वापरता अंगठ्याच्या साहाय्याने दर्शविलेल्या दिशेने दाब द्यावा. ॲक्युप्रेशरच्या उपचारांच्या जोडीने मुलाला नियमित व्यायाम करण्यास व सकाळी भरभर चालण्यास सांगावे.

मुरुम (Pimples/Acne) :

पौगंडावस्थेत पुन:पुन्हा उद्भवणारा हा त्वचेचा विकार आहे. त्वचेवर, विशेषत: चेहऱ्यावर फोड येतात. पौगंडावस्थेत (Adolescence) संप्रेरकांचे असंतुलन होते त्यामुळे किंवा तोंडावाटे घेतलेल्या कॉर्टिकोस्टिरॉइडचे सेवन, अधिक प्रमाणात सौंदर्यप्रसाधनांचा वापर या सर्व घटकांमुळे मुरुमांचे फोड येतात.

ॲक्युप्रेशरचे उपचार

ही समस्या पौगंडावस्थेतील मुले व मुली दोघांना सतावते. प्रत्येकालाच नितळ त्वचा हवीशी असते, त्यामुळे या समस्येचे निराकरण करण्यासाठी अनेक प्रकारचे उपाय योजले जातात. आहारविषयक चुकीच्या सवयी, चुकीची जीवनशैली, संप्रेरकांचा असमतोल या सर्व कारणांमुळे ही समस्या उद्भवते. त्यासाठी नियमित व्यायाम करणे, जंकफूड (Junk food), तळलेले पदार्थ न खाणे असे पथ्य पाळावे. सौम्य साबणाने किंवा बेसन वापरून दोन-तीन वेळा चेहरा धुणेही फायद्याचे ठरते.

आकृती क्र. १मध्ये दर्शविलेल्या तळपायांवरील १ ते ५ या सर्व बिंदूंवर दाब द्यावा. हा दाब नियमितपणे १० ते १५ दिवस द्यावा. नंतर आकृती क्र. २मध्ये दर्शविलेल्या तळहातांवरील १ ते ५ या बिंदूंवर दाब द्यावा. मनगटांवरील बिंदू क्र. ६ ते ११ या बिंदूंवरही मनगटांच्या दोन्ही बाजूंनी दाब द्यावा. हा दाब देण्याआधी मनगटांवर दर्शविलेल्या दिशेने छायांकित भागावर मसाज करावा. आकृती क्र. ३मध्ये '×××' अशा खुणांनी दर्शविलेल्या भागावर दाब द्यावा. हा भाग म्हणजे मनगट व हात जिथे एकमेकांना जुळतात व पाय आणि पाऊल जिथे एकमेकांना जुळतात ती जागा. हा दाब देतेवेळी तेल किंवा एखादे क्रीम वापरून मसाज करत दाब द्यावा. त्यानंतर आकृती क्र. ३मध्ये पायावर दर्शविलेल्या बिंदू क्र. १वर आणि हातावर दर्शविलेल्या १ ते ४ क्रमांकांच्या बिंदूंवर दाब द्यावा.

आकृती क्र. ४मध्ये दर्शविलेल्या, ठिपक्यांनी बनलेल्या भागावर दाब द्यावा. हा दाब दर्शविलेल्या दिशेनेच म्हणजेच अंगठ्याकडून टाचेकडे असा द्यावा.

विजेचा झटका बसणे / बेशुद्ध पडणे
(Electric shock/faintaness)

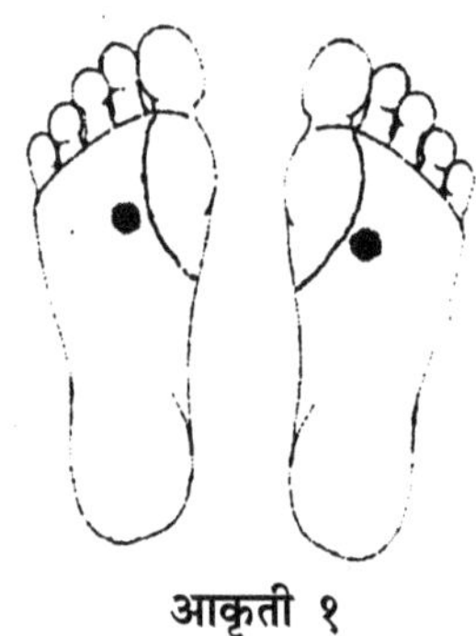

आकृती १

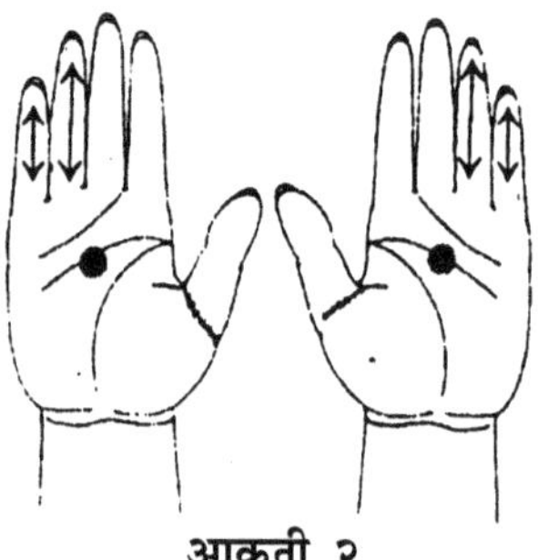

आकृती २

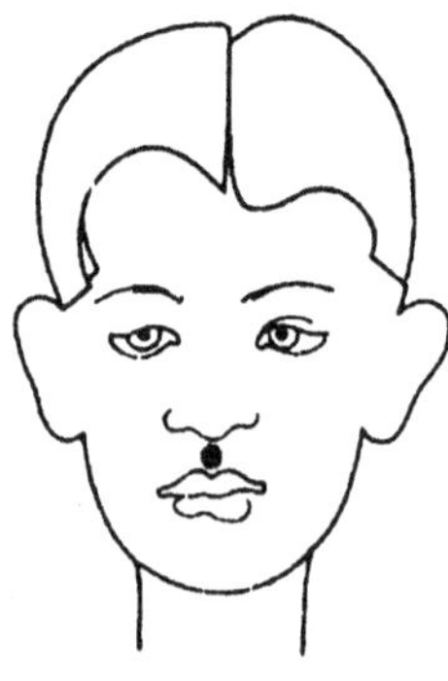

आकृती ३

विजेचा झटका बसणे / बेशुद्ध पडणे (Electric shock/faintaness)

शरीराचा विजेच्या प्रवाहाशी (Electric current) संपर्क आला की, विजेचा झटका बसतो. शरीरातील पेशीसमूह ओलसर, क्षारयुक्त आणि वीजवाहक (conductors of electricity) असतात. त्वचा कोरडी असल्यास मात्र वीजप्रवाहास अडथळा निर्माण होऊ शकतो. न्हाणीघरात (Bathroom) असलेल्या व्यक्तींना याचा धोका अधिक असतो. AC प्रवाह (AC current) हा DC प्रवाहापेक्षा (DC current) अधिक धोकादायक असतो.

सर्वप्रथम व्यक्तीस प्रत्यक्ष स्पर्श न करता विजेच्या उपकरणाशी असलेला त्या व्यक्तीचा संपर्क तोडावा.

ॲक्युप्रेशरचे उपचार

विजेचा झटका बसल्यास किंवा अचानकपणे, कारण माहीत नसताना एखादी व्यक्ती बेशुद्ध झाल्यास तातडीने डॉक्टरांना बोलवावे किंवा रुग्णास जवळच्या दवाखान्यात न्यावे. वैद्यकीय उपचार सुरू होईपर्यंत आकृती क्र. १मध्ये दर्शविल्याप्रमाणे उजव्या व डाव्या तळपायांवर दर्शविलेल्या बिंदूंवर दाब घ्यावा. असाच दाब आकृती क्र. २मध्ये दर्शविलेल्या उजव्या व डाव्या तळहातांवर असलेल्या बिंदूंवर घ्यावा. प्रत्येक बिंदूवर १० सेकंद खोलवर दाब घ्यावा. ही क्रिया प्रत्येक बिंदूवर तीन वेळा करावी.

अधिक तीव्रतेचा विजेचा झटका बसलेला नसल्यास साधारणपणे रुग्णास काही मिनिटांनी बरे वाटू लागते व हातापायातील गेलेली ताकदही हळूहळू परत येऊ लागते. गरज भासल्यास आकृती क्र. ३मध्ये दर्शविल्यानुसार नाकाखाली व वरच्या ओठावर मध्यभागी काही सेकंद दाब घ्यावा. ही क्रिया तीन वेळा करावी.

कारण माहीत नसताना व विजेचा झटकाही बसलेला नसताना अचानक एखादी व्यक्ती बेशुद्ध पडल्यास आकृती क्र. २मध्ये दर्शविल्यानुसार करंगळी व अनामिकेवर दर्शविलेल्या दिशेने खोल दाब घ्यावा. ही क्रिया एक मिनिट करावी आणि शिवाय वर वर्णन केलेल्या सर्व बिंदूंवरही दाब घ्यावा. यामुळे चक्कर येणे थांबते. या प्रकारचा दाब व्हर्टिगो या आजारातदेखील उपयुक्त ठरतो.

मूत्रसंस्थेशी निगडित समस्या (Urinary Problems)

आकृती १

आकृती ४

आकृती २

आकृती ५

आकृती ३

मूत्रसंस्थेशी निगडित समस्या (Urinary Problems) :

मूत्रसंस्थेत मूत्रपिंडे (Kidneys), मूत्रवाहक (Ureter), मूत्राशय (Urinary bladder) आणि मूत्रनलिका (Urethra) यांचा समावेश होतो. या अवयवांशी निगडित वेगवेगळ्या विकारांची वेगवेगळी लक्षणे असतात. मूत्रविसर्जन करताना त्रास होणे, मूत्रावाटे पू (pus) किंवा रक्तपेशी जाणे, मूत्रविसर्जनाच्या जागी दुखणे, पोटात दुखणे, ताप येणे अशा स्वरूपाची लक्षणे आढळू शकतात.

ॲक्युप्रेशरचे उपचार

सर्वप्रथम मूत्रपिंडांशी निगडित असलेल्या सर्वांत महत्त्वाच्या अशा बिंदूंवर दाब देणे फार गरजेचे असते. त्यासाठी आकृती क्र. १मध्ये दर्शविलेल्या दोन्ही तळपायांवरील बिंदू क्र. १वर दाब द्यावा. हा दाब मध्यम स्वरूपाचा; परंतु खोलवर असावा. प्रत्येक बिंदूवर ८ ते १० सेकंद दाब द्यावा व ही क्रिया प्रत्येक बिंदूवर तीन ते चार वेळा करावी. यानंतर आकृती क्र. १मधील बिंदू क्र. २वर दाब द्यावा. हा बिंदू मूत्राशयाशी निगडित असतो. असाच दाब आकृती क्र. २मध्ये दर्शविल्याप्रमाणे दोन्ही तळहातांवरील १ व २ क्रमांकांच्या बिंदूंवर द्यावा. यानंतर आकृती क्र. २मध्ये दर्शविल्यानुसार दोन्ही मनगटांवरील ३ ते ८ क्रमांकांच्या बिंदूंवर दाब द्यावा व दर्शविलेल्या छायांकित भागात मसाज करीत दाब द्यावा. हा मसाज मनगटांच्या दोन्ही बाजूंनी करावा. मनगटांवरील या बिंदूंवर दिलेला दाब मूत्रसंस्थेच्या समस्या दूर करण्यात, तसेच मूत्रमार्गास जंतुसंसर्ग झाल्याने उद्भवणाऱ्या समस्या दूर करण्यात फार मदत करतो.

आकृती क्र. ३मध्ये दर्शविल्यानुसार टाच व घोटा यांमधील बिंदू क्र. १वर दाब द्यावा. हा दाब मध्यम स्वरूपाचा, पण पुरेसा असावा. हा बिंदू दाबल्यावर खूप दुखतो. टाचेच्या दोन्ही बाजूंवरील बिंदूंवर दाब द्यावा. यानंतर आकृती क्र. ३मध्ये दर्शविल्यानुसार घोट्याच्या हाडाभोवती दोन्ही बाजूंनी दाब द्यावा. तसेच टाचेभोवतीही दाब द्यावा.

नंतर आकृती क्र. ४मध्ये दर्शविलेल्या बिंदूंवर, दर्शविलेल्या दिशेने दाब द्यावा. हा दाब खूप फायदेशीर ठरतो. यानंतर आकृती क्र. ५मध्ये दर्शविलेल्या कमरेतील बिंदूंवर रुग्णास पालथे झोपवून दाब द्यावा. हा दाब पाठीच्या कण्यापासून एक इंच अंतरावर असलेल्या बिंदूंवर द्यावा. कोणत्याही परिस्थितीत पाठीच्या कण्यावर दाब देऊ नये.

अंथरूण ओले करण्याची समस्या (Bed Wetting)

आकृती १

आकृती २

आकृती ३

आकृती ४

आकृती ५

अंथरूण ओले करण्याची समस्या (Bed wetting) :

ही समस्या बऱ्याच मुलांमध्ये आढळून येते. मूत्रविसर्जनाबाबत योग्य प्रशिक्षण (Toilet training) न मिळणे, अधिक प्रमाणात पाणी पिणे, चिंता, भीती, मानसिक विकार, फीट येण्याचा विकार, मूत्रपिंडाशी निगडित विकार, पोटात जंत होणे इत्यादी अनेक कारणे या समस्येच्या मुळाशी असतात.

ॲक्युप्रेशरचे उपचार

अशी समस्या असणाऱ्या मुलांच्या मनात त्यांची काहीही चूक नसताना अपराधभावना घर करते. पालकांनी मुलांना न रागवता त्यांच्याशी संयमाने वागावे आणि रात्री झोपण्यापूर्वी मुलास मूत्रविसर्जन करून येण्याची आठवण करावी. तसेच झोपण्यापूर्वी मुलास गरम दूध देऊ नये. खाली वर्णन केल्याप्रमाणे उपचार केल्यास ही समस्या फारशी त्रासदायक न ठरता दूर होते.

सर्वप्रथम आकृती क्र. १ व आकृती क्र. २मध्ये दर्शविल्यानुसार तळपायांच्या, तसेच तळहातांच्या करंगळीवरील १ व २ क्रमांकांच्या बिंदूवर दाब द्यावा. त्यानंतर आकृती क्र. २मध्ये दर्शविल्यानुसार दर्शविलेल्या दिशेने दोन्ही मनगटांवर मसाज करीत दाब द्यावा. त्यानंतर मनगटांवरील बिंदू क्र. ३ ते ८ या बिंदूंवर दाब द्यावा.

नंतर आकृती क्र. ३मधील बिंदू क्र. १वर टाचेच्या दोन्ही बाजूंनी मध्यम स्वरूपाचा दाब द्यावा. हा बिंदू दाबल्यावर खूप दुखतो; परंतु यावरील दाब फार परिणामकारक असतो. यानंतर आकृती क्र. ३मधील ठिपक्यांनी दर्शविलेल्या २ व ३ क्रमांकांच्या बिंदूंजवळील भागात दाब द्यावा. हा दाब मसाज करीत द्यावा. नंतर आकृती क्र. ४मध्ये दर्शविल्यानुसार ठिपक्यांनी दर्शविलेल्या रेषेवर दाब द्यावा.

आकृती क्र. ५मधील १ ते १० क्रमांकांच्या बिंदूंवर दाब द्यावा. सुरुवातीला काही दिवस (४-५ दिवस) सकाळी एकदा व संध्याकाळी एकदा असा दाब द्यावा. त्यानंतर गरजेनुसार ६-८ दिवस एक दिवसाआड दाब द्यावा. नॅट. मूर-३० या होमिओपॅथिक औषधाच्या ४ ते ५ गोळ्या दिवसातून ३ वेळा या प्रमाणात चार ते पाच दिवस घेतल्यास समस्येचे निराकरण लवकर होऊ शकते.

सायन्युसायटिस (Sinusitis)

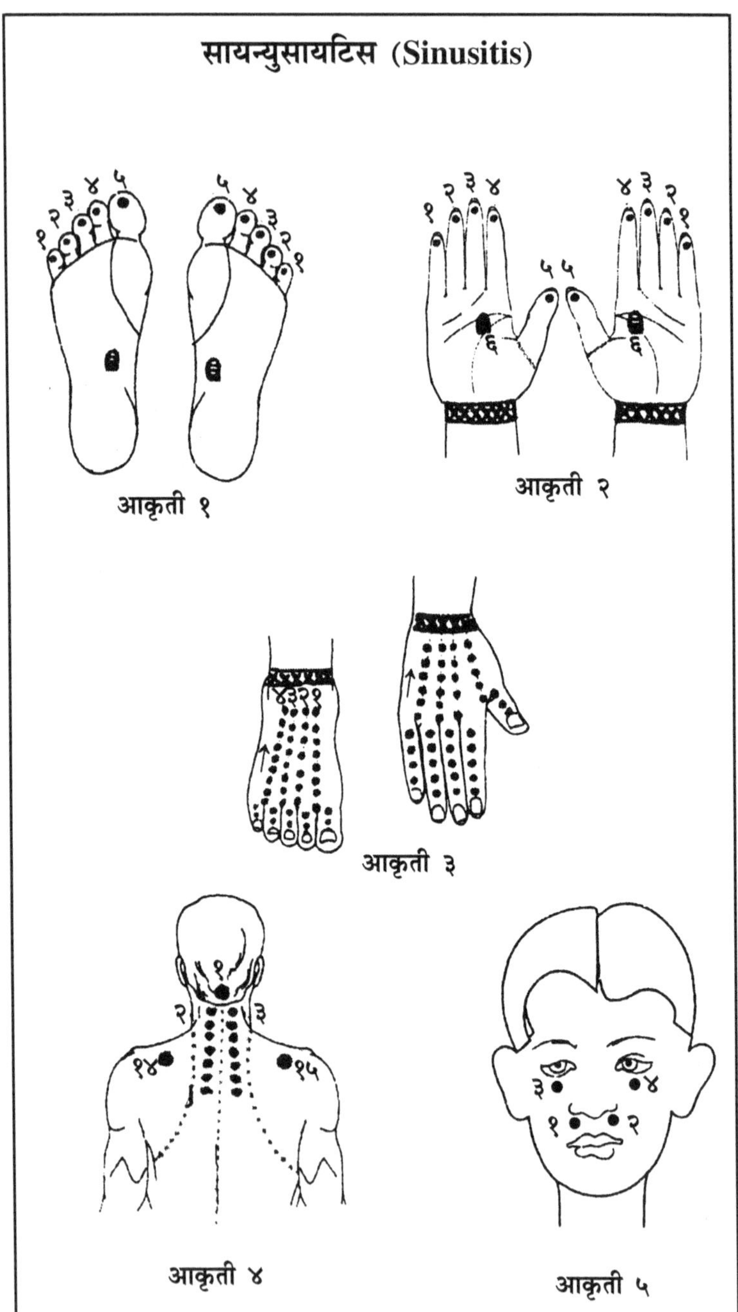

आकृती १

आकृती २

आकृती ३

आकृती ४

आकृती ५

सायन्युसायटिस (Sinusitis) :

जंतुसंसर्गामुळे सायनसचा दाह होतो. सामान्यत: नाकावाटे जंतुसंसर्ग होतो. सर्दीमुळे किंवा वरच्या जबड्यातील दातांना कीड लागल्यास सायनसला जंतुसंसर्ग होतो. यामुळे डोके दुखणे, डोके जड वाटणे, ताप येणे, नाक चोंदणे इत्यादी लक्षणे दिसून येतात. प्रतिजैविके (antibiotics) आणि डीकन्जेस्टन्ट (decongestant) या गटातील औषधे यासाठी उपयोगी ठरतात.

ॲक्युप्रेशरचे उपचार

सामान्यत: सायन्युसायटिसला आळा घालण्यासाठी शस्त्रक्रियेचा उपाय सुचवला जातो. मात्र नियमितपणे १० ते १५ दिवस उपचार घेतल्यास हा विकार दूर होऊ शकतो व शस्त्रक्रिया टाळता येऊ शकते. सुरुवातीस आकृती क्र. १ व आकृती क्र. २मध्ये दर्शविलेल्या तळहातांच्या व तळपायांच्या टोकांवरील बिंदू क्र. १ ते ५ या सर्व बिंदूंवर दाब द्यावा. प्रत्येक बिंदूवर घड्याळाच्या काट्याच्या दिशेने जिमी गोल फिरवत १० सेकंद दाब द्यावा. प्रत्येक बिंदूवर ही क्रिया तीन वेळा करावी.

यानंतर आकृती क्र. १ व आकृती क्र. २मधील दोन्ही तळपायांवरील व दोन्ही तळहातांवरील बिंदू क्र. ६वर दाब द्यावा. हा बिंदू ॲड्रिनल ग्रंथीशी निगडित असतो. यानंतर आकृती क्र. २ व आकृती क्र. ३मध्ये 'xxx' अशा खुणांनी छायांकित केलेल्या भागावर दाब द्यावा. हा भाग जेथे हात व मनगट एकत्र जुळतात, तसेच पाय व पाऊल एकत्र जुळतात तेथे असतो. हा भाग रसग्रंथींशी (lymph glands) निगडित असतो. येथे दाब देताना तेल किंवा क्रीम लावून मसाज करावा. यानंतर आकृती क्र. ३मधील ठिपक्यांनी बनलेल्या रेषांवरील बिंदूंवर दाब द्यावा. ही क्रिया दोन्ही पाय व हातांवर करावी. आकृतीत दर्शविलेल्या दिशेने दाब द्यावा.

आकृती क्र. ३मध्ये दर्शविल्यानुसार बोटांवरही दाब द्यावा. यामुळे रोग लवकर बरा होण्यास मदत होते. या बिंदूंवर दाब दिल्याने शरीरास होणारा ऑक्सिजनचा पुरवठा वाढतो. यानंतर आकृती क्र. ४मधील बिंदू क्र. १वर काळजीपूर्वक दाब द्यावा. हा दाब सौम्य असावा. नंतर आकृती क्र. ४मधील बिंदू क्र. २ ते १५ या सर्व बिंदूंवर दाब द्यावा. नंतर आकृती क्र. ५मधील नाकपुडीच्या खालील बिंदू क्र. १ व २वर दाब द्यावा. तसेच गालांच्या हाडांच्या (cheek bones) मध्यभागी असलेल्या बिंदू क्र. ३ व ४वर दाब द्यावा.

टॉन्सिलायटिस (Tonsilitis)

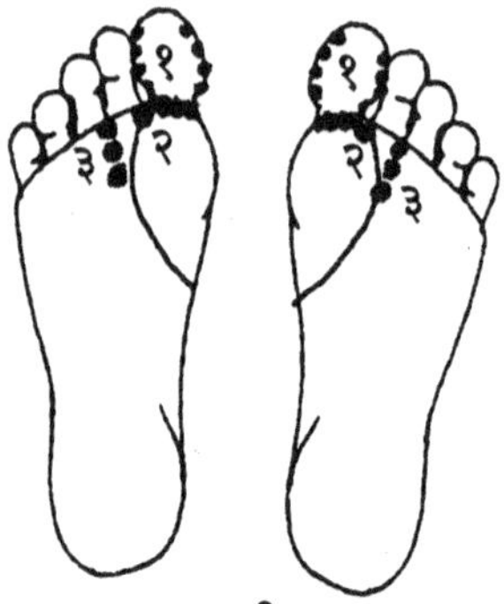

आकृती १

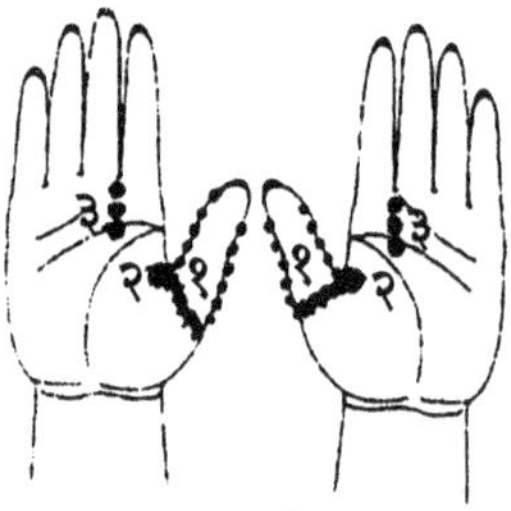

आकृती ४

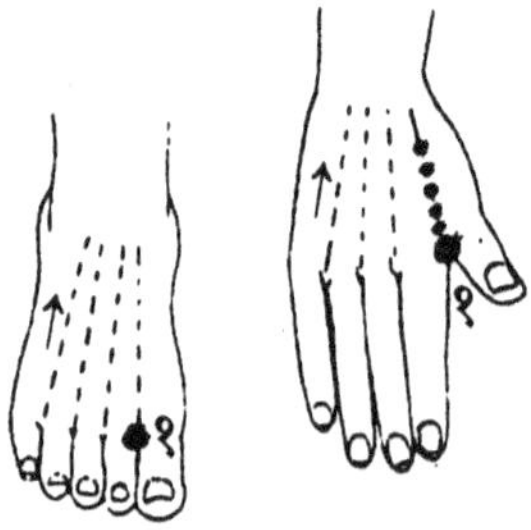

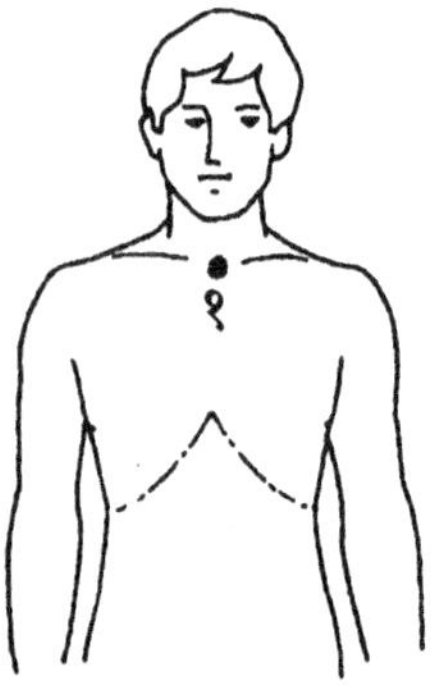

आकृती २

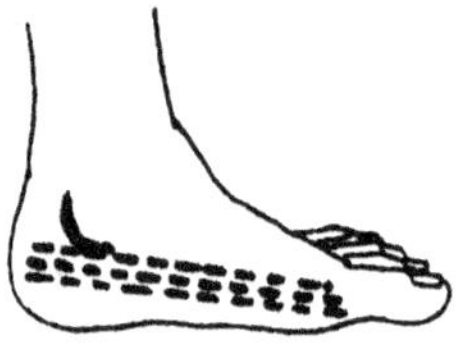

आकृती ५

आकृती ३

टॉन्सिलायटिस (Tonsilitis) :

टॉन्सिल्स घशात असतात. या अंडाकृती आकाराच्या गाठी असतात. ह्या रससंस्थेचा (Lymphatic system) भाग असून जंतुसंसर्गापासून संरक्षण करण्याचे काम करतात. जन्मानंतर यांचा आकार वाढू लागतो. वयाच्या सातव्या वर्षी हा आकार सर्वाधिक असतो. वयाच्या बाराव्या वर्षानंतर त्यांचा आकार कमी होतो.

टॉन्सिलायटिस या विकारात टॉन्सिल्सना जंतुसंसर्ग होतो. हा विकार विशेषत: बाल्यावस्थेत बऱ्याच मुलांमध्ये आढळून येतो. या विकारात ताप येतो. गिळताना घसा दुखतो. डोके दुखू लागते. तसेच कानही दुखू शकतो. प्रतिजैविके घेऊन बरे वाटू शकते.

ॲक्युप्रेशरचे उपचार

या उपचारांच्या जोडीने ॲलोपॅथिक किंवा होमिओपॅथिक उपचार सुरू ठेवावेत. सर्वांत प्रथम आकृती क्र. १मध्ये दर्शविल्यानुसार अंगठ्याच्या पायथ्याशी दाब द्यावा. आकृतीत हा भाग 'xxx' अशा खुणेने ठळक रेषेने दर्शविला आहे. या भागावर एक ते दोन मिनिटे दाब द्यावा. त्यानंतर आकृती क्र. १मध्ये दर्शविल्यानुसार तळपायांच्या अंगठ्यांच्या कडांवरही (border) दाब द्यावा. यानंतर बिंदू क्र. २वर दाब द्यावा. जेथे अंगठा व त्याच्याशेजारील बोट जुळते तेथे हा बिंदू असतो. या बिंदूवर मध्यम स्वरूपाचा, पण खोलवर १० सेकंद दाब द्यावा. ही क्रिया तीन वेळा करावी. यानंतर आकृती क्र. १मधील बिंदू क्र. ३वर दाब द्यावा. या बिंदूच्या वर व खाली दर्शविलेल्या बिंदूंवरही दाब द्यावा.

अशाच प्रकारे आकृती क्र. २मध्ये दर्शविल्यानुसार दोन्ही तळहातांवरील बिंदूंवर दाब द्यावा. नंतर आकृती क्र. ३मध्ये दर्शविलेल्या बिंदू क्र. १वर दाब द्यावा. येथे मध्यम, खोलवर दाब द्यावा. नंतर आकृती क्र. ३ व आकृती क्र. ४मधील ठळक बिंदूंनी दर्शविलेल्या रेषेवरील सर्व बिंदूंवर दाब द्यावा. हा दाब दर्शविलेल्या दिशेने द्यावा. नंतर आकृती क्र. ५मध्ये दर्शविलेल्या गळपट्टीच्या हाडांमधील खळग्यातील बिंदूंवर ५ सेकंद सौम्य स्वरूपाचा दाब काळजीपूर्वक द्यावा.

या उपचारांनी नक्कीच बरे वाटते. तरीदेखील रुग्णाने लोणची, थंडगार शीतपेये, आइस्क्रीम खाणे टाळावे. कमीतकमी रोग बरा होईपर्यंत तरी हे पथ्य पाळावे.

गॉयटर (Goitre)

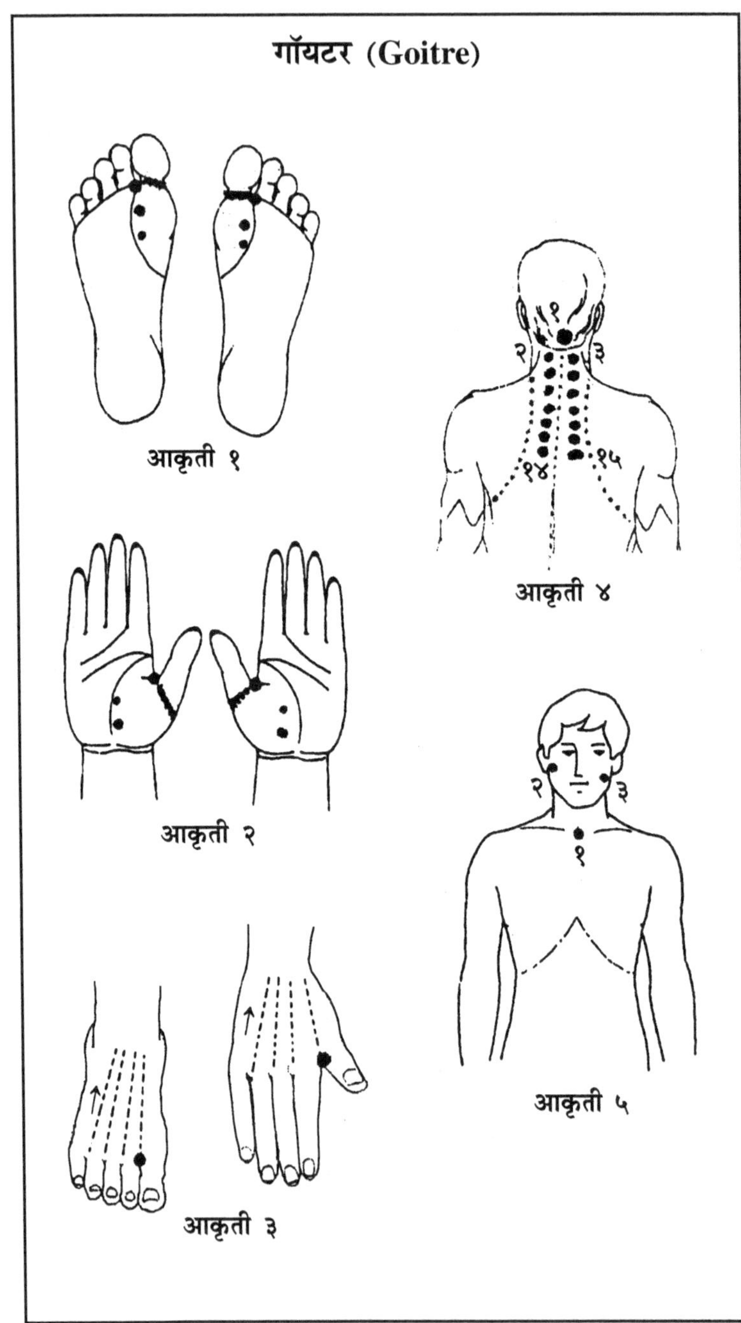

गॉयटर (Goitre) :

या विकारात थायरॉइड ग्रंथीस सूज येते. याचे दोन प्रकार आहेत.

१) साधा गॉयटर (Simple goitre) :– शीर्षस्थ ग्रंथीतून TSH या संप्रेरकाचा अधिक प्रमाणात स्राव झाल्यास हा रोग होतो. प्रत्येक दिवसाला आयोडिन १००-१२५ या प्रमाणात घेण्याची गरज असते.

२) नोड्युलर गॉयटर (Nodular goitre) :– यात छोट्या छोट्या गाठी तयार होतात (nodules). या गाठी गुळगुळीत दिसतात, घट्ट असतात, पण कडक नसतात. गिळताना त्यांची हालचाल सुलभपणे होते.

ॲक्युप्रेशरचे उपचार

हा विकार रुग्णास फार त्रासदायक असतो. ॲक्युप्रेशरचे उपचार नियमितपणे घेतल्यास १० ते १२ बैठकांनंतर हा रोग बरा होतो. सर्वप्रथम आकृती क्र. १मध्ये दर्शविल्यानुसार अंगठ्याच्या पायथ्याशी दाब द्यावा. हा भाग आकृतीत ठळक बिंदूंनी बनलेल्या रेषेने दर्शविला आहे. हा दाब अंगठ्याने किंवा पेन्सिलीच्या पाठीमागच्या बोथट टोकाने द्यावा. जिमीच्या साहाय्यानेही हा दाब देता येतो; परंतु पेन्सिलीच्या मागील टोकाने दाब देणे अधिक योग्य ठरते. त्यामुळे योग्य तितका दाब देता येतो. हा दाब एक मिनिट द्यावा.

यानंतर आकृती क्र. १मध्ये दर्शविलेल्या, जिथे अंगठा व त्याच्या शेजारचे बोट एकत्र जुळते, तेथे दर्शविलेल्या ठळक बिंदूंवर दाब द्यावा. अशाच प्रकारे आकृती क्र. २मध्ये दर्शविलेल्या तळहातांच्या अंगठ्याच्या पायथ्याशी दाब द्यावा. तसेच दर्शविलेल्या बिंदूंवरही तळपायांवर ज्याप्रमाणे दाब दिला तसाच दाब तळहातांवरील बिंदूंवर द्यावा. यानंतर आकृती क्र. ३मध्ये दर्शविलेल्या ठळक बिंदूंवर दाब द्यावा. हा दाब दोन्ही हातांवर व दोन्ही पायांवर द्यावा.

आकृती क्र. ४मध्ये दर्शविलेल्या मानेतील १ ते १५ क्रमांकांच्या बिंदूंवर दाब द्यावा. यातील बिंदू क्र. १वर सौम्य दाब द्यावा. हा बिंदू लंबमज्जेशी निगडित असतो. नंतर आकृती क्र. ५मधील १,२ व ३ क्रमांकांच्या बिंदूंवर दाब द्यावा. बिंदू क्र. २ व ३ हे गालावर कानाच्या जवळ असतात, तर बिंदू क्र. १ हा गळपट्टीच्या हाडांच्या मध्यभागी असलेल्या खळग्यात असतो. बिंदू क्र. १वर ३ ते ४ सेकंदांकरिता अतिशय काळजीपूर्वक व फक्त सौम्य दाब द्यावा.

मूळव्याध (Piles / Fistula)

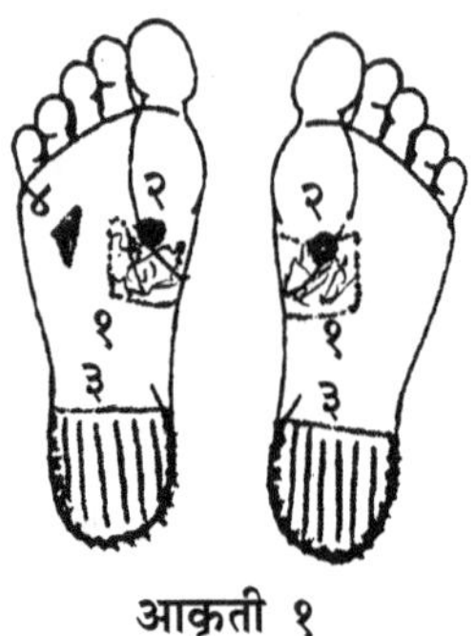

आकृती १

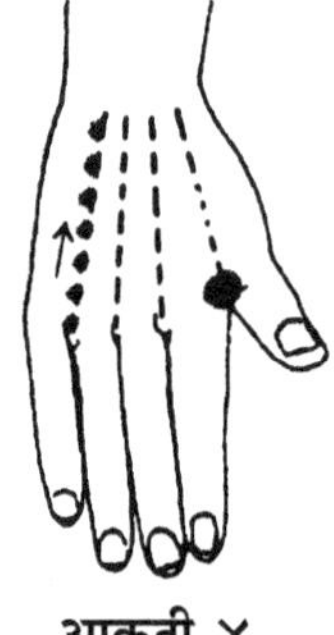

आकृती ४

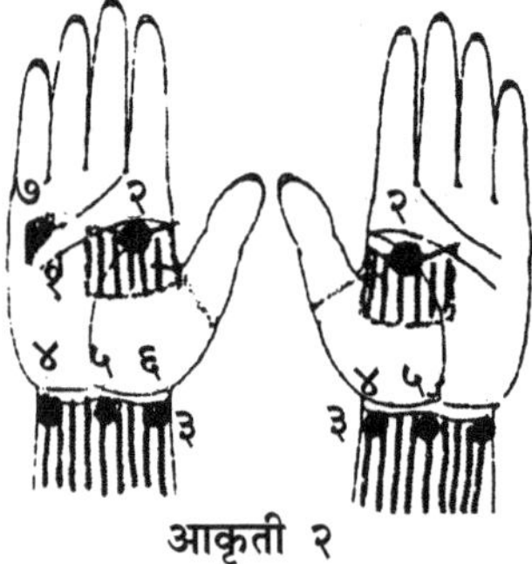

आकृती २

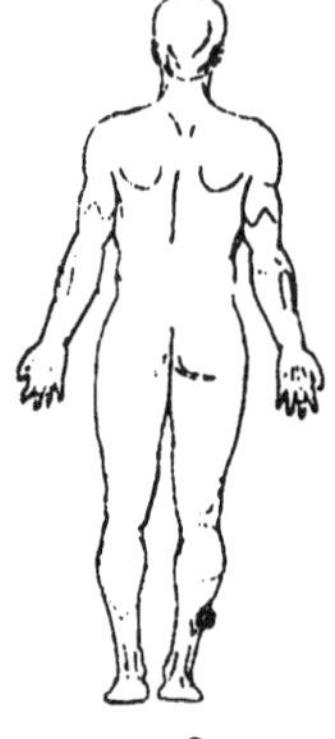

आकृती ५

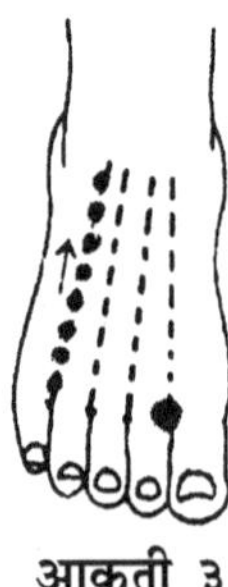

आकृती ३

मूळव्याध (Piles / Fistula) :

मूळव्याध झालेली असल्यास गुदद्वाराभोवतालच्या रक्तवाहिन्या (नीला) रुंदावतात. त्वचेच्या (गुदद्वाराभोवतीच्या) बाह्य आवरणातील नीला रुंदावतात किंवा अंतस्त्वचेतील नीला रुंदावतात. एखादी बारीक रक्तवाहिनी फुटून मलत्यागाच्या वेळी रक्त पडू शकते.

फर्स्ट डिग्री पाईल्स (First degree piles) : मलत्यागाच्या वेळी रक्त पडते; परंतु त्वचा गुदद्वाराबाहेर येत नाही.

सेकंड डिग्री पाईल्स (Second degree piles) :– मलत्यागाच्या वेळी त्वचा (मूळव्याधीचा कोंब) बाहेर येते; परंतु नंतर आत जातो.

थर्ड डिग्री पाईल्स (Third degree piles) : मूळव्याधीच्या जागेची त्वचा (मूळव्याधीचा कोंब) कायमस्वरूपी गुदद्वाराबाहेर राहतो.

गुदद्वारापाशी दुखणे, ॲनिमिया ही या आजाराची लक्षणे असतात. गँगरीन, फायब्रॉसिस या मूळव्याधीमुळे उद्भवणाऱ्या गुंतागुंतीच्या समस्या असतात.

ॲक्युप्रेशरचे उपचार

रुग्णांनी बद्धकोष्ठता होऊ देणे टाळावे. मलावरोध किंवा बद्धकोष्ठता हे मूळव्याधीचे महत्त्वाचे कारण असते. त्यामुळे रोगाची तीव्रताही वाढते. ॲक्युप्रेशरच्या उपचारांमुळे आश्चर्यकारक फायदा होतो. तीन ते चार बैठकांमध्येच रुग्णाच्या मलावाटे रक्त जाणे, दुखणे इत्यादी समस्या कमी होऊ लागतात व १० ते १२ बैठकांनंतर रोग पूर्णपणे नियंत्रणात येतो. सुरुवातीला संपूर्ण तळपायांवर जिमी लाटण्याप्रमाणे गोल फिरवत दाब द्यावा व नंतर आकृती क्र. १मध्ये दर्शविलेल्या बिंदू क्र. १ व ३जवळील छायांकित भागात जिमी लाटण्याप्रमाणे गोल फिरवत दाब द्यावा. या भागात खोलवर दाब देणे आवश्यक आहे. टाचांच्या कडांवरही दाब द्यावा (आकृती क्र. १). यानंतर आकृती क्र. १मधील बिंदू क्र. २वर जिमीच्या पुढच्या टोकाने, टेकविलेले टोक न हलविता घड्याळाच्या काट्याच्या दिशेने गोल फिरवत १० सेकंद दाब द्यावा. ही क्रिया ३ वेळा करावी. हा बिंदू मूत्रपिंडाशी निगडित असतो. यानंतर आकृती क्र. १मधील उजव्या तळपायावरील बिंदू क्र. ४वर दाब द्यावा. हा बिंदू यकृताशी निगडित असतो. अशाच प्रकारे आकृती क्र. २मध्ये दर्शविल्यानुसार बिंदू क्र. १जवळील छायांकित भागावर, बिंदू क्र. २वर आणि उजव्या तळहातावरील बिंदू क्र. ७वर दाब द्यावा. यानंतर आकृती क्र. २मध्ये दर्शविल्यानुसार दोन्ही हातांच्या मनगटांवर मसाज करावा आणि बिंदू क्र. ४,५,६वर दाब द्यावा. यानंतर आकृती क्र. ३मध्ये दर्शविल्यानुसार १ क्रमांकाच्या बिंदूवर दाब द्यावा. यानंतर आकृती क्र. ३ व ४मध्ये दर्शविल्यानुसार

प्रोस्टेट (Prostate)

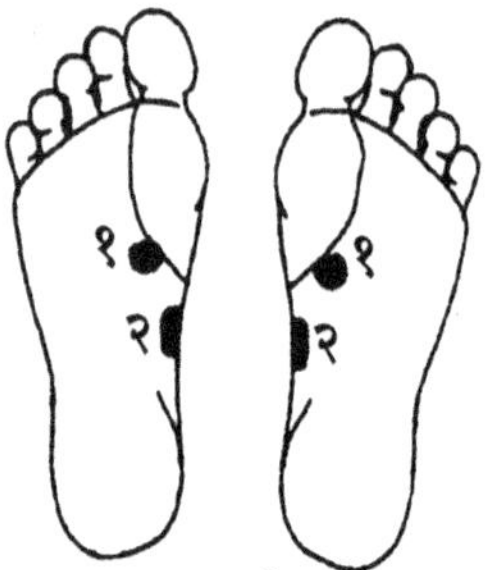

आकृती १

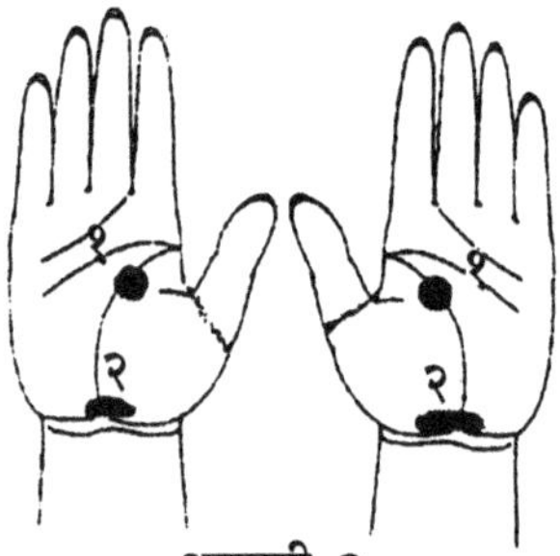

आकृती २

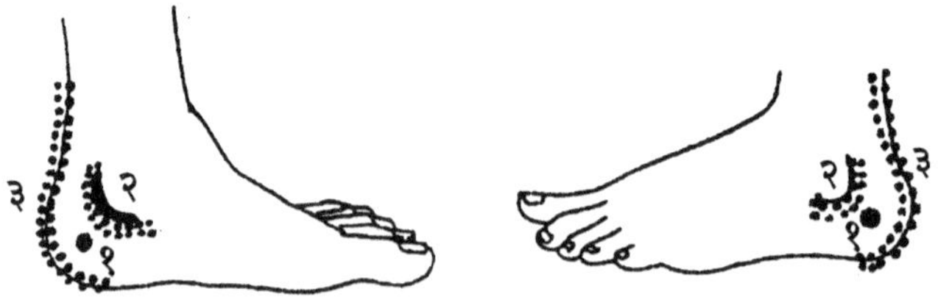

आकृती ३

ठळक ठिपक्यांनी बनलेल्या रेषेवर दाब द्यावा. हा दाब दोन्ही पाय व दोन्ही हातांवर द्यावा. हा दाब दर्शविलेल्या दिशेने द्यावा. उजव्या पायावर मागील बाजूस घोट्यापासून बोटे आडवी ठेवल्यास सात ते आठ बोटे उंचीवर असलेल्या बिंदूवर दाब द्यावा (आकृती क्र. ५). या बिंदूवरील दाब अत्यंत फायदेशीर ठरतो. रुग्णास मलावाटे खूप रक्त जात असेल किंवा त्या जागी खूपच दुखत असेल, तर वरील सर्व बिंदूंवर दिवसातून दोन वेळा दाब द्यावा. असे दोन-तीन दिवस करावे. त्यानंतर ४-५ दिवस दिवसातून एकदाच दाब द्यावा. इतक्या उपचारांनंतर रोग नियंत्रणात येतो. त्यानंतर एक दिवसाआड उपचार आणखी दोन आठवडे सुरू ठेवावेत.

प्रोस्टेट (Prostate) :

हा अवयव पुरुषांतील मूत्रनलिकेच्या सुरुवातीच्या भागाभोवती असतो. मूत्राशयाखाली हा अवयव आढळतो. यातून स्रवलेला स्राव हा वीर्याचा काही भाग बनतो. जन्माच्या वेळेस प्रोस्टेटचे वजन कमी असते. पौंगडावस्थेपासून प्रोस्टेटची वाढ सुरू होते व याचे वजन जवळजवळ २० ग्रॅम होते. वृद्धावस्थेपासून हे अधिक वाढते.

मूत्रनलिकेवाटे जिवाणूसंसर्ग झाल्यास प्रोस्टेटायटिस (Prostatitis) हा विकार होतो. यामुळे वारंवार मूत्रविसर्जन करावे लागते. यामुळे तापही येऊ शकतो, तसेच मूत्रावाटे पूही जाऊ शकतो. वृद्धावस्थेत प्रोस्टेटचा कर्करोगही होऊ शकतो.

ॲक्युप्रेशरचे उपचार

हा रोग फक्त ॲक्युप्रेशरच्या उपचारांनीही बरा होऊ शकतो किंवा ॲक्युप्रेशरच्या जोडीला होमिओपॅथिक उपचारांची जोड द्यावी. अर्थातच शल्यक्रिया करण्याइतका रोग गंभीर नसेल, तरच हे शक्य होते. प्रथम आकृती क्र. १ व आकृती क्र. २मध्ये दर्शविल्यानुसार दोन्ही तळपायांवरील व दोन्ही तळहातांवरील बिंदू क्र. १वर दाब द्यावा. हा बिंदू मूत्रपिंडांशी निगडित असतो. हा दाब देण्याआधी दोन्ही पायांच्या कमानीच्या भागातून जिमी गोल फिरवत दाब दिल्यास अधिक फायदेशीर ठरते. बिंदू क्र. १वर १० सेकंद दाब द्यावा. ही क्रिया तीन वेळा करावी. यानंतर आकृती क्र. १ व आकृती क्र. २मधील दोन्ही तळपाय व दोन्ही तळहातांवरील बिंदू क्र. २वर दाब द्यावा. हा बिंदू मूत्राशयाशी निगडित असतो. नंतर आकृती क्र. ३मध्ये दर्शविल्यानुसार बिंदू क्र. १वर दाब द्यावा. हा दाब दोन्ही पायांवर, टाचांच्या दोन्ही बाजूंवर द्यावा. या बिंदूंवर घड्याळाच्या काट्याच्या दिशेने दहा सेकंद दाब द्यावा. ही क्रिया तीन वेळा करावी. हा बिंदू खूप संवेदनशील

असतो. त्यामुळे सुरुवातीस मध्यम स्वरूपाचा दाब द्यावा. नाहीतर खूप दुखल्यामुळे रुग्ण पुढच्या वेळी या बिंदूवर दाब घेणे टाळतो व उपचारांना उशीर होत जातो. हा भाग फारच हळवा झालेला असल्यास टाचेच्या दोन्ही बाजूंनी मसाज करीत दाब द्यावा. नंतर आकृती क्र. ३मधील बिंदू क्र. २ व ३ या बिंदूंजवळील ठिपक्यांनी बनलेल्या रेषांवर दाब द्यावा.

रुग्णांनी अधिक द्रवपदार्थ घेणे टाळावे. विशेषत: रात्री झोपण्याआधी गरम दूध घेऊ नये. सबल सेर-मदरटिंक्चर (Sabalser-Mother tincture) हे होमिओपॅथीचे औषध दिवसातून ३ वेळा १० थेंब या प्रमाणात ७ दिवस घ्यावे. बरे वाटल्यास आणखी एक आठवडा घ्यावे. ॲक्युप्रेशरचे उपचार कमीत कमी १०-१५ दिवस घ्यावेत.

मधुमेह (Diabetes) :

पिष्टमय पदार्थांच्या चयापचय क्रियेत बिघाड निर्माण झाल्यास हा रोग होतो. रक्तातील साखरेची (Glucose) पातळी वाढते. एकदा रोग झाल्यास आयुष्यभर औषधे घेऊन रक्तातील साखरेचे प्रमाण नियंत्रित करावे लागते. याची लक्षणे पटकन लक्षातही येत नाहीत. तरीही मूत्रविसर्जन जास्त वेळा करावे लागणे (विशेषत: रात्री), खूप तहान लागणे, खूप भूक लागणे इत्यादी स्वरूपाची लक्षणे असतात. साधारणत: १०० मि.ली. रक्तात ७० ते १०० मिलीग्रॅम साखर असणे सामान्य अथवा योग्य प्रमाण मानले जाते. हे प्रमाण १८० मिलीग्रॅम/१०० मिली यापेक्षा अधिक झाल्यास मूत्रावाटेही साखर जाऊ लागते. मधुमेहामुळे इतर अनेक गुंतागुंतीच्या समस्या निर्माण होतात.

ॲक्युप्रेशरचे उपचार

हा रोग पूर्णपणे बरा होत नाही. योग्य आहार-विहार, औषधे व व्यायामामुळे या रोगावर नियंत्रण ठेवता येते. भरभर चालण्याचा व्यायाम उपयोगी ठरतो. तसेच चिंता, तणाव अशा गोष्टींपासून दूरच असावे. गोड पदार्थ, अधिक ऊर्जा (calorie) देणारे पदार्थ टाळावेत. ॲलोपॅथिक डॉक्टरांनी दिलेली औषधेही चालूच ठेवावीत. त्याच्या जोडीला ॲक्युप्रेशरचे उपचार करावे.

सर्वप्रथम दोन्ही तळहातांवर व दोन्ही तळपायांवर जिमी लाटण्याप्रमाणे गोल फिरवत दाब द्यावा. यानंतर आकृती क्र. १मध्ये दर्शविलेल्या बिंदूवर दाब द्यावा. हा बिंदू शीर्षस्थ ग्रंथीशी निगडित असतो. ही ग्रंथी सर्व अंत:स्रावी ग्रंथींच्या कार्यावर नियंत्रण ठेवते. त्यानंतर आकृती क्र. १मधील बिंदू क्र. २वर

मधुमेह (Diabetes)

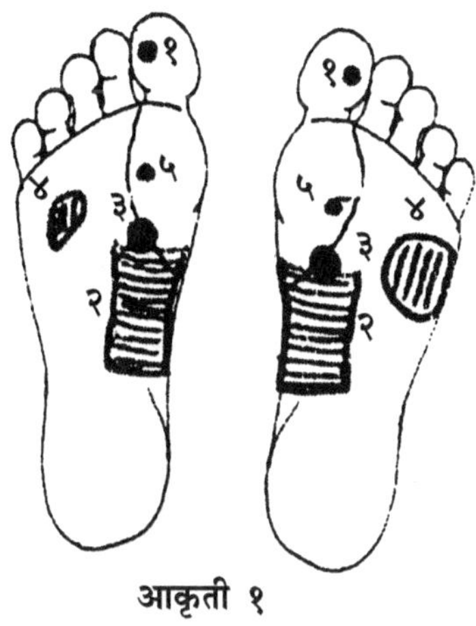

आकृती १

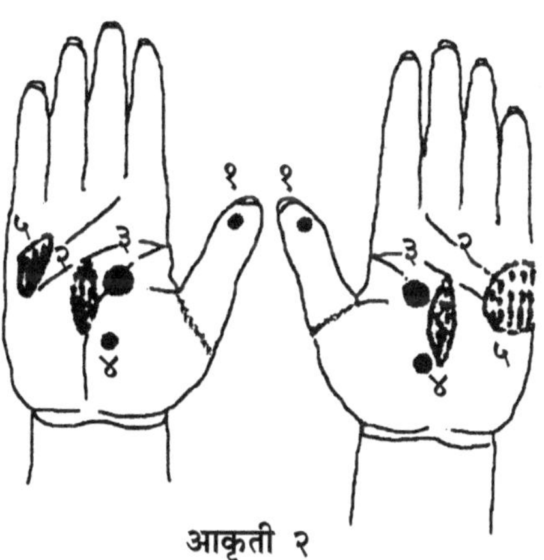

आकृती २

दाब घ्यावा. हा बिंदू स्वादुपिंडाशी निगडित असतो. त्यामुळे या बिंदूवर दाब देणे फार महत्त्वाचे असते. त्यानंतर मूत्रपिंडाशी निगडित असलेल्या बिंदू क्र. ३वर (आकृती क्र. १ व २ मधील) दाब घ्यावा. हा दाब दहा सेकंद घ्यावा व ही क्रिया तीन वेळा करावी. त्यानंतर आकृती क्र. १मधील उजव्या तळपायावरील यकृताशी निगडित असलेल्या बिंदू क्र. ४वर, तसेच डाव्या तळपायावरील हृदयाशी निगडित असलेल्या बिंदू क्र. ४वर दाब घ्यावा. अशाच प्रकारे आकृती क्र. २मध्ये दर्शविलेल्या दोन्ही तळहातांच्या बिंदू क्र. १ ते ४ या बिंदूंवर दाब घ्यावा.

कावीळ (Jaundice) :

कावीळ झालेल्या व्यक्तींच्या त्वचेचा व डोळ्यांचा रंग पिवळा होतो. रक्तातील बिलिरुबिन (bilirubin) या रंगद्रव्याचे प्रमाण जास्त झाल्याने असे होते. बिलिरुबिन आधी रक्तात येते व नंतर मूत्रातही दिसून येते.

काविळीचे प्रकार खालीलप्रमाणे –

१) ऑब्स्ट्रक्टिव्ह जॉन्डिस (obstructive Jaundice) :- ही कावीळ पित्तनलिकेत (bile duct) अडथळा आल्यास होते. हा अडथळा पित्ताच्या खड्यांमुळे (gall stones), पित्तनलिकेस सूज आल्यास निर्माण होतो. यात सीरम प्रोटिन्सचे (serum proteins) प्रमाण वाढत नाही.

२) हेमोलायटिक जॉन्डिस : ही नवजात बालकांना होऊ शकते. काही विषारी द्रव्यांमुळे या प्रकारची कावीळ होऊ शकते. मलाचा रंग सामान्य असतो. मूत्रात बिलिरुबिन व बाइल सॉल्ट्स आढळत नाहीत. प्लीहा मोठी होते.

३) इन्फेक्टिव्ह जॉन्डिस :- या प्रकारची कावीळ विषाणूंमुळे होते. अशा वेळी मूत्रात बिलिरुबिन आढळते. सीरम अल्ब्युमिनचे प्रमाण कमी होते.

ॲक्युप्रेशरचे उपचार

काविळीचे निदान अगदी प्राथमिक अवस्थेतच झाल्यास ॲक्युप्रेशरचे उपचार उपयुक्त ठरतात. काविळीचे निदान उशिरा, बऱ्याच पुढच्या टप्प्यात झाल्यास डॉक्टरांनी दिलेली औषधे ॲक्युप्रेशरच्या उपचारांच्या जोडीने जरूर घ्यावीत. त्यामुळे रोग लवकर नियंत्रणात येतो.

सर्वप्रथम दोन्ही तळहातांवर व तळपायांवर जिमी लाटण्याप्रमाणे गोलगोल फिरवत दाब घ्यावा. हा दाब प्रत्येक तळहात व तळपायावर एक मिनिट घ्यावा. त्यानंतर आकृती क्र. १ व आकृती क्र. २मध्ये दर्शविलेल्या बिंदू क्र. १ ते ३वर दाब घ्यावा.

यानंतर आकृती क्र. १ व आकृती क्र. २मधील अनुक्रमे उजवा तळपाय व

कावीळ (Jaundice)

आकृती १

आकृती २

आकृती ३

आकृती ४

आकृती ५

उजवा तळहात यांवरील यकृताशी निगडित असा बिंदू क्र. ४वर दाब घ्यावा. यानंतर आकृती क्र. १ व आकृती क्र. २मधील अनुक्रमे डावा तळपाय व डावा तळहात यावरील बिंदू क्र. ४वर दाब घ्यावा. हा बिंदू प्लीहेशी निगडित असतो. यानंतर आकृती क्र. २ व आकृती क्र. ३मधील 'xxx' अशा खुणांनी छायांकित केलेल्या भागांवर दाब घ्यावा. हा दाब देताना एखादे तेल किंवा क्रीम वापरून मसाज करीत दाब घ्यावा. यानंतर आकृती क्र. ३मधील बिंदू क्र. १ व २वर दाब घ्यावा. हा दाब दोन्ही पायांवर घ्यावा. त्याचप्रमाणे आकृती क्र. ३मध्ये दर्शविल्याप्रमाणे हातांवरील बिंदू क्र. १वरही दाब घ्यावा.

आकृती क्र. ४मध्ये दर्शविल्यानुसार उजव्या पायाच्या मागच्या बाजूस घोट्यापासून सात ते आठ बोटे उंचावर असलेल्या बिंदू क्र. १वर दाब घ्यावा. या बिंदूवर ८ ते १० सेकंद दाब देऊन ही क्रिया तीन वेळा करावी.

यानंतर आकृती क्र. ५मध्ये दर्शविल्यानुसार तीन बोटांच्या साहाय्याने उजव्या बाजूस बरगडीजवळ दर्शविलेल्या बिंदूवर दाब घ्यावा. हा दाब देताना बोटे १५-२० अंशांच्या कोनात बिंदूवर टेकवावी. या भागात सौम्य ते मध्यम स्वरूपाचा दाब घ्यावा. ही क्रिया कमीत कमी तीन वेळा करावी. या भागात दाब देतेवेळी रुग्ण उपाशीपोटी असेल व मूत्रविसर्जनाचे कार्य उरकलेले असेल, याची काळजी घ्यावी. त्याचप्रमाणे या भागात पहाटेच्या वेळी दाब घ्यावा.

सर्दी (Common cold) :

सर्दी जंतुसंसर्गामुळे होते. शिंका येतात, नाक वाहू लागते व डोके दुखते. बऱ्याच वेळा इन्फ्लुएन्झा विषाणू सर्दीस कारणीभूत असतो. हा रोग हवेवाटे पसरतो. सुरुवातीला नाकात हुळहुळल्याची भावना होते, घसा खवखवतो, डोके दुखते. घसाही बसू शकतो. अंग दुखते.

ॲक्युप्रेशरचे उपचार

असे म्हणतात की, सर्दीवर काही उपचार नाही. औषधाशिवाय एक आठवड्यात व औषध घेतल्यास ७ दिवसांत सर्दी बरी होते. ॲक्युप्रेशरच्या उपचारांनी सर्दीची तीव्रता बऱ्यापैकी कमी होऊ शकते. सर्वप्रथम आकृती क्र.१ व आकृती क्र. २मधील दोन्ही तळपाय व दोन्ही तळहातांवरील बोटांच्या टोकाशी असलेल्या सायनस बिंदूवर दाब घ्यावा. हा दाब अंगठ्याच्या साहाय्याने घड्याळाच्या काट्याच्या दिशेने गोल फिरवत ८ ते १० सेकंद घ्यावा. प्रत्येक बिंदूवर ही क्रिया ३ वेळा करावी.

यानंतर आकृती क्र. ३मध्ये दर्शविल्यानुसार दोन्ही हात व दोन्ही पायांवर

सर्दी (Common cold)

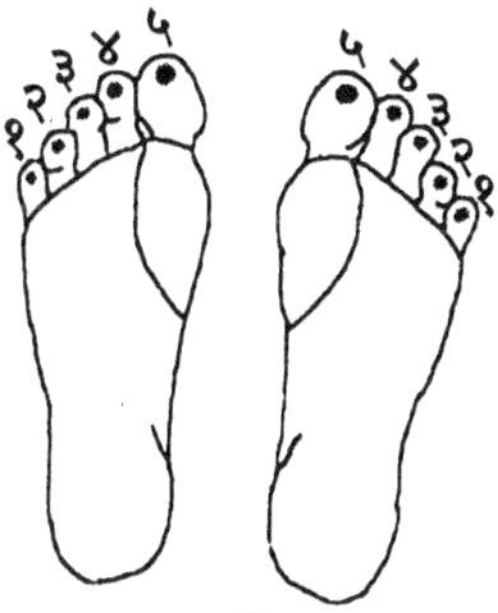

आकृती १

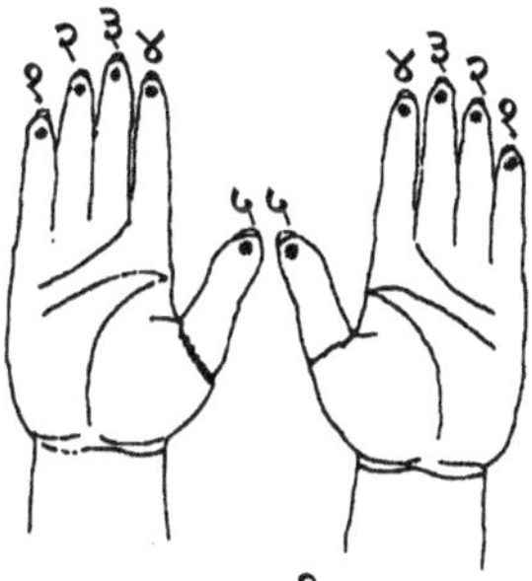

आकृती २

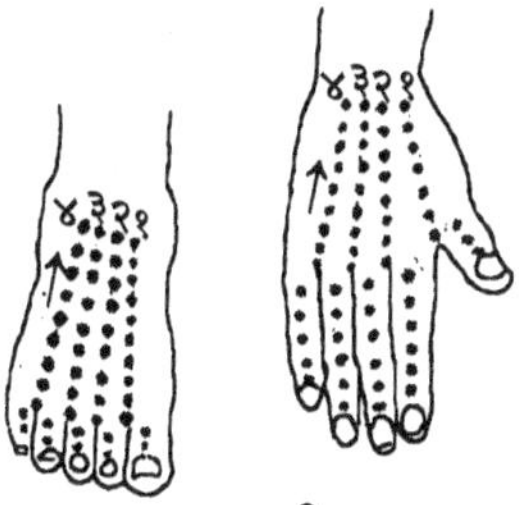

आकृती ३

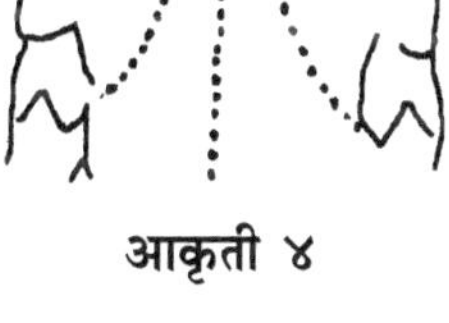

आकृती ४

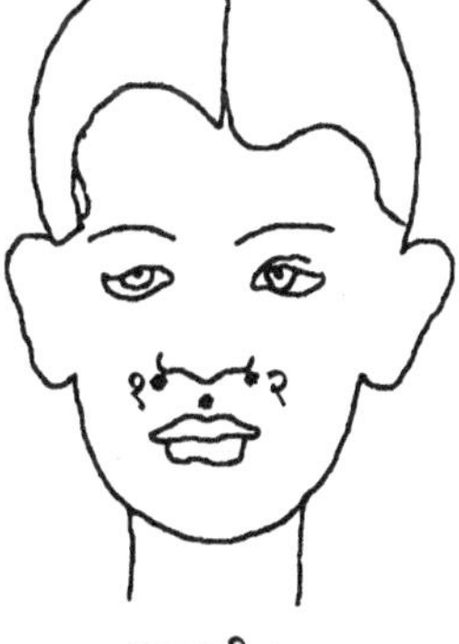

आकृती ५

ठिपक्यांनी बनलेल्या रेषांवर दाब द्यावा. हा दाब दर्शविलेल्या दिशेने द्यावा. यानंतर आकृती क्र. ३मध्ये दर्शविल्यानुसार दोन्ही पायांच्या व दोन्ही हातांच्या बोटांवरही दाब द्यावा.

नंतर आकृती क्र. ४मध्ये दर्शविलेल्या १ ते १५ क्रमांकांच्या बिंदूवर दाब द्यावा. क्र. १ या बिंदूवर काळजीपूर्वक दाब द्यावा. नंतर आकृती क्र. ५मध्ये दर्शविल्याप्रमाणे नाकपुड्यांच्या कडांशी असलेल्या बिंदू क्र. १ व २वर दाब द्यावा. तसेच वरच्या ओठाच्या वर दर्शविलेल्या बिंदूवरही दाब द्यावा. यामुळे नाक वाहणे नियंत्रणात येते. लवकर बरे होण्यासाठी दिवसातून दोन वेळा हे उपचार करावेत.

निम्न रक्तदाब (Hypotension / Low Blood Pressure) :

रक्तदाब सामान्य रक्तदाबापेक्षा कमी झाल्यास त्या परिस्थितीस किंवा विकारास निम्न रक्तदाब म्हणतात. साधारणत: सिस्टॉलिक रक्तदाब ६० मिमी ते ९० मिमी (पारदस्तंभावरील) इतका झाल्यास निम्न रक्तदाब आहे असे समजावे. अशा वेळी मेंदूस कमी प्रमाणात रक्तपुरवठा होतो. व्यक्तीस चक्कर येऊन बेशुद्धावस्था येऊ शकते. चांगला ऊर्जादायक आहार घेतल्यास फायदा होऊ शकतो.

ॲक्युप्रेशरचे उपचार

सुरुवातीला आकृती क्र. १ व आकृती क्र. २मध्ये दर्शविल्यानुसार दोन्ही तळपायांच्या व दोन्ही तळहातांच्या सायनस बिंदूवर (बिंदू क्र. १ ते ५) दाब द्यावा. यानंतर आकृती क्र. ३मध्ये दर्शविल्यानुसार दोन्ही पाय व दोन्ही हातांच्या मधल्या बोटावर दाब द्यावा. हा दाब मधल्या बोटाच्या नखाच्या खाली द्यावा व दाब देताना तेल किंवा क्रीम लावून अंगठ्याने आकृतीत दर्शविलेल्या दिशेने चोळावे. ही क्रिया १०-१२ वेळा करावी व या क्रियेची दोन्ही तळपाय व तळहातांच्या मधल्या बोटावर तीन वेळा पुनरावृत्ती करावी. त्यानंतर दर्शविलेल्या बिंदूवर दर्शविलेल्या दिशेने दाब द्यावा.

यानंतर आकृती क्र. ४मधील बिंदू क्र. १वर सौम्य दाब द्यावा. त्याचप्रमाणे आकृतीत दर्शविलेल्या मानेवरील व पाठीवरील बिंदूवरही दाब द्यावा. मानेच्या दोन्ही कडांवरून डोक्याकडून खांद्यांकडे दाब द्यावा. हा दाब देताना तीन बोटे जुळवून मानेच्या कडांवर टेकवून सौम्य ते मध्यम स्वरूपाचा दाब देत मसाज करावा. ही क्रिया तीन ते चार वेळा करावी.

यानंतर आकृती क्र. ५मधील बिंदू क्र. १वर दर्शविलेल्या दिशेने म्हणजेच बोट

निम्न रक्तदाब (Hypotension / Low Blood Pressure)

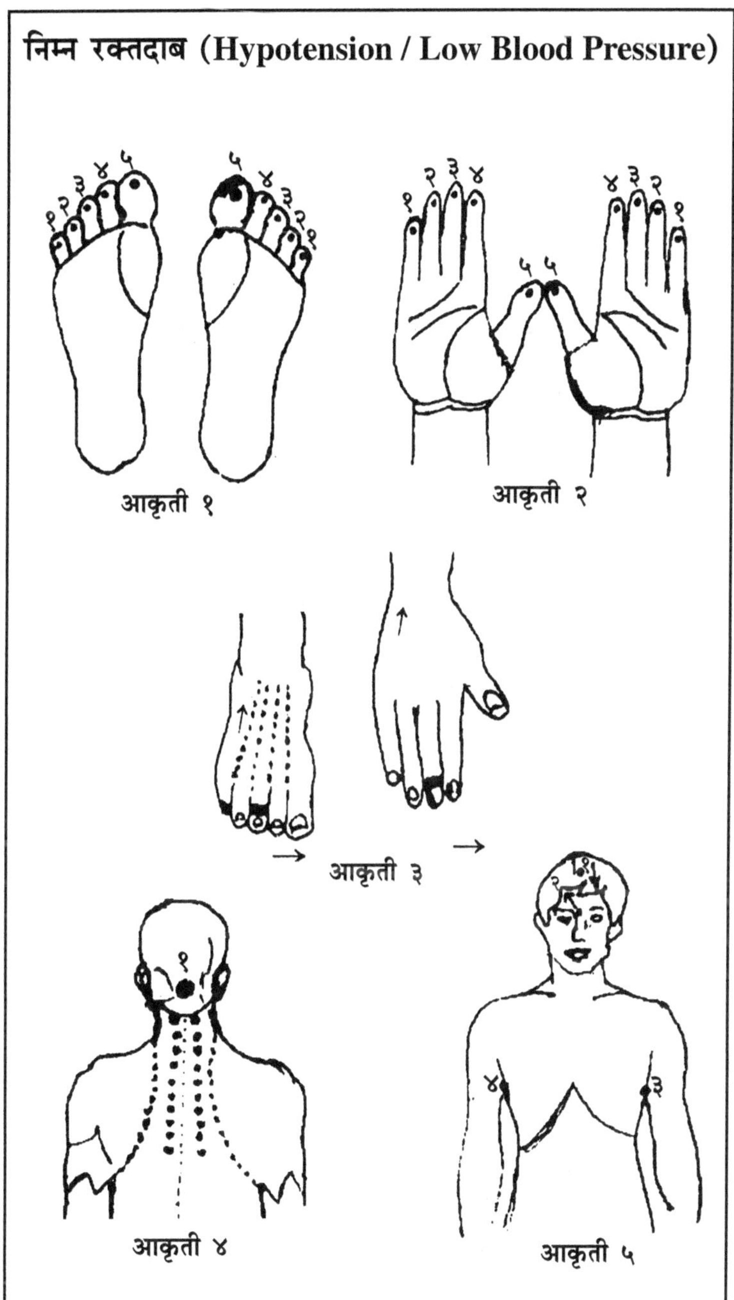

नाकाच्या दिशेने ओढत दाब द्यावा. यानंतर आकृती क्र. ५मधील ३ व ४ क्रमांकांच्या बिंदूंवरही दाब द्यावा. या बिंदूंवर अंगठ्याच्या साहाय्याने खोलवर दाब द्यावा. दोन्ही काखांमध्येही तीन बोटे एकत्र जुळवून दाब द्यावा.

रुग्णास खूप थकवा जाणवत असेल, तर एक कप गरम कॉफी, रुग्णास मधुमेह नसल्यास ७५ ग्रॅम द्राक्षे, घरी बनविलेले पनीर यांचे सेवन केल्यास खूप फायदा होतो. रक्तदाबाच्या आकड्यांमध्ये फारसा फरक पडत नसल्यास डॉक्टरांच्या सल्ल्याने आहारातील मिठाचे प्रमाण वाढविता येऊ शकते.

घसा खवखवणे (Sore Throat) :

जंतुसंसर्गामुळे घशाचा व टॉन्सिलचा दाह होतो. डोके दुखते, ताप येतो, खोकला येऊ लागतो. टॉन्सिल्सना सूज येते.

ॲक्युप्रेशरचे उपचार

रुग्णाने गरम पाण्यात मीठ घालून गुळण्या कराव्यात.

आकृती क्र. १मध्ये बिंदू क्र. १पाशी अंगठ्याच्या पायथ्याशी 'xxx' अशा खुणांनी दर्शविलेल्या भागावर दाब द्यावा. या भागात अंगठ्याच्या किंवा पेन्सिलच्या मागील बोथट टोकाने दाब द्यावा.

यानंतर आकृती क्र. १मधील बिंदू क्र. २जवळील दर्शविलेल्या तिन्ही बिंदूंवर दाब द्यावा. या बिंदूंवर दाब दिल्यास खूप दुखते; परंतु त्यांच्यावर दाब देणे फार परिणामकारक असते. या बिंदूंवर अंगठ्याने किंवा पेन्सिलीच्या मागच्या बोथट टोकाने घड्याळाच्या काट्याच्या दिशेने गोल फिरवत ८ ते १० सेकंद दाब द्यावा. ही क्रिया प्रत्येक बिंदूवर तीन वेळा करावी. असा दाब दोन्ही तळपायांवर द्यावा. अशाच प्रकारे आकृती क्र. २मध्ये दर्शविल्यानुसार दोन्ही तळहातांवरील बिंदूवर दाब द्यावा.

यानंतर आकृती क्र. ३मध्ये दर्शविल्यानुसार दोन्ही पाय व हातांचा अंगठा व त्याच्या शेजारचे बोट जेथे एकत्र जुळतात, त्या बिंदूवर दाब द्यावा. त्यानंतर ठळक ठिपक्यांनी बनलेल्या रेषेवरील बिंदूवर दाब द्यावा. त्यानंतर आकृती क्र. ४मधील बिंदू क्र. १वर ३ ते ४ सेकंद सौम्य दाब द्यावा. ही क्रिया तीन वेळा करावी. हा बिंदू दोन गळपट्टीच्या हाडांच्या मधील खळग्यात असतो.

घसा खवखवणे (Sore Throat)

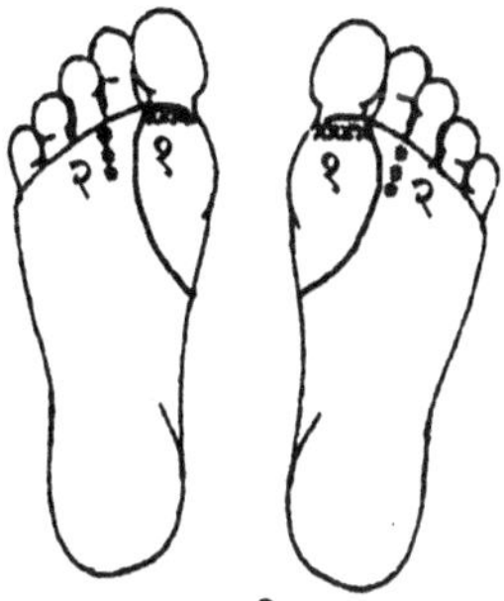

आकृती १

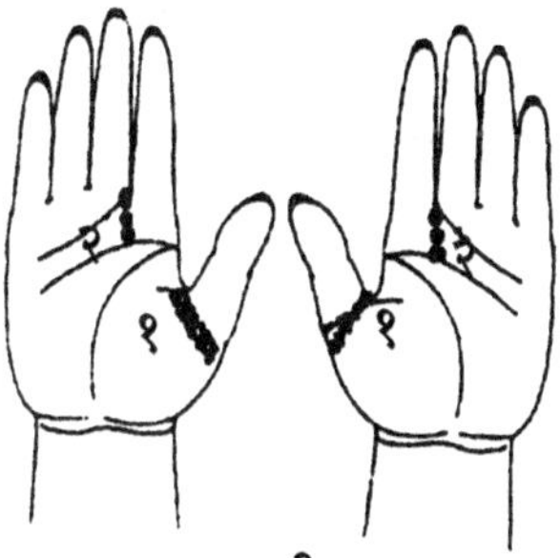

आकृती २

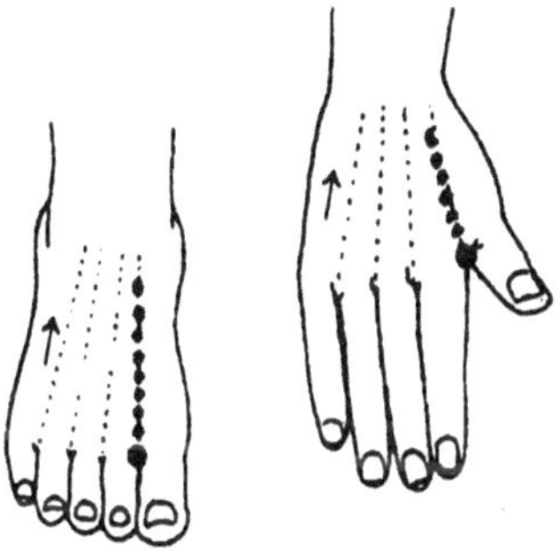

आकृती ३

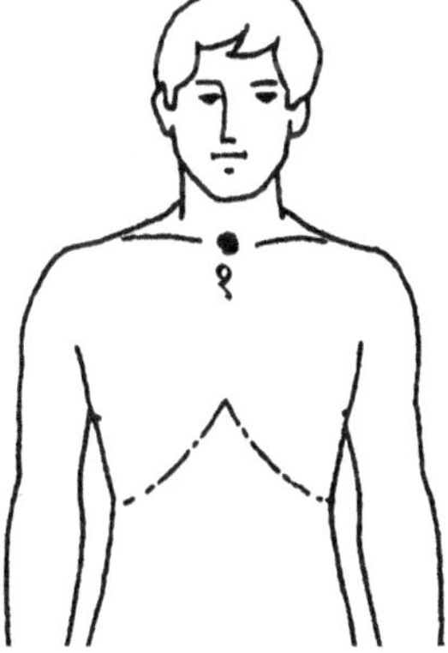

आकृती ४

हिस्टेरिया (Hysteria)

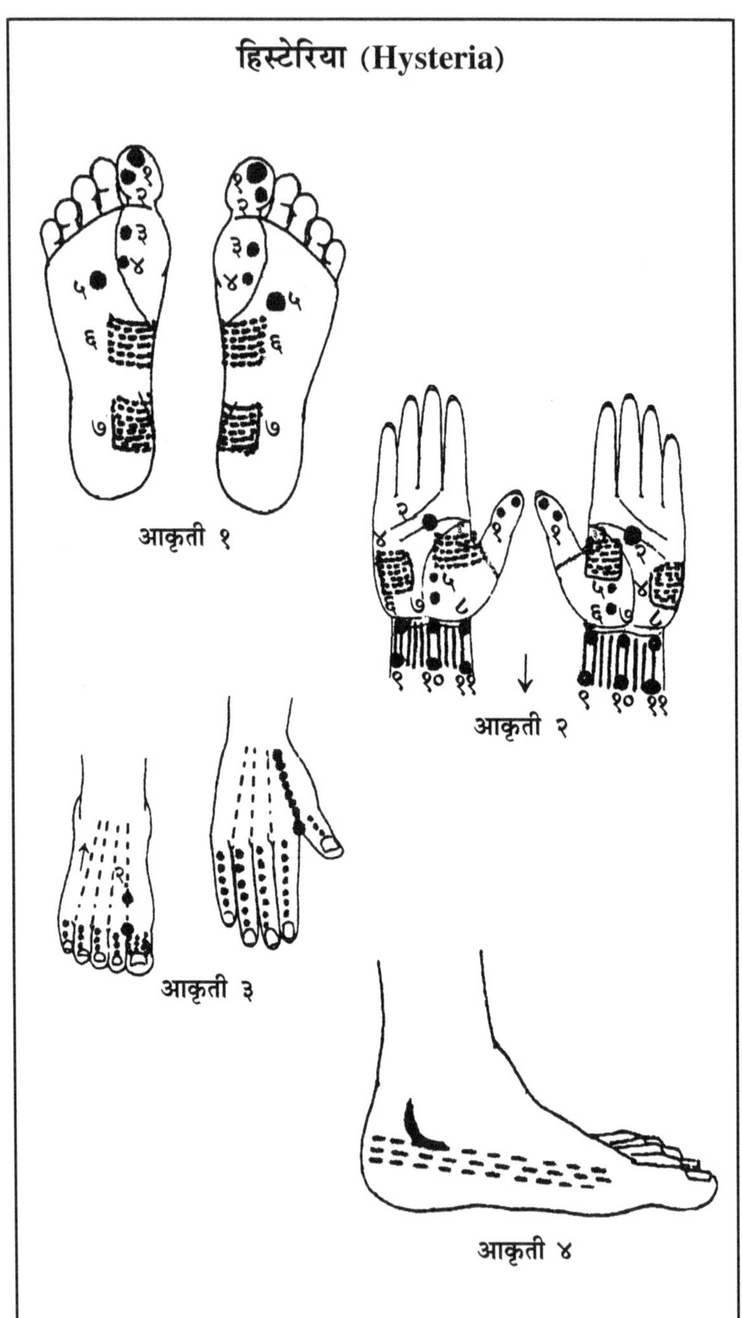

हिस्टेरिया (Hysteria) :

हा मानसिक विकार आहे. हिस्टेरियाचे दोन प्रकार असतात. कन्व्हर्जन हिस्टेरिया (conversion hysteria) : यात दडपणाविषयीची मानसिकता प्रत्यक्ष वागणुकीत दिसून येते. उदाहरणार्थ पॅरालिसिस किंवा वाचा बसणे (inability to speak)

डिसोसिएट हिस्टेरिया (Dissociate hysteria) : यात भिन्न व्यक्तिमत्त्वाची (multiple personalities) लक्षणे दिसून येतात.

ॲक्युप्रेशरचे उपचार

प्रथम आकृती क्र. १मध्ये दर्शविलेल्या बिंदू क्र. १ व २वर दाब द्यावा. बिंदू क्र. १ हा मेंदूशी तर बिंदू क्र. २ हा शीर्षस्थ ग्रंथीशी निगडित असतो. यानंतर आकृती क्र. १मधील ३ व ४ क्रमांकांच्या बिंदूंवर दाब द्यावा. बिंदू क्र. ३ हा थायरॉइड व बिंदू क्र. ४ हा पॅराथायरॉइड ग्रंथीशी निगडित असतो. यानंतर आकृती क्र. १मधील बिंदू क्र. ५वर दाब द्यावा. नंतर बिंदू क्र. ६ व ७ या बिंदूंजवळील छायांकित भागात दाब द्यावा. अशाच प्रकारे आकृती क्र. २मध्ये दर्शविलेल्या तळहातांवरील बिंदूंवरही दाब द्यावा. छायांकित भागावर जिमी लाटण्याप्रमाणे गोल फिरवत दाब द्यावा व नंतर जिमीच्या पुढच्या टोकाने बिंदूंवर घड्याळाच्या काट्याच्या दिशेने गोल फिरवत दाब द्यावा.

यानंतर आकृती क्र. २मध्ये दर्शविल्यानुसार मनगटांच्या दोन्ही बाजूंनी दाब द्यावा. हा दाब दर्शविलेल्या दिशेने अंगठ्याने मसाज करत द्यावा. त्यानंतर मनगटांवर आकृती क्र. २मधील ६ ते ११ क्रमांकांच्या बिंदूंवर दाब द्यावा. यानंतर आकृती क्र. ३मध्ये दर्शविल्याप्रमाणे दोन्ही पाय व हातांवरील बिंदू क्र. १वर दाब द्यावा. जेथे अंगठा व त्याच्या शेजारील बोट एकत्र जुळतात तेथे हा बिंदू असतो. नंतर फक्त बिंदू क्र. २वर दाब द्यावा. हा बिंदू उपचाराच्या दृष्टिकोनातून फार फार महत्त्वाचा असतो.

यानंतर आकृती क्र. ३मध्ये दर्शविल्यानुसार पाय व हातांच्या बोटांवर दर्शविलेल्या प्रत्येक बिंदूवर टोचल्याप्रमाणे दाब द्यावा (pricking pressure). हा दाब अंगठ्याच्या नखाने द्यावा. हा दाब वेळ वाचविण्यासाठी कंगव्याने द्यावा. यामुळे अनेक बिंदूंवर एकाच वेळी दाब दिला जातो. यानंतर आकृती क्र. ४मध्ये दर्शविलेल्या बिंदूंवर, तसेच आकृती क्र. ३मध्ये हातांवर ठळक ठिपक्यांनी दर्शविलेल्या रेषेवरील बिंदूंवर दाब द्यावा.

मान अवघडणे (Stiff neck)

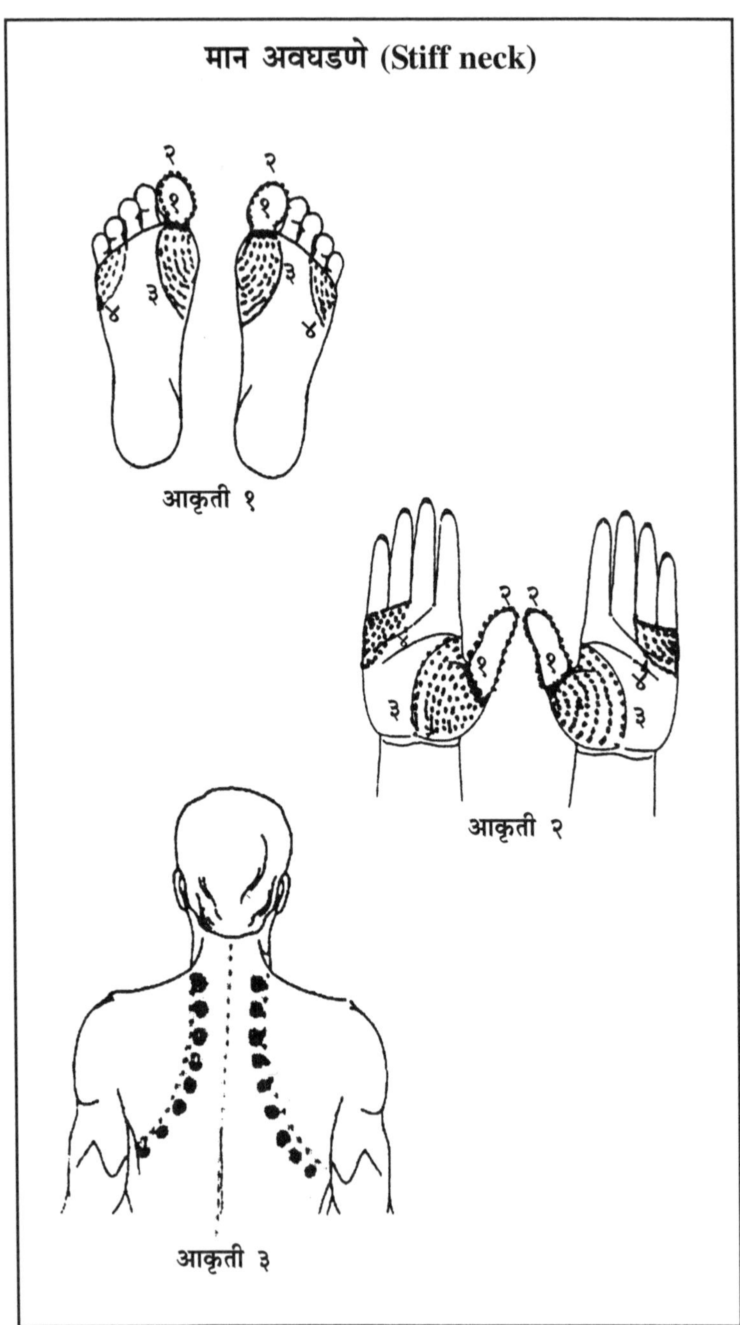

मान अवघडणे (Stiff Neck) :

अत्याधिक थंडीमुळे अथवा मानेच्या अचानक घडलेल्या वेड्यावाकड्या हालचालीमुळे मानेतील स्नायूंचे आकुंचन होते व मान अवघडते. मान वळविताना दुखते.

ॲक्युप्रेशरचे उपचार

मानेची अगदी थोडी हालचाल करतानाही रुग्णास खूप दुखते. बऱ्याच वेळा झोपेतच मान अवघडते व सकाळी उठल्यावर मान वळविताना दुखत असल्याचे लक्षात येते.

सुरुवातीला आकृती क्र.१मध्ये दर्शविलेल्या, अंगठ्याच्या पायथ्याशी असलेल्या ठळक रेषेने दर्शविलेल्या रेषेवर दाब द्यावा. आधी ज्या बाजूने मान अवघडली असेल त्या बाजूच्या पायाच्या अंगठ्याच्या पायथ्याशी दाब द्यावा व नंतर दुसऱ्या पायाच्या अंगठ्याच्या पायथ्याशी दाब द्यावा. हा दाब अंगठा किंवा पेन्सिलीच्या मागील बोथट टोकाने द्यावा. हा भाग मानेशी संबंधित असतो व या भागात साधारण दोन मिनिटे दाब दिल्यास मानेचे अवघडलेपण बऱ्याच अंशी कमी होते. मात्र या भागी दाबल्यास रुग्णास खूप दुखते. अंगठ्याच्या भोवतालीही आकृती क्र. १मधील बिंदू क्र. २पाशी दर्शविलेल्या बिंदूंवरही दाब द्यावा. हा दाबही एक ते दोन मिनिटे द्यावा.

त्यानंतर आकृती क्र. १मध्ये दर्शविलेल्या बिंदू क्र. ३ व ४जवळच्या छायांकित भागावर जिमी लाटण्याप्रमाणे गोल फिरवत दाब द्यावा. हा दाब दोन्ही तळपायांवर १-२ मिनिटे द्यावा. अगदी याच प्रकारे आकृती क्र. २मध्ये दर्शविल्यानुसार दोन्ही तळहातांवरील बिंदूंवर व छायांकित भागावर दाब द्यावा. सर्व ठिकाणी दाब देऊन झाल्यानंतर पुन्हा हातांच्या व पायांच्या अंगठ्याच्या पायथ्याशी दाब द्यावा.

शेवटी आकृती क्र. ३मध्ये दर्शविलेल्या पाठीवरील बिंदूंवर दाब द्यावा. दिवसातून दोन ते तीन वेळा अशा प्रकारे दाब द्यावा. एक-दोन दिवसांत रुग्णास बरे वाटते. लवकर आराम वाटण्यासाठी ह्स टॉक्स-३० आणि पल्सेटिला-३० या होमिओपॅथिक औषधांचे तीन ते चार डोसेस आलटून-पालटून द्यावेत. दोन औषधांमध्ये १५ मिनिटांचा अंतराळ ठेवावा.

चक्कर येणे (Vertigo)

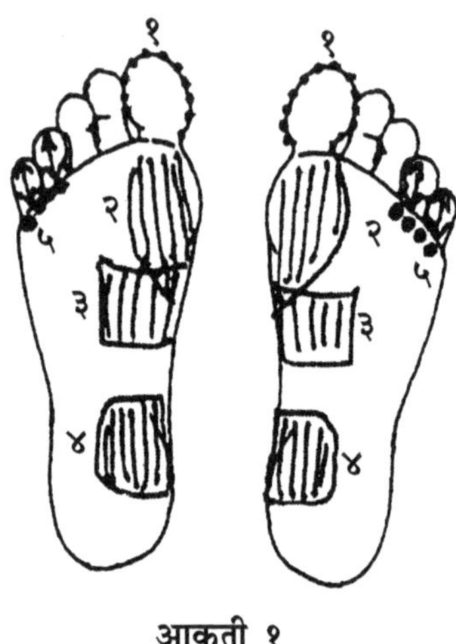

आकृती १

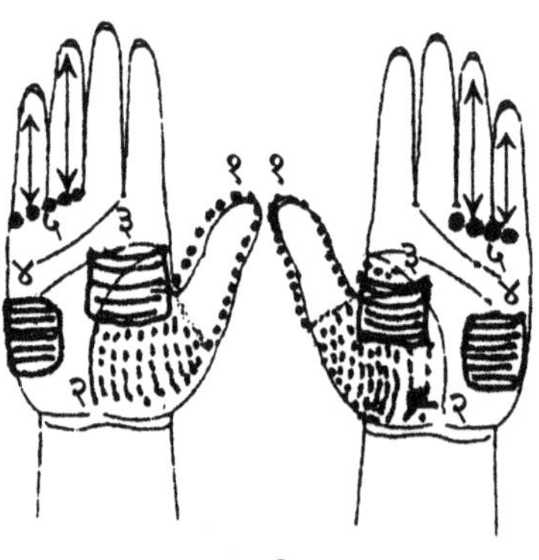

आकृती २

चक्कर येणे (Vertigo) :

डोके गरगरते. भोवतालचा आसमंत आपल्याभोवती गोल फिरत असल्याचा भास होतो. कानातील अर्धवलयाकृती नलिकांमध्ये (semi circular canals) काही बिघाड निर्माण झाल्यास असे होते. चक्कर येण्याबरोबर उलट्या होतात. कानातून आवाज येतात (tinnitus). ज्या वृद्ध व्यक्तींना आर्टेरिओस्क्लेरॉसिस (arteriosclerosis) ही समस्या असते त्यांनाही अशा प्रकारे चक्कर येऊ शकते. ही एक मानसिक समस्याही असू शकते.

ॲक्युप्रेशरचे उपचार

या विकाराची अनेक कारणे असतात. सर्व्हायकल स्पॉन्डिलायटिस, अपचन, अशक्तपणा किंवा कानातील काही बिघाड इत्यादी कारणांमुळे हा विकार जडतो. या विकाराचे नक्की कारण न कळल्यास शक्य ती सर्व कारणे दूर करण्यासाठी ॲक्युप्रेशरच्या उपचारांचा वापर करणे योग्य ठरते. सर्वप्रथम आकृती क्र. १मध्ये दर्शविल्यानुसार अंगठ्याच्या भोवताली बिंदू क्र. १पाशी दर्शविलेल्या बिंदूंवर दाब द्यावा. तसेच अंगठ्याखालील उंचवट्यावर (बिंदू क्र. २) जिमीच्या साहाय्याने दाब द्यावा. सर्व्हायकल स्पॉन्डिलायटिसमुळे चक्कर येत असल्यास येथे दाब देणे फायदेशीर ठरते. यानंतर बिंदू क्र. ३ व ४जवळील छायांकित भागावर दाब द्यावा. अपचनामुळे चक्कर येत असल्यास हे बिंदू महत्त्वाचे ठरतात. नंतर बिंदू क्र. ५ येथे दर्शविलेल्या, करंगळी व तिच्या शेजारील बोटांच्या पायथ्याशी दाब द्यावा. हे बिंदू कानाशी निगडित असतात व कानाशी संबंधित समस्यांमुळे चक्कर येत असल्यास येथील दाब फायदेशीर ठरतो. अगदी अशाच प्रकारे दोन्ही तळहातांवर आकृती क्र. २मध्ये करंगळी व अनामिका यांवर दर्शविलेल्या दिशेने (बिंदू क्र. ६) भरभर चोळून दाब द्यावा. त्यामुळे चक्कर येऊन बेशुद्ध झालेला रुग्ण लवकर शुद्धीवर येतो.कॉक्युलस इन्ड (cocculus ind) हे ३० किंवा २०० क्षमतेचे (potency) औषध दिवसातून ३ डोसेस या प्रमाणात ३ ते ४ दिवस दिल्यास रुग्णास लवकर बरे वाटते.

अर्धशिशी (Migraine) :

या विकारात एका बाजूचे डोके दुखते. उजेडाचा त्रास होतो. अधिक उजेडाने डोळेही दुखू शकतात. या विकाराचे दोन टप्पे असतात. पहिल्या टप्प्यात रुग्णास अर्धशिशी सुरू होणार असल्याची पूर्वसूचना मिळते. डोळ्यांनी अंधूक दिसू लागते. त्यानंतर एका बाजूचे डोके दुखणे सुरू होते. उजेड, मोठा आवाज सहन होत नाही. काही वेळा रुग्णास मळमळून उलटीही होऊ शकते.

अर्धशिशी (Migraine)

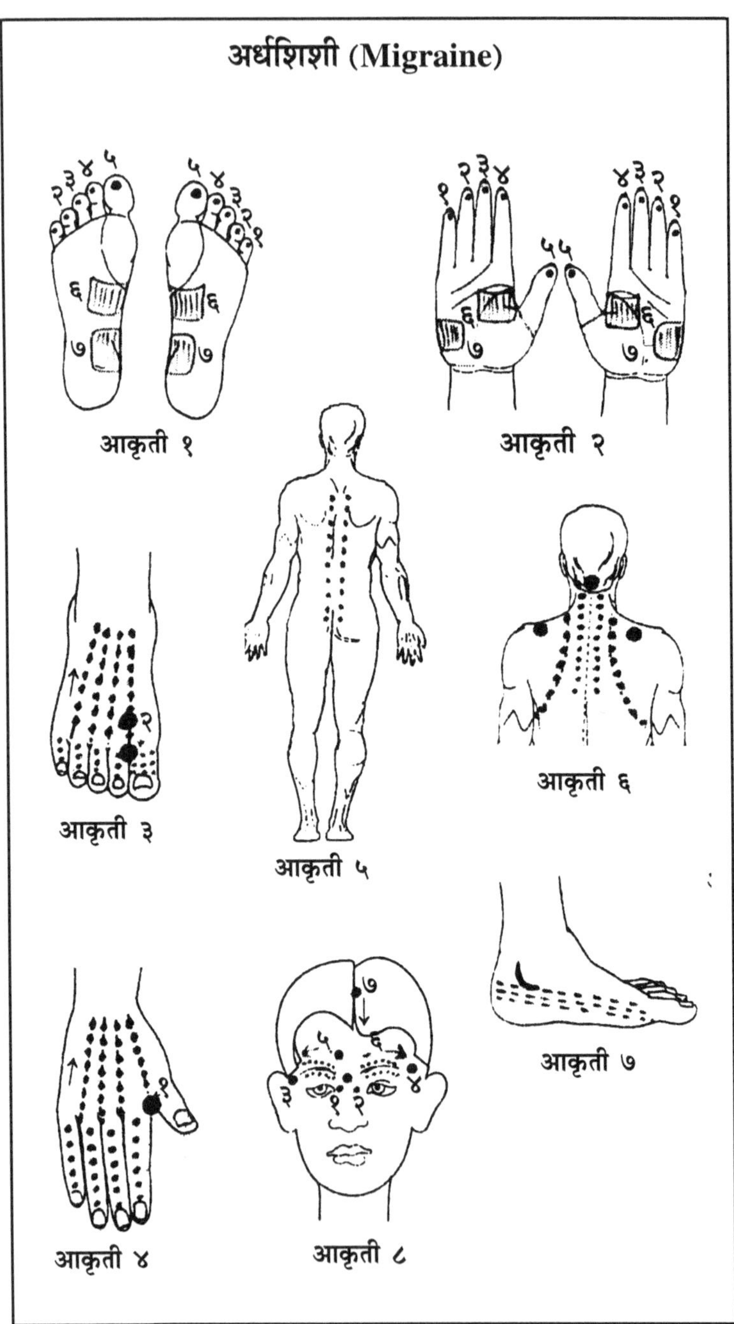

डोकेदुखी ४ ते ४८ तासही टिकू शकते. विकाराच्या पहिल्या टप्प्यात डिस्प्रीन (Disprin) हे औषध घेतल्यास उपयोगी ठरू शकते.

ॲक्युप्रेशरचे उपचार

हा विकार बरा करणे तसे अवघड समजले जाते. ॲक्युप्रेशरचे उपचार खूप परिणामकारक ठरतात. प्रथम आकृती क्र. १ व २मध्ये दर्शविलेल्या १ ते ५ क्रमांकांच्या दोन्ही तळहातांच्या व तळपायांच्या सायनस बिंदूवर दाब द्यावा. तसेच दोन्ही तळपाय व दोन्ही तळहातांवरील छायांकित भागांवरही (बिंदू क्र. ६ व ७ आकृती क्र. १ व २) दाब द्यावा. यानंतर आकृती क्र. ३मध्ये दर्शविलेल्या, जेथे अंगठा व त्याशेजारील बोट एकत्र जुळते त्या बिंदूवर (बिंदू क्र. १) दाब द्यावा. तसेच या बिंदूच्या दोन बोटे अंतरावर असलेल्या, आकृती क्र. ३मध्ये दर्शविलेल्या बिंदू क्र. २वरही दाब द्यावा. या दोन्ही बिंदूवर दाब दिल्यास रुग्णास खूप दुखते. आकृती क्र. १ व २मध्ये दर्शविलेल्या बिंदू क्रमांक ५च्या बाजूला असलेल्या तळहात व तळपाय यांच्या अंगठ्यावरील मेंदूशी निगडित असलेल्या बिंदूवर दाब द्यावा. त्यानंतर आकृती क्र. ३मध्ये दर्शविल्यानुसार दोन्ही पायांचे अंगठे व बोटे यांच्यावरही दाब द्यावा. यानंतर आकृती क्र. ४मध्ये दर्शविलेल्या हातांचा अंगठा व त्याशेजारील बोट जेथे जुळते त्या बिंदूवर (बिंदू क्र. १) दाब द्यावा. आकृतीत दर्शविलेल्या हातांच्या बोटांवरील बिंदूंवरही दाब द्यावा. तसेच बिंदू क्र. १पाशी ठळक ठिपक्यांनी बनलेल्या रेषेवरील बिंदूंवरही मसाज करित दाब द्यावा. हा दाब दर्शविलेल्या दिशेने द्यावा. तसेच ठिपक्यांनी दर्शविलेल्या रेषांवरही दाब द्यावा. आकृती क्र. ७मध्ये दर्शविल्यानुसार ठिपक्यांनी बनलेल्या रेषांवरील बिंदूंवरही मसाज करित दर्शविलेल्या दिशेने दाब द्यावा. यानंतर आकृती क्र. ६मधील मानेवर दर्शविलेल्या, पाठीच्या कण्याच्या दोन्ही बाजूंना असलेल्या बिंदूवर दाब द्यावा. यानंतर आकृती क्र. ६मधील खांद्यापासून सुरू होणाऱ्या पाठीवरील हातांच्या दिशेने जाणाऱ्या बिंदूंवरही दाब द्यावा. यानंतर आकृती क्र. ८मध्ये दर्शविल्यानुसार चेहऱ्यावरील बिंदूंवर दाब द्यावा. यातील बिंदू क्र. १वर अंगठ्याच्या साहाय्याने सरळ दाब द्यावा. हा बिंदू दोन भुवयांमध्ये असतो. यानंतर कानाच्या बाजूला, भुवई जेथे संपते तेथील बिंदूवर (बिंदू क्र. ३ व ४वर) दाब द्यावा. हा दाब अंगठ्याच्या साहाय्याने द्यावा. हा दाब तीन वेळा द्यावा. यानंतर नाक व डोके (भुवयांच्या जवळ) जेथे एकत्र येतात तेथील नाकाच्या दोन्ही बाजूंच्या बिंदूवर दाब द्यावा (आकृती क्र. ८). यानंतर आकृतीत दर्शविल्यानुसार दोन्ही भुवयांच्या वर व खाली दर्शविलेल्या बिंदूवर दाब द्यावा. तर्जनी भुवईच्या वरील बिंदूवर व अंगठा भुवईच्या खालील बिंदूवर

टेकवावा. त्या बिंदूपाशी अंगठा व तर्जनीने चिमटा काढत दाब द्यावा. चिमटा काढल्यावर तर्जनी न हलविता व टेकवलेले अंगठ्याचे टोक न उचलता घड्याळाच्या काट्याच्या दिशेने गोल फिरवत दाब द्यावा. ही क्रिया संपूर्ण भुवईभर करावी. कोणताही बिंदू सोडू नये. हा दाब देताना हातास गाठी लागू शकतात व तेथे दाबल्यावर दुखते; परंतु रोज उपचार घेतल्यास ४-५ दिवसांत या गाठी नाहीशा होतात व दुखणेही कमी होते. साधारण १०-१५ बैठकांनंतर रुग्णास बरे वाटते.

गुडघेदुखी (Knee Pain) :

गुडघ्याचा सांधा हा मांडीतील फीमर (femur) व पायातील टिबिया (Tibia) आणि फिब्युला (fibula) या हाडांच्या संयोगाने बनतो. या सांध्यावर पटेला (Patella) ही गुडघ्याची वाटी असते. ऑस्टिओ-आर्थ्रायटिस किंवा ह्रमॅटॉइड आर्थ्रायटिस झाल्यास त्याचा परिणाम गुडघ्यातील सांध्यावर होऊन गुडघेदुखी सुरू होते. तसेच फुटबॉलसारखे खेळ खेळणाऱ्या खेळाडूंना तेथील स्नायुबंधने (Ligaments) दुखावल्यामुळे गुडघेदुखी सुरू होऊ शकते.

ऑक्युप्रेशरचे उपचार

प्रथम आकृती क्र. १ व आकृती क्र. २मध्ये दर्शविलेल्या शीर्षस्थ ग्रंथीशी निगडित असलेल्या दोन्ही तळपाय व दोन्ही तळहातांवरील बिंदू क्र. १वर दाब द्यावा. यांवर दाब दिल्याने अंत:स्रावी ग्रंथींचे कार्य सुरळीत चालू राहते. नंतर आकृती क्र. १ व आकृती क्र. २मध्ये दर्शविलेल्या तळपाय व तळहातांवरील मूत्रपिंडांशी निगडित असलेल्या बिंदू क्र. २वर दाब द्यावा. यामुळे शरीरातील नको असलेली द्रव्ये बाहेर टाकण्यास मदत होते. यानंतर आकृती क्र. २मध्ये दर्शविल्यानुसार दोन्ही मनगटांवर दोन्ही बाजूंनी मसाज करावा आणि नंतर आकृती क्र. २मधील बिंदू क्र. ३ ते ८वर दाब द्यावा. यानंतर आकृती क्र. ३मध्ये ठिपक्यांनी दर्शविलेल्या रेषा क्र. ४वर दाब द्यावा, तसेच या रेषेवरील दर्शविलेल्या बिंदू क्र. १वरही दाब द्यावा. हा बिंदू करंगळीच्या पायथ्यापासून तीन बोटे अंतरावर असतो. हा बिंदू दाबल्यावर खूप दुखतो, पण येथील दाब फार फायदेशीर असतो. आकृती क्र. ३मध्ये दर्शविलेल्या सर्व रेषांवर दाब देऊन झाल्यानंतर आकृती क्र. ४मध्ये दर्शविलेल्या घोट्याच्या हाडाच्या भोवताली असलेल्या बिंदूंवर दाब द्यावा. अंगठ्याच्या साहाय्याने प्रत्येक बिंदूंवर सरळ दाब द्यावा. दोन ते तीन वेळा उपचार केल्यानंतर जर हे बिंदू फारच संवेदनशील बनले, तर त्या भागात मसाज करीत दाब द्यावा. दोन्ही गुडघे दुखत असल्यास हा दाब दोन्ही पायांवर द्यावा अन्यथा जो गुडघा दुखत असेल त्याच पायाच्या घोट्याभोवताली दाब द्यावा.

गुडघेदुखी (Knee Pain)

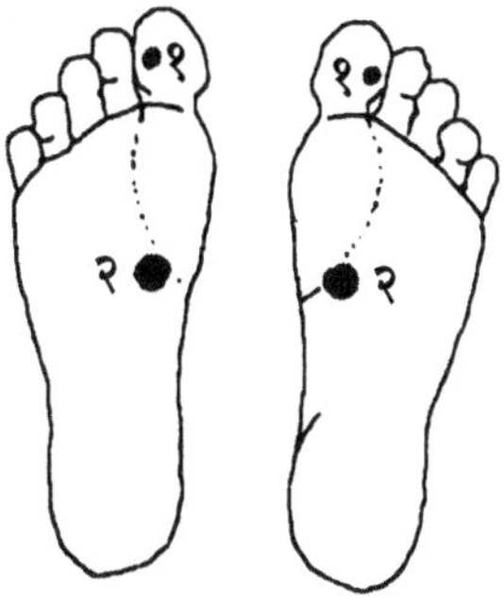

आकृती १

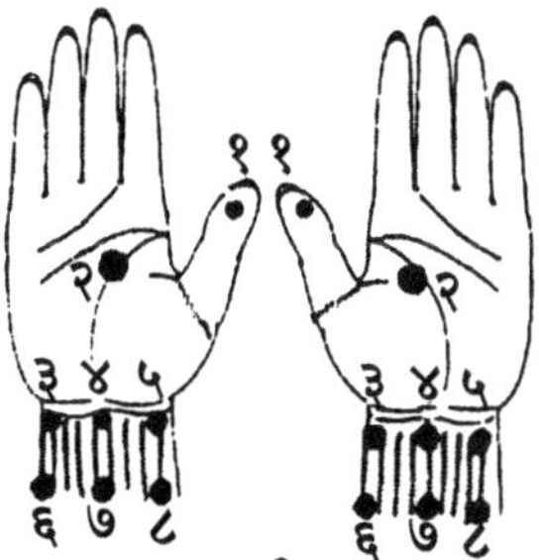

आकृती २

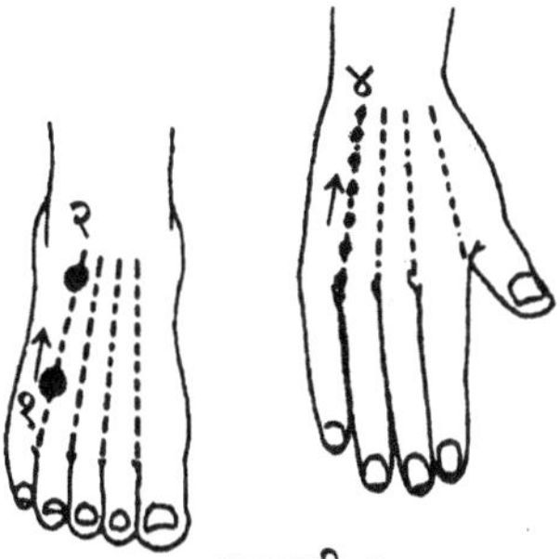

आकृती ३

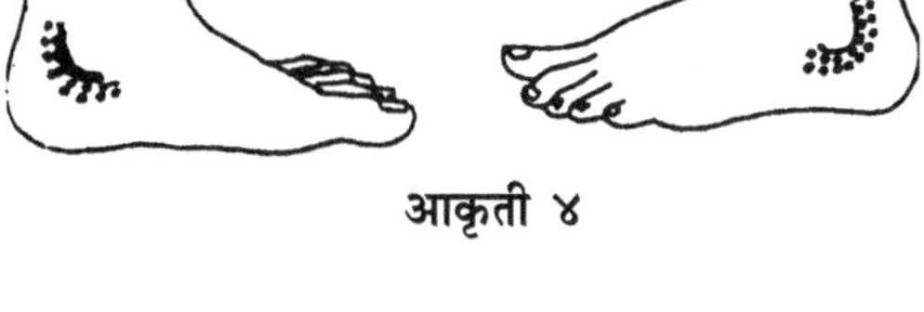

आकृती ४

ॲडेनॉइड्स (Adenoids)

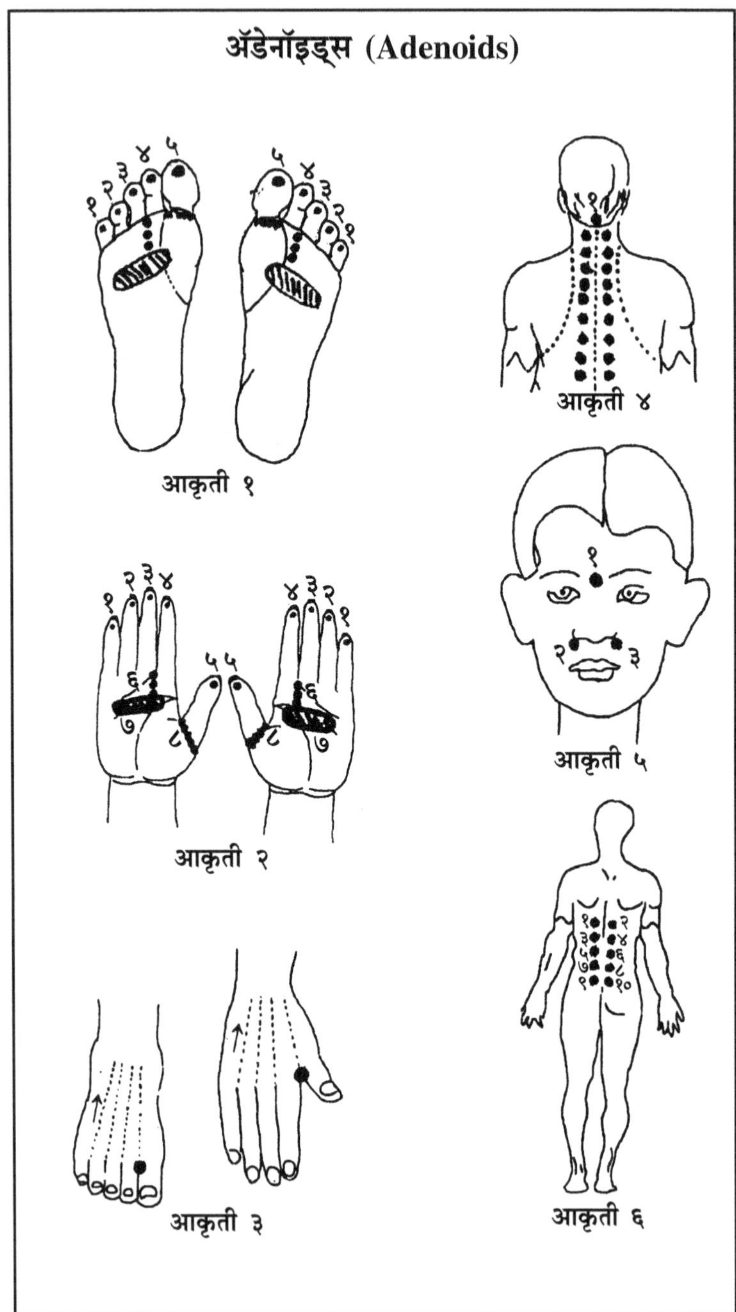

आकृती १

आकृती २

आकृती ३

आकृती ४

आकृती ५

आकृती ६

ॲडेनॉइड्स (Adenoids) :

या टॉन्सिल्सच्या वरती असलेल्या रससंस्थेच्या (lymphatic system) गाठी (lumph nodes) असतात. या गाठी श्वसनमार्गाचे जंतुसंसर्गापासून संरक्षण करतात. लहान वयात या गाठी मोठ्या असतात व पौगंडावस्थेनंतर लहान होतात/ आक्रसतात. लहान वयात त्यामुळेच मुलांचा आवाज अनुनासिक येतो. तसेच मुले घोरूही शकतात (snoring). या गाठींमुळे युस्टेशियन नलिकांना जंतुसंसर्ग होऊ शकतो व कधीकधी बहिरेपणाही येऊ शकतो.

ॲक्युप्रेशरचे उपचार

सर्वप्रथम आकृती क्र. १मधील दोन्ही तळपायांच्या बोटांच्या टोकांवरील सर्व सायनस बिंदूवर (बिंदू क्र. १ ते ५) दाब द्यावा. प्रत्येक बिंदूवर अंगठ्याच्या साहाय्याने घड्याळाच्या काट्याच्या दिशेने गोल फिरवत ८ ते १० सेकंद दाब द्यावा. ही क्रिया प्रत्येक बिंदूवर तीन वेळा करावी.

यानंतर आकृती क्र. १मध्ये दर्शविलेल्या बिंदू क्र. ६जवळील तीन बिंदूवर दाब द्यावा. या बिंदूवर पेन्सिलीच्या मागच्या बोथट टोकाने दाब द्यावा. यानंतर बिंदू क्र. ७जवळील छायांकित भागावर दाब द्यावा. बिंदू क्र. ६ व ७ येथील भाग श्वासनलिका व फुप्फुसांशी निगडित असतो. या बिंदूवर दाब दिल्यास श्वसनास होणारा त्रास कमी होतो. यानंतर आकृती क्र. १मध्ये दर्शविलेल्या अंगठ्याच्या पायथ्याशी असणाऱ्या ठळक रेषेवर जिमी लाटण्याप्रमाणे गोल फिरवत दाब द्यावा. येथे दाब दिल्याने मानेमधील तणाव कमी होतो. अगदी अशाच प्रकारे आकृती क्र. २मध्ये दर्शविलेल्या दोन्ही तळहातांवरील बिंदू क्र. १ ते ८वर दाब द्यावा.

यानंतर आकृती क्र.३मध्ये दर्शविलेल्या हात व पायांवरील ठळक बिंदूवर दाब द्यावा. आकृती क्र. ४मध्ये दर्शविलेल्या मानेवरील बिंदूवर दाब द्यावा. पाठीच्या कण्याच्या दोन्ही बाजूंवरील बिंदूवर हा दाब द्यावा. या आकृतीतील बिंदू क्र.१वर काळजीपूर्वक व सौम्य असा दाब ४-५ सेकंद द्यावा.

यानंतर आकृती क्र. ५मधील बिंदू क्र. १ ते ३वर दाब द्यावा. यातील बिंदू क्र. १ हा भुवयांच्या मध्यभागी, तर २ व ३ क्रमांकांचे बिंदू नाकपुड्यांच्या खाली असतात. या बिंदूवर सौम्य ते मध्यम दाब द्यावा. शेवटी रुग्णास पालथे झोपवून आकृती क्र. ६मध्ये दर्शविल्यानुसार पाठीच्या कण्याच्या दोन्ही बाजूंना असलेल्या १ ते १० क्रमांकांच्या बिंदूवर दाब द्यावा.

डोकेदुखी (Headache)

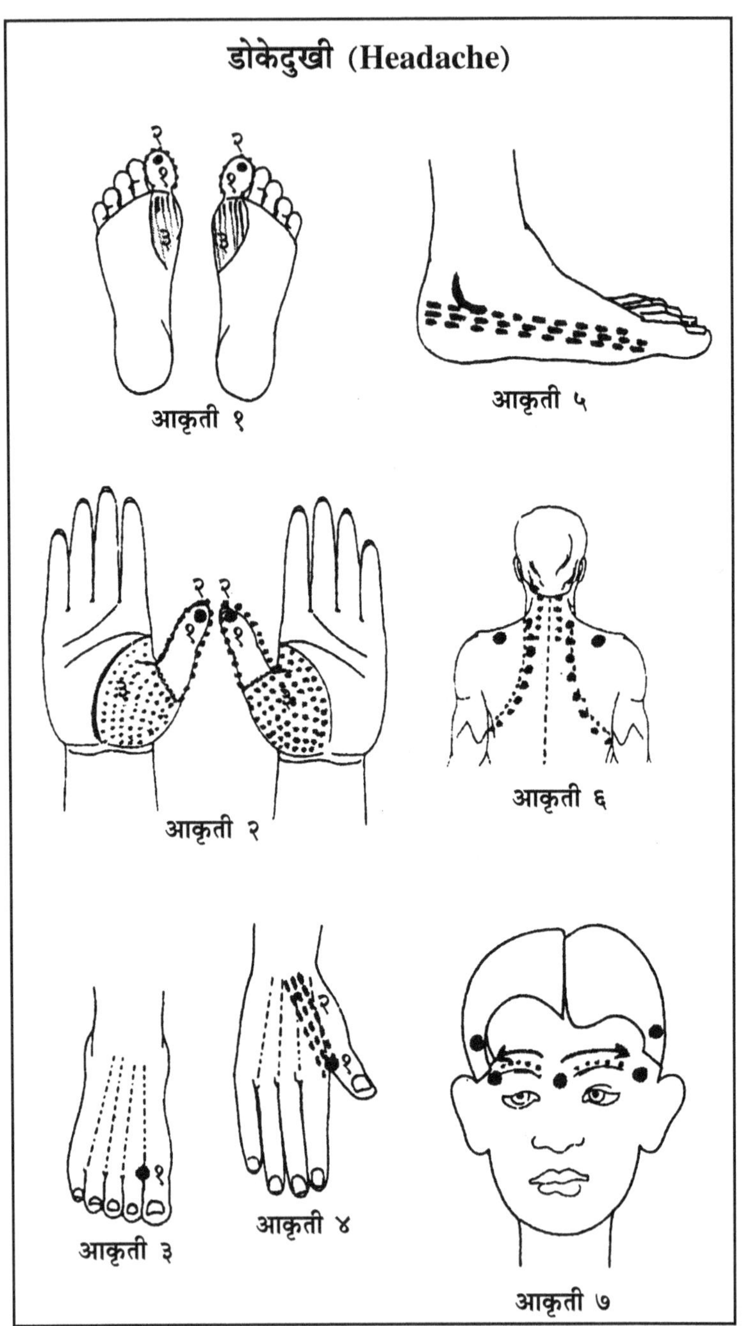

डोकेदुखी (Headache) :

डोकेदुखी अनेक कारणांमुळे होऊ शकते. मानसिक ताण, मेंदूतील ट्यूमर, मधुमेह, अर्धशिशी, उच्च रक्तदाब, ताप येणे, मलेरिया, मद्यपान, ऊन लागणे, सायन्युसायटिस, काचबिंदू (Glaucoma) इत्यादी अनेक कारणांमुळे डोके दुखते.

ॲक्युप्रेशरचे उपचार

प्रथम आकृती क्र. १मध्ये दर्शविलेल्या दोन्ही तळपायांवरील बिंदू क्र.१ वर दाब द्यावा. यानंतर आकृती क्र. १मधील अंगठ्याच्या भोवती (बिंदू क्र. २) आणि अंगठ्याच्या खालील उंचवट्यावर छायांकित केलेल्या भागावर (बिंदू क्र. ३) दाब द्यावा. या बिंदूवर दोन ते तीन मिनिटे दाब द्यावा. अशाच प्रकारे आकृती क्र. २मध्ये दर्शविलेल्या दोन्ही तळहातांवरील बिंदू क्र. १ ते ३वरही दाब द्यावा. आकृती क्र. ३ व आकृती क्र. ४मध्ये दर्शविलेल्या बिंदू क्र. १वर तीन वेळा दाब द्यावा. ही क्रिया दोन्ही हातांवर व दोन्ही पायांवर करावी. यानंतर आकृती क्र. ४मध्ये हातांवरील बिंदू क्र. २जवळील ठळक रेषांवर दाब द्यावा. हा दाब दर्शविलेल्या दिशेने द्यावा. असाच दाब आकृती क्र. ५मध्ये दर्शविलेल्या ठळक रेषांवर दर्शविलेल्या दिशेने द्यावा. डोकेदुखीपासून तातडीने आराम मिळण्यासाठी आकृती क्र. ६मध्ये दर्शविलेल्या मानेवरील व खांद्यांवरील क्र. १ ते क्र. १४ या बिंदूवर दाब द्यावा. हा दाब अंगठ्याच्या साहाय्याने द्यावा व पाठीच्या कण्यापासून १ इंच अंतरावर असलेल्या बिंदूवर दाब द्यावा. यानंतर खांद्यांवरील ठळक बिंदूवर दाब द्यावा. यानंतर खांद्यापासून सुरू होणाऱ्या ठळक ठिपक्यांनी बनलेल्या वक्राकार रेषांवरील बिंदूवर दाब द्यावा. ही क्रिया कमीतकमी तीन वेळा करावी. यानंतर आकृती क्र. ७मधील दर्शविलेल्या बिंदूवर दाब द्यावा. भुवयांच्या मधील बिंदूवर, तसेच भुवयांवरील बिंदूवर दर्शविलेल्या दिशेने दाब द्यावा. भुवयांवर दर्शविलेल्या दिशेने अंगठ्याने मसाज करीत दाब द्यावा. ही क्रिया मध्यम स्वरूपाचा दाब देत तीन ते चार वेळा करावी. त्याचप्रमाणे असाच दाब डोळ्यांच्या खाली व गालांच्या हाडांवरही (cheek bones) द्यावा.

कमरेत उद्भवणारा स्पॉन्डिलायटिस (Lumbar Spondylitis) :

यात अधूनमधून सतत कंबर दुखते. कमरेतील दुसऱ्या व तिसऱ्या मणक्याला झालेल्या स्पॉन्डिलायटिसमुळे कमरेपासून मांडीपर्यंत दुखते, तर कमरेतील पाचव्या व सॅक्रल मणक्यातील पहिल्या मणक्यामधील मणक्यांना झालेल्या स्पॉन्डिलायटिसमुळे दुखणे कमरेपासून सुरू होऊन मांडीच्या पाठीमागच्या भागातून

कमरेत उद्भवणारा स्पॉन्डिलायटिस
(Lumbar Spondylitis)

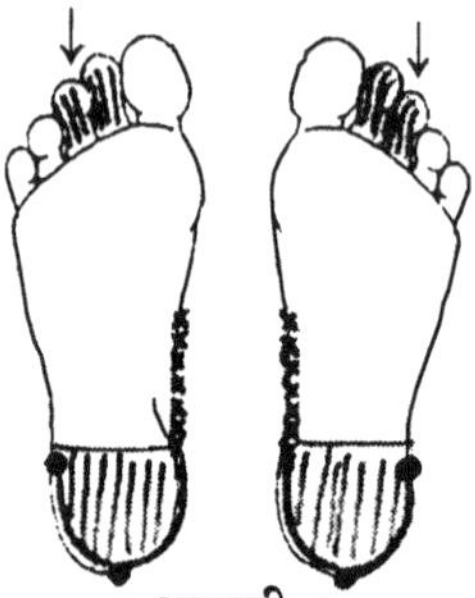

आकृती १

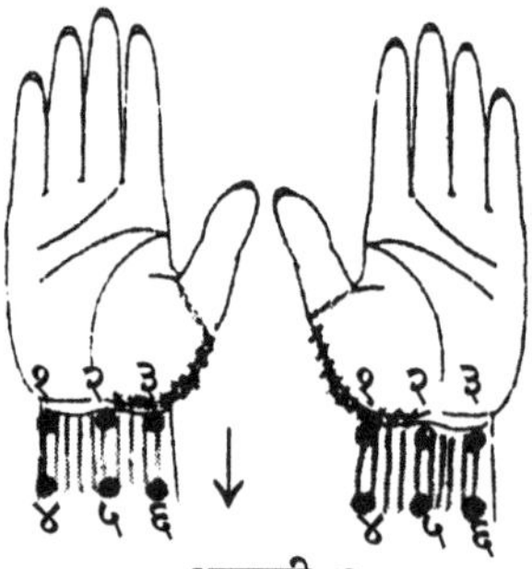

आकृती २

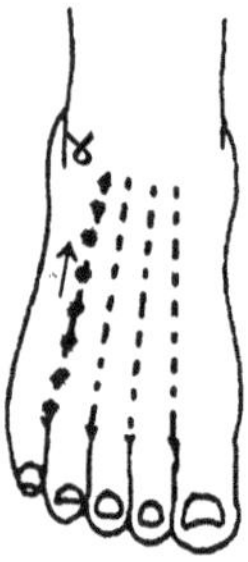

आकृती ३

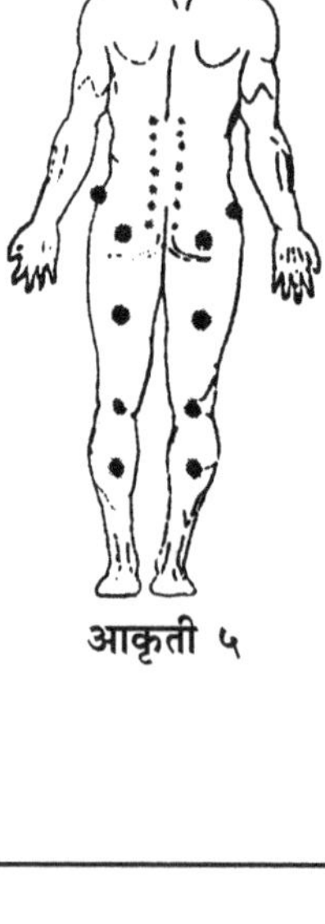

आकृती ४

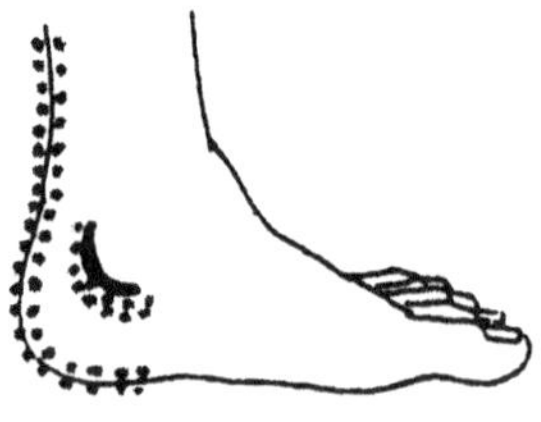

आकृती ५

पायात व अगदी पायाच्या बोटांपर्यंत पसरते. L2 आणि L3 दुखावले असल्यास मांडीच्या समोरच्या भागापर्यंत वेदना जाणवतात. बसताना, वस्तू उचलताना, खोकताना, शिंकताना, जोरात हसताना, तसेच मलत्यागासाठी जोर लावावा लागल्यास त्या वेळेस फार जास्त दुखते.

ॲक्युप्रेशरचे उपचार

सर्वप्रथम आकृती क्र. १मध्ये दर्शविलेल्या दोन्ही तळपायांच्या टाचांच्या छायांकित भागावर जिमी लाटण्याप्रमाणे गोल फिरवत दाब द्यावा. यानंतर टाचांच्या कडांवरील बिंदूवर दाब द्यावा. यानंतर 'xxx' अशा खुणांनी दर्शविलेल्या भागावर दाब द्यावा.

कमरेशी निगडित सर्व रिफ्लेक्स बिंदूंवर दाब देणे अधिक योग्य असते. कालांतराने दुखावला गेलेला मणका व त्याचा दाबबिंदू कोणता हे अनुभवाने लक्षात येते. यानंतर टाचेच्या मागच्या बाजूला मध्यभागी असलेल्या बिंदूवर दाब द्यावा. हा बिंदू आकृती क्र. १मध्ये ठळक ठिपक्याने दर्शविलेला आहे. हा बिंदू टाच जमिनीला जेथे टेकते तेथून सव्वा इंच उंचावर असतो. हा बिंदू दाबल्यावर खूप दुखते, पण या बिंदूवरील दाब खूप परिणामकारक असतो. दहा सेकंदांपर्यंत रुग्ण सातत्याने सहन करू शकेल इतक्या तीव्रतेचा दाब या बिंदूवर द्यावा. दोन्ही पायांवर ही क्रिया तीन वेळा करावी.

यानंतर आकृती क्र. ३मधील ठळक ठिपक्यांनी बनलेल्या रेषा क्र. ४वर दाब द्यावा. त्याचप्रमाणे आकृती क्र. ४मध्ये दर्शविलेल्या टाचांभोवतालच्या व घोट्याच्या हाडाभोवतालच्या बिंदूंवर दाब द्यावा. ही क्रिया दोन्ही तळपायांवर व घोट्याच्या दोन्ही बाजूंनी करावी. यानंतर आकृती क्र. १मधील तळपायांच्या अंगठ्याशेजारील दोन बोटांवरील दर्शविलेल्या छायांकित भागात दाब द्यावा. नंतर आकृती क्र. २मधील 'xxx' अशा खुणांनी दर्शविलेल्या भागात अंगठ्याने दाब द्यावा. ही क्रिया दोन्ही तळहातांवर करावी. यानंतर दोन्ही मनगटांवर दोन्ही बाजूंनी मसाज करून मनगटाच्या दोन्ही बाजूंवर बिंदू क्र. १ ते ६ या बिंदूंवर दाब द्यावा. यानंतर रुग्णास पालथे झोपवून आकृती क्र.५ मध्ये दर्शविलेल्या कमरेतील पाठीच्या कण्याच्या दोन्ही बाजूंना असलेल्या बिंदूवर दाब द्यावा. कोणत्याही परिस्थितीत पाठीच्या कण्यावर दाब देऊ नये. हा दाब अंगठ्याने द्यावा. रोज अशा प्रकारे दाब द्यावा. हा असा दाब रोज ३-४ दिवस द्यावा व नंतर रुग्णाच्या गरजेनुसार एक दिवसाआड दाब द्यावा. साधारणतः ८ ते १० बैठकांनंतर रुग्ण बरा होतो.

दातदुखी (Toothache)

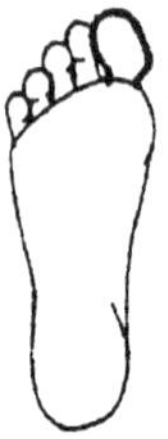

आकृती १

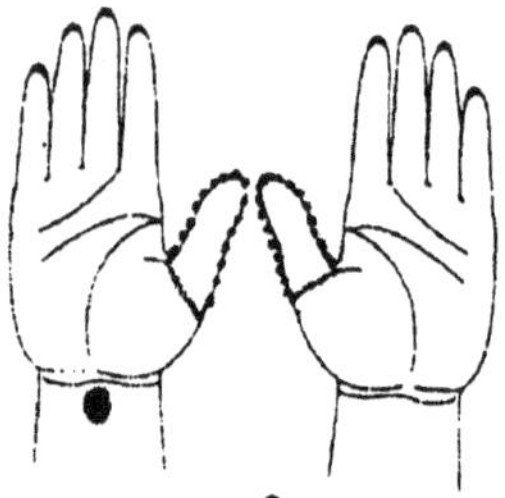

आकृती २

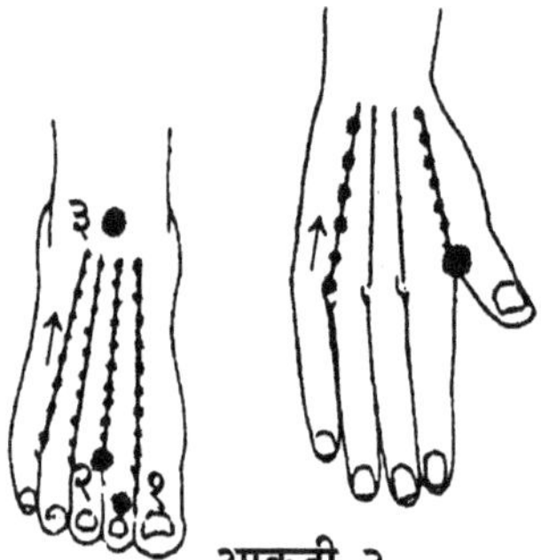

आकृती ३

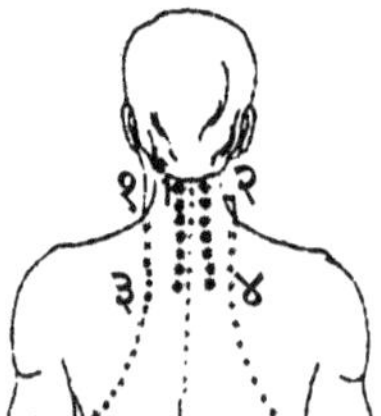

आकृती ४

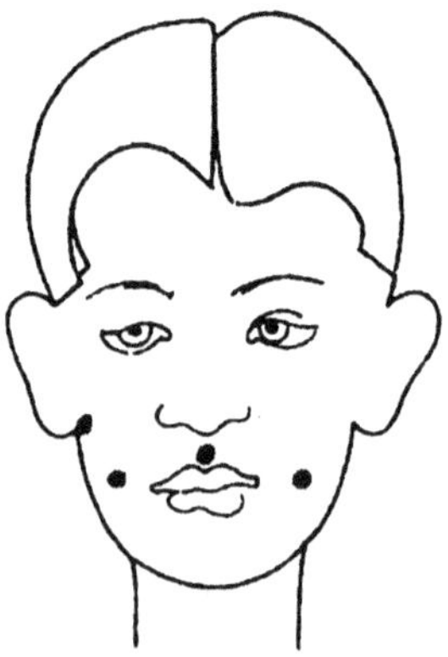

आकृती ५

दातदुखी (Toothache) :

ही समस्या खूप लोकांना सतावते. दातांना कीड लागल्याने किंवा दातात भोके पडल्याने किंवा पोकळ्या निर्माण झाल्याने दात दुखतात. अति थंड पदार्थांच्या संपर्कात आल्यानेही दात दुखतात. गरम पेये पितानाही दात दुखू शकतात. काही व्यक्तींमध्ये इनॅमल (Enamel) कमी असते. त्यामुळेही त्यांचे दात लवकर दुखतात.

ॲक्युप्रेशरचे उपचार

दातांना कीड लागली असेल, तर दंतवैद्यास जरूर दाखवावे. डॉक्टरी उपचारांच्या जोडीला ॲक्युप्रेशरच्या उपचारांची साथ मिळाल्यास दातदुखी लवकर कमी होते. सर्वप्रथम आकृती क्र. १ व आकृती क्र. २मध्ये दर्शविल्यानुसार दोन्ही तळपायांच्या व दोन्ही तळहातांच्या अंगठ्यांच्या कडांवर दाब द्यावा. हा दाब जिमीच्या किंवा पेन्सिलीच्या मागच्या टोकाने द्यावा. यानंतर आकृती क्र. २मध्ये दर्शविलेल्या मनगटाच्या मध्यभागी असलेल्या बिंदूवर दाब द्यावा. यानंतर आकृती क्र. ३मध्ये दर्शविल्यानुसार पायावरील अंगठ्याच्या शेजारच्या बोटावर असलेल्या बिंदू क्र. १वर दाब द्यावा व नंतर अंगठ्याच्या शेजारील बोट व मधले बोट यांच्यामधील बिंदू क्र. २वर दाब द्यावा. यानंतर आकृती क्र. ३मधील बिंदू क्र. ३वर दाब द्यावा. ठळक ठिपक्यांनी बनलेल्या आकृती क्र. ३मधील रेषांवरही दर्शविलेल्या दिशेने दाब द्यावा. हाताचा अंगठा व तर्जनी जेथे जुळतात त्या बिंदूवर (बिंदू क्र. १) आकृती क्र.३मध्ये दर्शविल्याप्रमाणे दाब द्यावा. नंतर या बिंदूजवळील ठळक ठिपक्यांनी बनलेल्या रेषेवरील बिंदूवर दाब द्यावा. हा असा दाब आकृतीत दर्शविल्याप्रमाणे दर्शविलेल्या दिशेने द्यावा. यानंतर आकृती क्र. ४मध्ये दर्शविल्याप्रमाणे मानेवरील १ ते १४ या सर्व बिंदूवर दाब द्यावा. पाठीच्या कण्यावर दाब देऊ नये. या सर्व बिंदूवर काही कारणांनी दाब देणे शक्य नसल्यास दुखणाऱ्या दाताच्या भागात सहन होईल इतका दाब त्या ठिकाणी ओठांवर द्यावा. त्याचप्रमाणे जेथे वरच्या व खालच्या हिरड्या मिळतात तेथे गालांवर दाब द्यावा. हे बिंदू आकृती क्र. ५मध्ये दर्शविले आहेत. येथील बिंदूवर दाब दिल्याने दात दुखणे बऱ्याच प्रमाणात कमी होते.

या उपचारांसोबत लवंगीच्या तेलात, ब्रॅन्डीत किंवा प्लॅन्टॅगो मदर टिंक्चर (Plantago mother tincture) यात बुडविलेला कापसाचा बोळा दुखणाऱ्या दातात ठेवल्यास लवकर बरे वाटते. पल्सेटिला-३० हे होमिओपॅथिक औषध १५ मिनिटांच्या अंतराने तीन ते चार डोसेस या प्रमाणात पाण्याबरोबर घेतल्यास लवकर बरे वाटते.

निद्रानाश (Insomnia) :

झोप लागत नाही. लागलीच तरी अस्वस्थ व अपुरी झोप मिळते. त्यामुळे दिवसा थकवा जाणवतो व चिडचिडही होते. यामागे चिंता व मानसिक तणाव ही प्रमुख कारणे असतात. चिंता व नैराश्याने ग्रस्त व्यक्तींना झोप येत नाही. काही काळानंतर झोपेची औषधेही काम करेनाशी होऊ शकतात.

ॲक्युप्रेशरचे उपचार

सर्वप्रथम आकृती क्र. १ व आकृती क्र. २मध्ये दर्शविल्यानुसार तळपायांच्या व तळहातांच्या सर्व सायनस बिंदूंवर (बिंदू क्र. १ ते ५) दाब द्यावा. त्याचप्रमाणे आकृती क्र. ३ व आकृती क्र. ४मध्ये दर्शविल्यानुसार दोन्ही हात व दोन्ही पायांवर बाणांनी दर्शविलेल्या (हातावर) व ठळक ठिपक्यांनी दर्शविलेल्या (पायावर) रेषांवर दाब द्यावा. त्याचप्रमाणे आकृती क्र. ३ व आकृती क्र. ४मध्ये दर्शविल्यानुसार हातांच्या व पायांच्या सर्व बोटांवरील छायांकित भागावर मसाज करीत दाब द्यावा. हा दाब फार फायदेशीर ठरतो. यानंतर आकृती क्र. ३ व आकृती क्र. ४मध्ये दर्शविल्यानुसार दोन्ही हातांचे व पायांचे अंगठे त्यांच्या शेजारच्या बोटाशी जेथे मिळतात त्या बिंदूंवर दाब द्यावा. हा बिंदू आकृती क्र. ३ व आकृती क्र. ४मध्ये मोठ्या ठळक ठिपक्याने दर्शविला आहे. यानंतर आकृती क्र. १ व आकृती क्र. २मधील दोन्ही तळपायांवरील व दोन्ही तळहातांवरील दर्शविलेल्या बिंदू क्र. ६, बिंदू क्र. ७ व बिंदू क्र. ८ या बिंदूंवर दाब द्यावा. हा दाब आकृतीत दर्शविल्यानुसार द्यावा. यानंतर दोन्ही तळपाय व दोन्ही तळहातांच्या अंगठ्यांभोवतीही दाब द्यावा. त्यानंतर मनगटांच्या मध्यभागीही दाब द्यावा. यानंतर आकृती क्र. ६मध्ये दर्शविल्यानुसार दोन्ही तळपायांवर ठिपक्यांनी दर्शविलेल्या रेषांवर दर्शविलेल्या दिशेने दाब द्यावा. यानंतर आकृती क्र. ८मध्ये दर्शविलेल्या १ ते ८ क्रमांकांच्या बिंदूंवर हाताची तीन बोटे एकत्र जुळवून दाब द्यावा. जुळवलेल्या तीन बोटांचा संबंधित बिंदूंशी २५ ते ३० अंशांचा कोन होईल अशा प्रकारे दाब द्यावा. या बिंदूंवर पहाटे, रिकाम्या पोटी, मूत्रविसर्जनाची क्रिया झाल्यानंतर दाब द्यावा. नंतर रुग्णास पालथे झोपवून पाठीच्या कण्याच्या दोन्ही बाजूंना कण्यापासून एक इंच अंतरावर असलेल्या, आकृती क्र. ५मध्ये दर्शविलेल्या सर्व बिंदूंवर दाब द्यावा. प्रत्येक बिंदूवर कमीत कमी दोन ते तीन वेळा दाब द्यावा. यानंतर आकृती क्र. ७मध्ये दर्शविल्यानुसार दोन्ही भुवयांच्या वरील व खालील बिंदूंवर अंगठा व तर्जनी यांच्या साहाय्याने दर्शविलेल्या दिशेने दाब द्यावा. अंगठा भुवईच्या खालील बिंदूवर व तर्जनी भुवईच्या वरील बिंदूवर टेकवून चिमटा काढल्यासारखा दाब द्यावा. हा दाब देताना फक्त अंगठा

निद्रानाश (Insomnia)

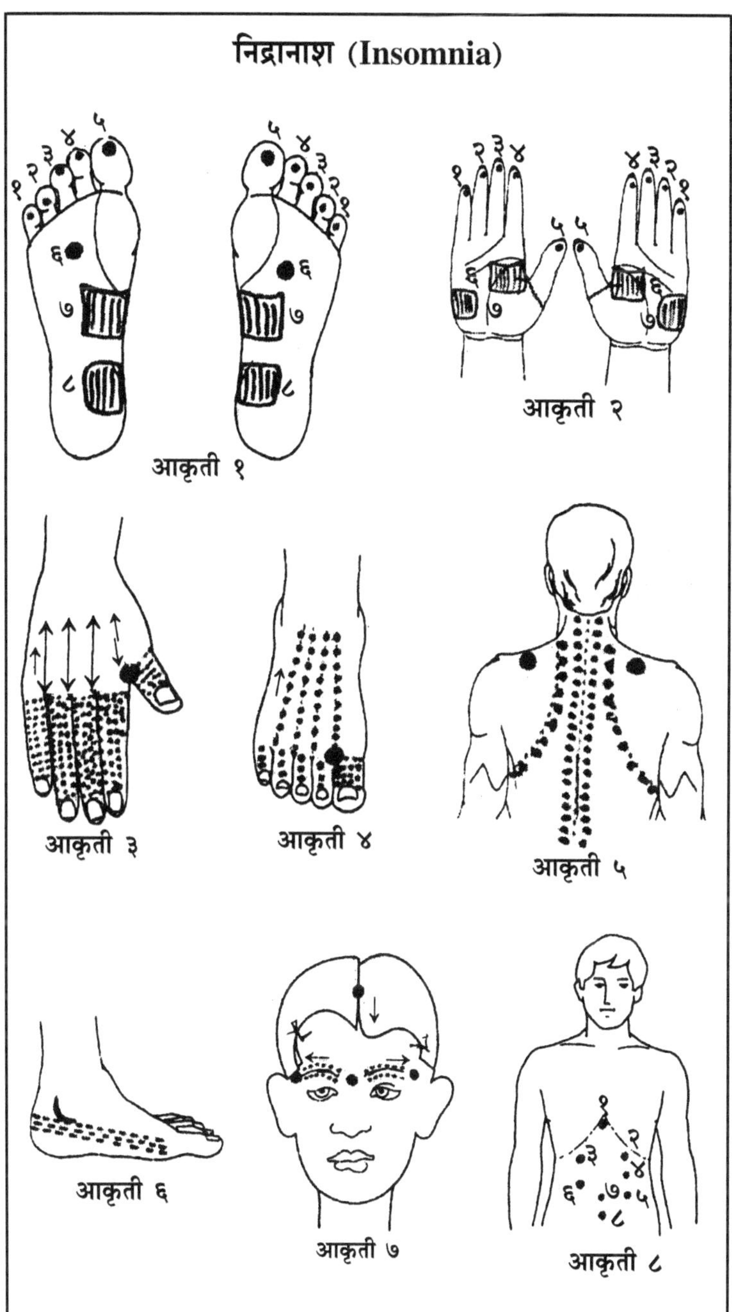

घड्याळाच्या काट्याच्या दिशेने गोल फिरवत दाब द्यावा. यानंतर दोन्ही भुवयांच्या मधील बिंदूवर व भुवई जिथे संपते तिथे कानाजवळील बिंदूवर आकृती क्र. ७मध्ये दर्शविल्यानुसार दाब द्यावा. यानंतर आकृती क्र. ७मध्ये दर्शविलेल्या डोक्यावरील बिंदूवर दोन्ही हातांचे अंगठे एकत्र टेकवून दाब द्यावा. नंतर हे अंगठे खाली कपाळावर ओढत आणून भुवया जिथे कानाजवळ संपतात त्या बिंदूंशी ओढत दाब द्यावा. आकृती क्र. ७मध्ये ही क्रिया ज्या दिशेने दर्शवली आहे त्याच दिशेने दाब द्यावा. ही क्रिया कमीत कमी तीन वेळा करावी.

रुग्णाने छोट्या छोट्या गोष्टींवरून चिंताग्रस्त होणे टाळावे. झोपण्याआधी अंघोळ करावी. समतोल आहार घ्यावा व नियमित व्यायाम करावा. रुग्ण ज्या खोलीत झोपतो त्या खोलीला वायुवीजनाची (Ventilation) सोय असावी. काली फॉस-६x (Kali Phos - 6x) हे औषध दिवसाला ४ गोळ्या तीन वेळा या प्रमाणात १० ते १५ दिवस घेतल्यास रुग्णास खूप बरे वाटते. या औषधाला अॅक्युप्रेशरच्या उपचारांची जोड द्यावी. हे औषध झोपेचे औषध नाही. हे उत्तेजित मज्जातंतूंना शांत करते व या औषधाचे कोणतेही अतिरिक्त परिणाम (side effect) होत नाहीत.

पक्षाघात (Paralysis) :

या विकारात स्नायूंच्या कार्यावर परिणाम होतो व रुग्णास ऐच्छिक (Valuntary) हालचाली करता येत नाहीत. पाठीच्या कण्यातील मज्जारज्जू मणक्यांच्या अस्थिभंगामुळे (फ्रॅक्चर) दाबला गेल्यास, मज्जारज्जूचा ट्यूमर झाल्यास किंवा इतर काही कारणांमुळे हा विकार होतो. कधीकधी शरीराच्या अर्ध्या भागावरच परिणाम होतो. हे साधारणतः मेंदूतील रक्तस्रावामुळे (cerebral haemorrhage) होते, तसेच उच्च रक्तदाबामुळेही होते.

अॅक्युप्रेशरचे उपचार

या विकारासाठी फक्त अॅक्युप्रेशरच्या उपचारांवर अवलंबून राहू नये. डॉक्टरांचे औषधोपचार सुरू ठेवावेत व निष्णात डॉक्टरांच्या औषधोपचारांना अॅक्युप्रेशरची जोड द्यावी. यामुळे रुग्णास लवकर बरे वाटते.

सुरुवातीला आकृती क्र. १मध्ये दर्शविलेल्या १ ते १२ क्रमांकांच्या बिंदूवर दाब द्यावा. हा दाब दोन्ही तळपायांवरील बिंदूवर द्यावा. यामुळे मूत्रपिंडे, यकृत, हृदय, मेंदू इत्यादी महत्त्वाच्या अवयवांना मजबुती मिळते. प्रत्येक बिंदूवर ८ ते १० सेकंद दाब द्यावा. ही क्रिया ३ वेळा करावी. आकृती क्र. १मध्ये दर्शविल्यानुसार सर्व बोटांवर व अंगठ्यावर (तळपायाच्या) कंगव्याच्या दात्यांनी किंवा एखाद्या

पक्षाघात (Paralysis)

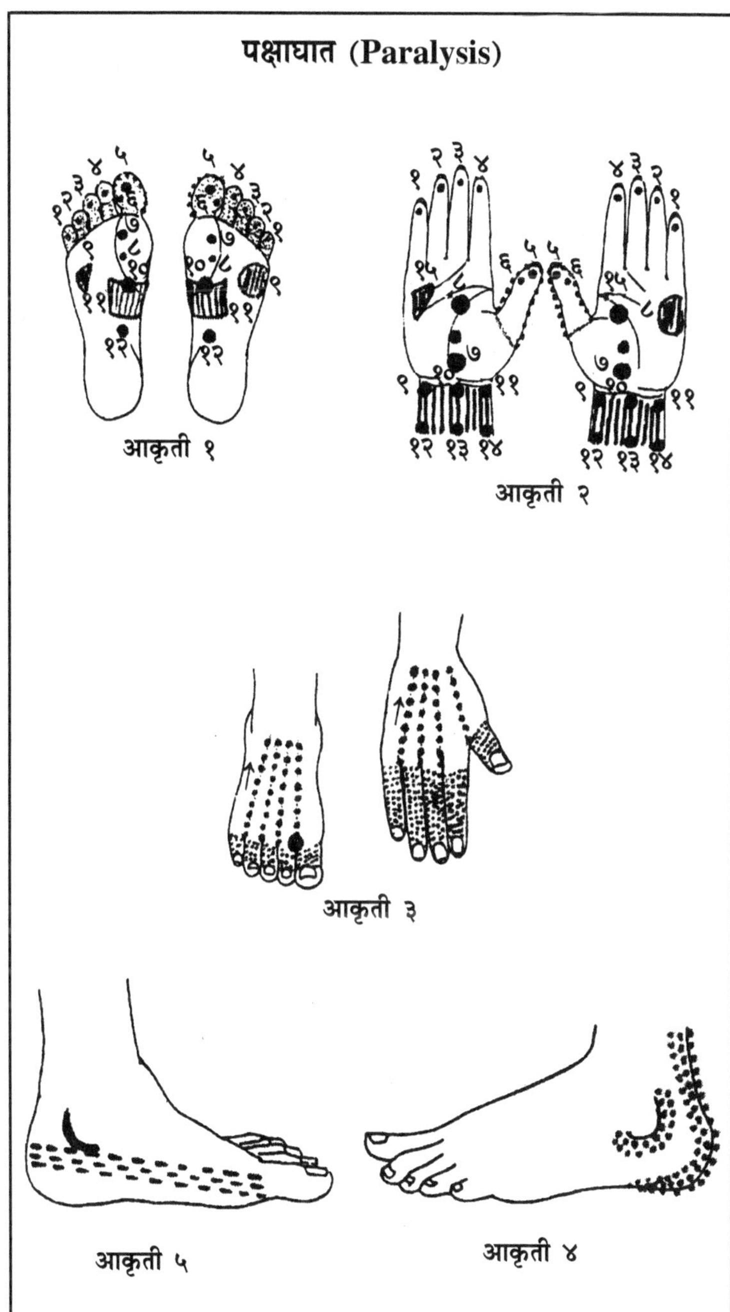

कडक ब्रशने दाब द्यावा. अशाच प्रकारे आकृती क्र. २मध्ये दर्शविलेल्या १ ते १५ क्रमांकांच्या बिंदूंवर दाब द्यावा. हा दाब दोन्ही तळहातांवर द्यावा. नंतर आकृती क्र. १ व आकृती क्र. २मध्ये दर्शविल्यानुसार तळपायांच्या व तळहातांच्या अंगठ्यांभोवताली दर्शविलेल्या ठिपक्यांनी बनलेल्या रेषेवर जिमीच्या साहाय्याने दाब द्यावा. यानंतर आकृती क्र. ३ व आकृती क्र. ५मध्ये दर्शविलेल्या पायांवरील व हातांवरील ठिपक्यांनी बनलेल्या रेषांवर दर्शविलेल्या दिशेने दाब द्यावा. यानंतर आकृती क्र. ४मध्ये दर्शविल्यानुसार टाचेच्या व घोट्याच्या भोवती ठिपक्यांनी दर्शविलेल्या भागावर दाब द्यावा. हा दाब दोन्ही पायांवर व टाचेच्या आणि घोट्याच्या दोन्ही बाजूंनी मसाज करीत द्यावा. यानंतर आकृती क्र. ३मध्ये दर्शविल्यानुसार पायांवरील ठिपक्यांनी बनलेल्या छायांकित भागात (सर्व बोटांवर) जिमी लाटण्याप्रमाणे गोल फिरवत दाब द्यावा. हा दाब बोटांच्या टोकांपासून सुरू करून टाचेच्या शेवटच्या टोकापर्यंत नेल्यास अधिक फायदा होतो. प्रत्येक पायावर असा दाब तीन मिनिटे द्यावा.

रुग्णाचे मनोधैर्य उंचावण्यासाठी सर्व प्रकारचे प्रयत्न करावेत. रुग्णाची इच्छाशक्ती रोग लवकर बरा होण्यात फार महत्त्वाची भूमिका पार पाडते, असे आढळून आले आहे.

पोटात दुखणे (Pain in Abdomen) :

अपेन्डिसायटिस, कोलसिस्टायटिस, जठरातील अल्सर, लहान आतड्याच्या सुरुवातीच्या भागात असलेला अल्सर, स्वादुपिंडाचा विकार इत्यादी अनेक कारणांमुळे पोटात दुखते. कधीकधी पोटदुखीबरोबर मळमळणे, उलट्या होणे असा त्रासही होतो.

ॲक्युप्रेशरचे उपचार

या समस्येचे निराकरण करण्यासाठी पचनसंस्थेशी निगडित अशा रिफ्लेक्स बिंदूंवर दाब देणे आवश्यक असते. मुलांमध्ये ही समस्या वारंवार उद्भवते. त्यासाठी प्रथम आकृती क्र. १मध्ये दर्शविलेल्या बिंदू क्र. १वर दाब द्यावा. हा दाब दोन्ही तळपायांवर द्यावा. यानंतर आकृती क्र. १मधील बिंदू क्र. २ व ३जवळ असलेल्या छायांकित भागावर दाब द्यावा. बिंदू क्र. २ हा पोटाशी, तर बिंदू क्र. ३ हा आतड्यांशी निगडित असतो. या छायांकित भागावर प्रथम जिमी लाटण्याप्रमाणे गोल फिरवत ३० सेकंद ते १ मिनिटपर्यंत दाब द्यावा व नंतर या भागातील प्रत्येक बिंदूवर ८ ते १० सेकंद दाब द्यावा. ही क्रिया प्रत्येक बिंदूवर ३ वेळा करावी. यानंतर आकृती क्र. १मधील बिंदू क्र. ४वर दाब द्यावा. हा बिंदू यकृताशी निगडित असतो. हा दाब फक्त उजव्या तळपायावरील बिंदू क्र.

पोटात दुखणे (Pain in Abdomen)

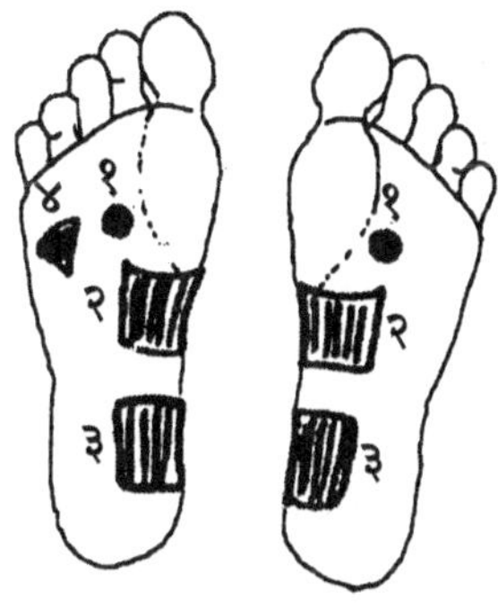

आकृती १

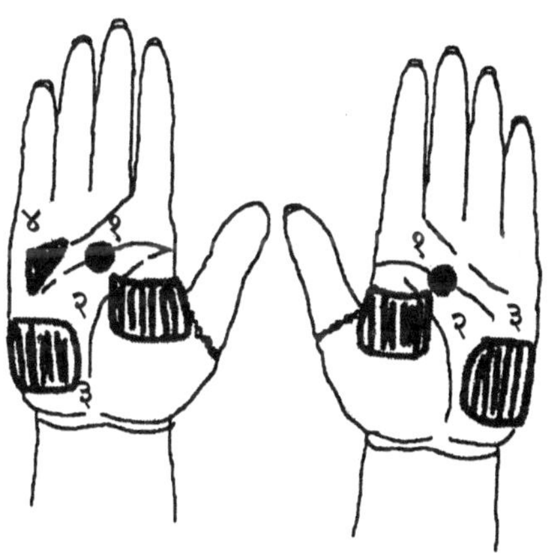

आकृती २

४वर द्यावा. अशाच प्रकारे आकृती क्र. २मध्ये दर्शविल्यानुसार उजव्या तळहातावरील बिंदू क्र. १ ते ४ व डाव्या तळहातावरील बिंदू क्र. १ ते ३ या बिंदूंवर दाब द्यावा. अशा प्रकारे दाब दिल्यावर पोटदुखी काही मिनिटांतच कमी होते. आणखी लवकर बरे वाटण्यासाठी मॅग फॉस-३० (Mag phos-30) आणि कोलोसिंथ-३० (colo-cynth-30) ही होमिओपॅथिक औषधे अर्धा कप गरम पाण्यात ८ ते १० गोळ्या विरघळवून एका वेळेला ३ चमचे या प्रमाणात १० मिनिटांच्या अंतराने घ्यावीत. दोन-तीन डोस पोटात गेल्यानंतर पोटदुखी बऱ्याच प्रमाणात कमी होते किंवा थांबते.

उचकी लागणे (Hiccup) :

छातीच्या पिंजऱ्याखाली, त्याला लागून एक स्नायूंचा आडवा पडदा असतो. त्याला डायफ्रॅम (diaphragm) असे म्हणतात. या पडद्यातील स्नायूंचे अचानक आकुंचन झाल्यास उचकी लागते. एका विशिष्ट मज्जातंतूस उत्तेजना मिळणे, पोट डब्ब होऊन फुगणे, पेरिटोनायटिस (Peritonitis), यकृताचे कार्य बिघडणे इत्यादी अनेक कारणांमुळे उचकी लागते.

ॲक्युप्रेशरचे उपचार

उचकी लागलेल्या व्यक्तीस तसा बराच त्रास होतो. काही वेळा ही उचकी काही तास सातत्याने येत राहते. ही समस्या दूर करण्यासाठी थायरॉइड, मूत्रपिंडे, पोट, आतडी व यकृत यांच्याशी निगडित असलेल्या बिंदूंवर दाब देणे आवश्यक असते. आकृती क्र. १मधील उजव्या तळपायावरील बिंदू क्र. १ ते ५वर, तसेच डाव्या तळपायावरील बिंदू क्र. १ ते ४ या बिंदूंवर आकृतीत दर्शविल्यानुसार दाब द्यावा. त्याचप्रमाणे आकृती क्र. २मधील उजव्या तळहातावरील बिंदू क्र. १ ते ५वर, तसेच डाव्या तळहातावरील बिंदू क्र. १ ते ४वर आकृतीत दर्शविल्यानुसार दाब द्यावा. या सर्व बिंदूंवर सकाळी व संध्याकाळी (दिवसातून दोनदा) नियमितपणे दाब द्यावा. त्यानंतर दहा-बारा दिवस दिवसांतून एकदा दाब द्यावा. यानंतर आकृती क्र. ३मधील दोन्ही पायांवरील व दोन्ही हातांवरील बिंदू क्र. १वर दाब द्यावा. आकृती क्र. ३मध्ये दर्शविल्याप्रमाणे आकृतीत दर्शविलेल्या दिशेने दाब द्यावा. यानंतर आकृती क्र. ४मधील बिंदू क्र. १वर आकृतीत दर्शविलेल्या दिशेने दाब द्यावा. हा बिंदू लंबमज्जेशी निगडित असल्याने येथे काळजीपूर्वक व सौम्य दाब द्यावा. यानंतर आकृती क्र. ४मधील बिंदू क्र. १४,१५ व १६ या बिंदूंवर आकृतीत दर्शविलेल्या दिशेने दाब द्यावा. यानंतर आकृती क्र. ५मधील १ ते ४ क्रमांकांच्या बिंदूंवर, म्हणजेच छातीच्या पिंजऱ्याच्या

उचकी लागणे (Hiccup)

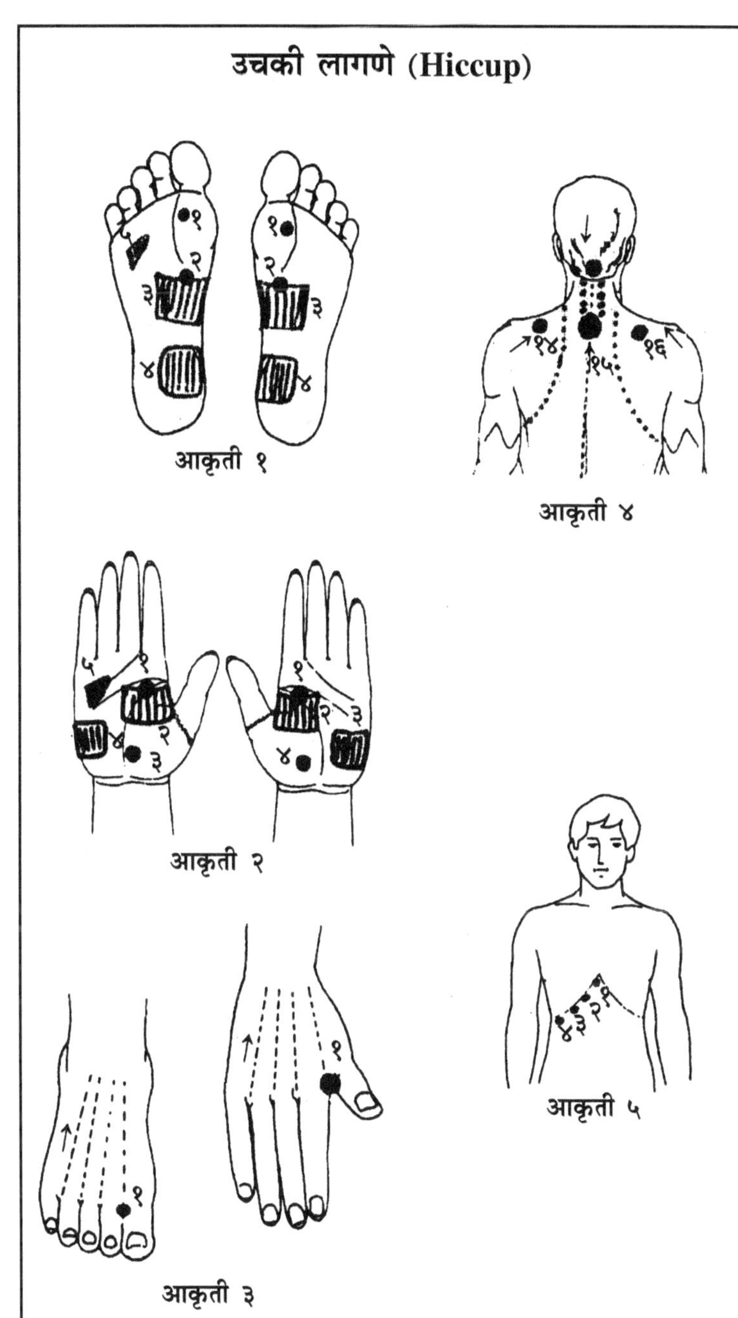

उजव्या बाजूला दाब द्यावा. हा दाब तीन बोटे एकत्र जुळवून, दाब द्यावयाच्या बिंदूशी २५ ते ३० अंशांचा कोन करून द्यावा. प्रत्येक बिंदूवर असा तीन वेळा दाब द्यावा. या बिंदूवर पहाटे, रिकाम्या पोटी, मूत्रविसर्जनाची क्रिया झाल्यानंतर दाब द्यावा.

बद्धकोष्ठता (Constipation) :

मलत्यागाची प्रक्रिया पूर्ण होत नाही. मल कडक व कोरडा असतो. कमी प्रमाणात पाणी पिणे, आहारात तंतुमय पदार्थांचा समावेश नसणे, व्यायाम न करणे, नैराश्य, चिंता, पोटाचे स्नायू कमकुवत असणे इत्यादी अनेक कारणांमुळे ही समस्या उद्भवते.

ॲक्युप्रेशरचे उपचार

सर्वप्रथम आकृती क्र. १मधील उजव्या तळपायावरील बिंदू क्र. १ ते ३ या भागांवर, तर डाव्या तळपायावरील बिंदू क्र. १ व २ या भागांवर दाब द्यावा. अशाच प्रकारे आकृती क्र. २मधील उजव्या तळहातावरील बिंदू क्र. १ ते ३ येथे, तर डाव्या तळहातावरील बिंदू क्र. १ व २ येथे दाब द्यावा.

त्यानंतर आकृती क्र. २मधील मनगटावरील बिंदू क्र. ४ येथे दाब द्यावा. हा बिंदू महत्त्वाचा असतो. त्यानंतर आकृती क्र. ३मध्ये दर्शविलेल्या दोन्ही पाय आणि हातांचा अंगठा व त्याशेजारील बोट जेथे एकत्र जुळते त्या बिंदूवर दाब द्यावा. त्यानंतर आकृती क्र. ४मधील हनुवटीच्या व खालील ओठाच्या मधे जो खळगा असतो त्याच्या मध्यभागी असलेल्या बिंदू क्र. १वर दाब द्यावा. हा बिंदू फार महत्त्वाचा असतो व या बिंदूवर सकाळी व संध्याकाळी ३० सेकंद दाब द्यावा.

आकृती क्र. ४मधील बिंदू क्र. २वर दाब द्यावा. हा बिंदू आकृती क्र. ४मध्ये दर्शविल्यानुसार नाभीच्या डावीकडे ४ बोटे अंतरावर असतो. हा दाब पहाटे, मूत्रविसर्जनाची क्रिया झाल्यानंतर रुग्णास झोपवून मग द्यावा. हा दाब हाताची तीन बोटे एकत्र जुळवून त्यांचा दाब द्यावयाच्या बिंदूशी २० अंशाचा कोन करून द्यावा. हा दाब ३० सेकंद द्यावा. रुग्णास भरपूर पाणी व तंतुमय पदार्थयुक्त आहार घेण्याचा सल्ला द्यावा. रात्री दुधाबरोबर इसबगोल घेतल्यास अधिक चांगला परिणाम होतो.

बद्धकोष्ठता (Constipation)

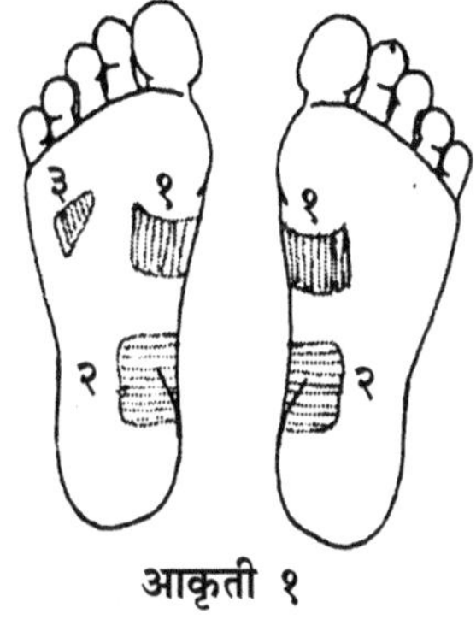

आकृती १

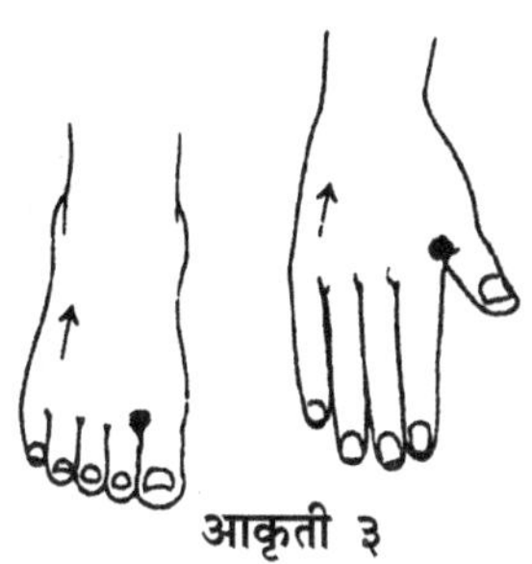

आकृती ३

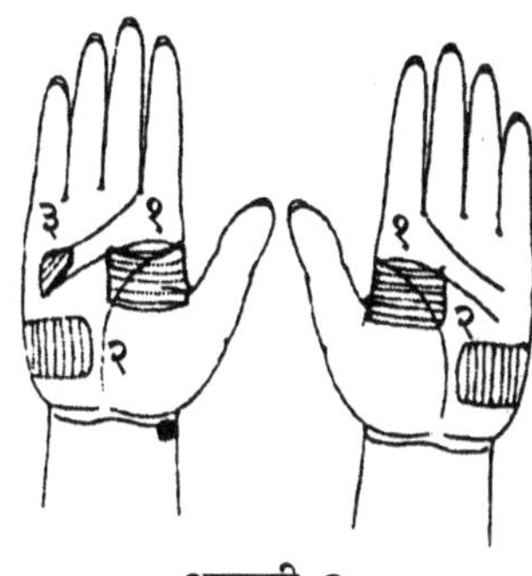

आकृती २

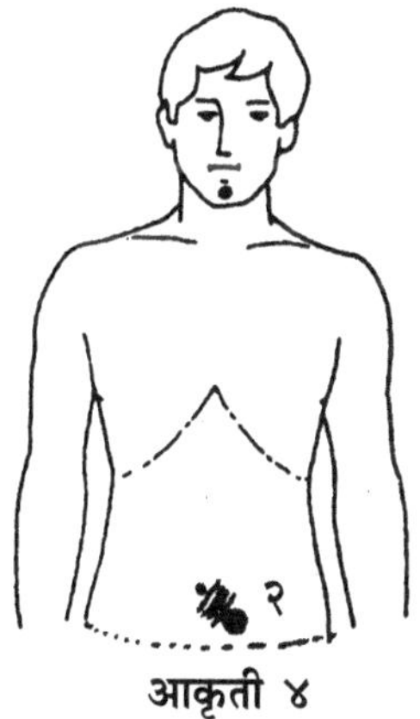

आकृती ४

अपचन (Indigestion)

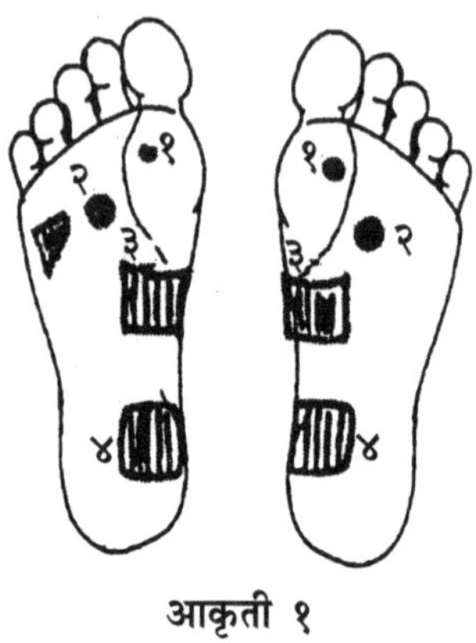

आकृती १

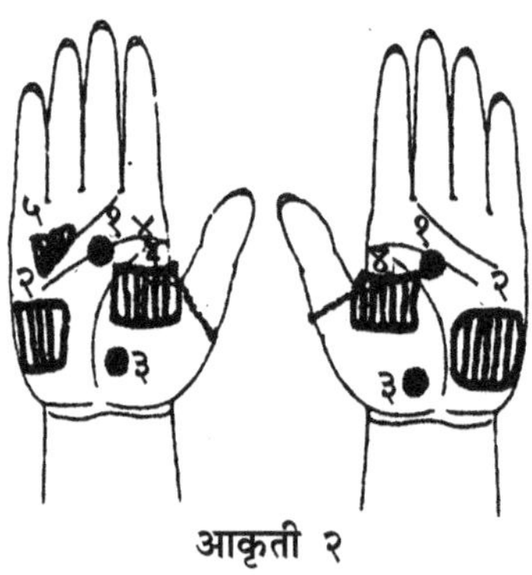

आकृती २

अपचन (Indigestion) :

अपचनाची समस्या सतावणाऱ्या रुग्णास पचावयास हलका असा आहार थोड्या थोड्या वेळाच्या अंतराने घेण्याचा सल्ला द्यावा. एकाच वेळेला पोट गच्च भरेल इतके खाऊ नये. थोड्या थोड्या वेळाने थोडे थोडे खावे. आले व लिंबाचा रस समप्रमाणात मिसळून घेण्यानेही खूप फायदा होतो.

सर्वप्रथम आकृती क्र. १मधील थायरॉइडशी निगडित बिंदू क्र. १वर जिमीच्या साहाय्याने ८ ते १० सेकंद सरळ दाब द्यावा. ही क्रिया तीन वेळा करावी.

यानंतर आकृती क्र. १मधील बिंदू क्र. २वर दाब द्यावा. याच आकृतीतील बिंदू क्र. ३ व बिंदू क्र. ४ येथे दर्शविलेल्या छायांकित भागावर जिमी लाटण्याप्रमाणे गोल फिरवत दाब द्यावा. हा दाब खोलवर असावा. यानंतर बिंदू क्र. ५वर तीन वेळा जिमीच्या साहाय्याने ८ ते १० सेकंद सरळ दाब द्यावा. हा बिंदू यकृताशी निगडित असतो.

अगदी अशाच प्रकारे आकृती क्र. २मध्ये दर्शविल्यानुसार उजव्या तळहातावरील बिंदू क्र. १ ते ५ व डाव्या तळहातावरील बिंदू क्र. १ ते ४वर दाब द्यावा. अशा प्रकारे १० ते १५ दिवस उपचार घ्यावेत.

आम्लपित्ताचा त्रास (Acidity) :

जठरातील पाचक रसांमध्ये हायड्रोक्लोरिक आम्लाचा समावेश असतो. त्याचप्रमाणे ग्लुकोजचे पचन होताना लॅक्टिक ॲसिड (Lactic acid) तयार होते. जठरात अधिक प्रमाणात आम्ल निर्माण झाल्यास हा त्रास होऊन पोटही दुखते. रुग्णाने मसालेदार, तळलेले पदार्थ, लोणची, अधिक प्रमाणात ॲन्टासिड (antacid) घेणे कटाक्षाने टाळावे. रुग्णाच्या घशाशी आंबट द्रवही येतो. गर्भवती महिलांना व लठ्ठ लोकांना जळजळ होऊ शकते.

ॲक्युप्रेशरचे उपचार

पचनसंस्थेशी निगडित बिंदूंवर दाब देणे महत्त्वाचे असते. त्यासाठी सर्वप्रथम आकृती क्र. १मधील बिंदू क्र. १वर जिमीच्या साहाय्याने ८ ते १० सेकंद सरळ दाब द्यावा. ही क्रिया तीन वेळा करावी.

यानंतर आकृती क्र. १मधील बिंदू क्र. २वर दाब द्यावा. यानंतर याच आकृतीतील बिंदू क्र. ३ व ४ येथे दर्शविलेल्या छायांकित भागावर जिमी लाटण्याप्रमाणे गोल फिरवत खोलवर दाब द्यावा. यानंतर आकृती क्र. १मधील उजव्या तळपायावर दर्शविलेल्या बिंदू क्र. ५वर जिमीच्या साहाय्याने ८ ते १० सेकंद सरळ दाब द्यावा.

आम्लपित्ताचा त्रास (Acidity)

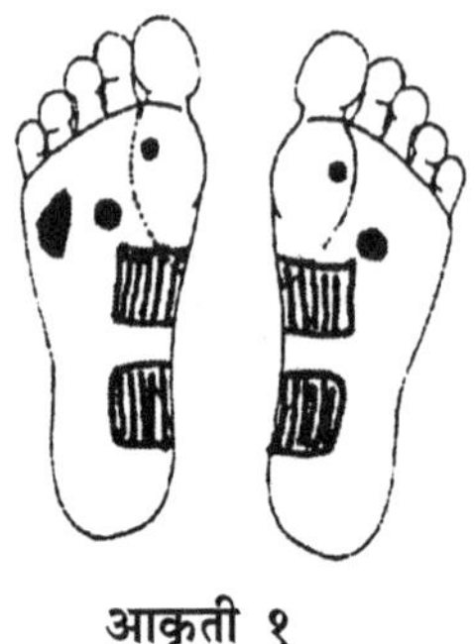

आकृती १

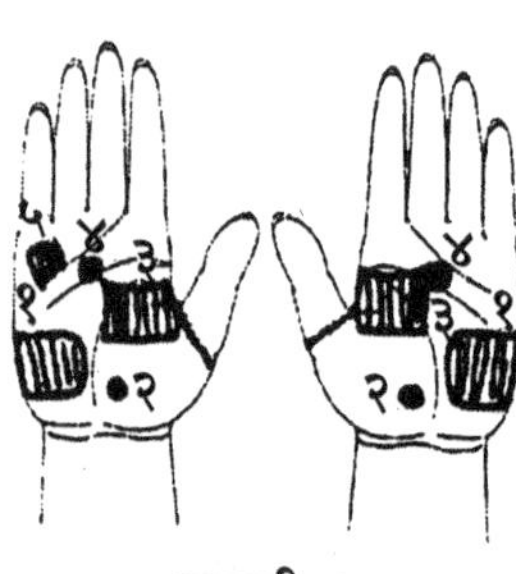

आकृती २

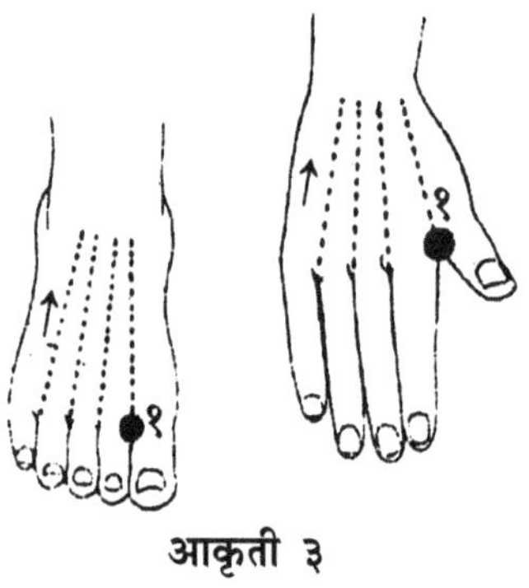

आकृती ३

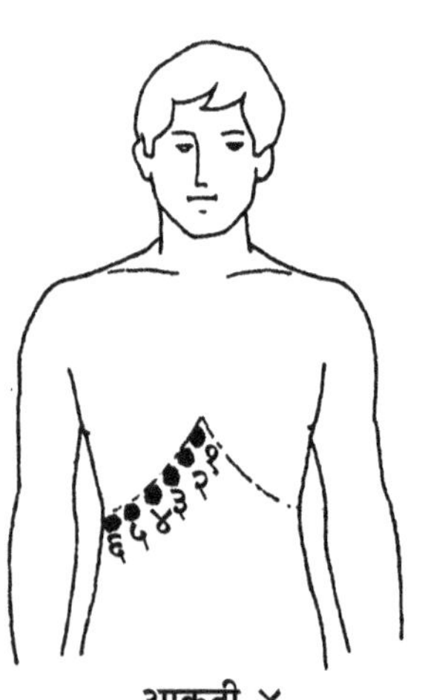

आकृती ४

ही क्रिया तीन वेळा करावी. अगदी अशाच प्रकारे आकृती क्र. २मधील दोन्ही तळहातांवरील बिंदूंवर दाब घ्यावा. उजव्या तळहातावरील बिंदू क्र. १ ते ५ व डाव्या तळहातावरील बिंदू क्र. १ ते ४ या बिंदूंवर दाब घ्यावा.

यानंतर आकृती क्र. ३मधील दोन्ही पायांवर व दोन्ही हातांवर दर्शविलेल्या बिंदू क्र. १वर दाब घ्यावा. येथे अंगठ्याच्या साहाय्याने दाब घ्यावा. यानंतर आकृती क्र. ४मध्ये दर्शविल्यानुसार हाताची तीन बोटे एकत्र जुळवून त्यांचा दाब घ्यावयाच्या बिंदूशी २० ते २५ अंशाचा कोन करून आकृतीत दर्शविलेल्या बिंदूंवर दाब घ्यावा (बिंदू क्र. १ ते ५). हा दाब पहाटे रिकाम्या पोटी, मूत्रविसर्जनाच्या क्रियेनंतर घ्यावा.

या उपचारांच्या जोडीला ज्या अन्नपदार्थांमुळे आम्लपित्ताचा त्रास होतो, ते पदार्थ टाळण्याचा रुग्णास सल्ला घ्यावा. रुग्णाने दर दोन तासांनी थोडे थोडे खात राहावे. दही किंवा गरम दूध घेणे टाळावे. त्यामुळे गॅसेस होऊ शकतात. जेवताना पाणी पिऊ नये, तसेच चिंता, मानसिक तणाव याचा त्रास स्वत:स करून घेऊ नये. सकाळी व संध्याकाळी भरभर चालणे, तसेच सौम्य स्वरूपाचा व्यायाम रुग्णास फायदेशीर ठरतो.

लठ्ठपणा (Obesity)

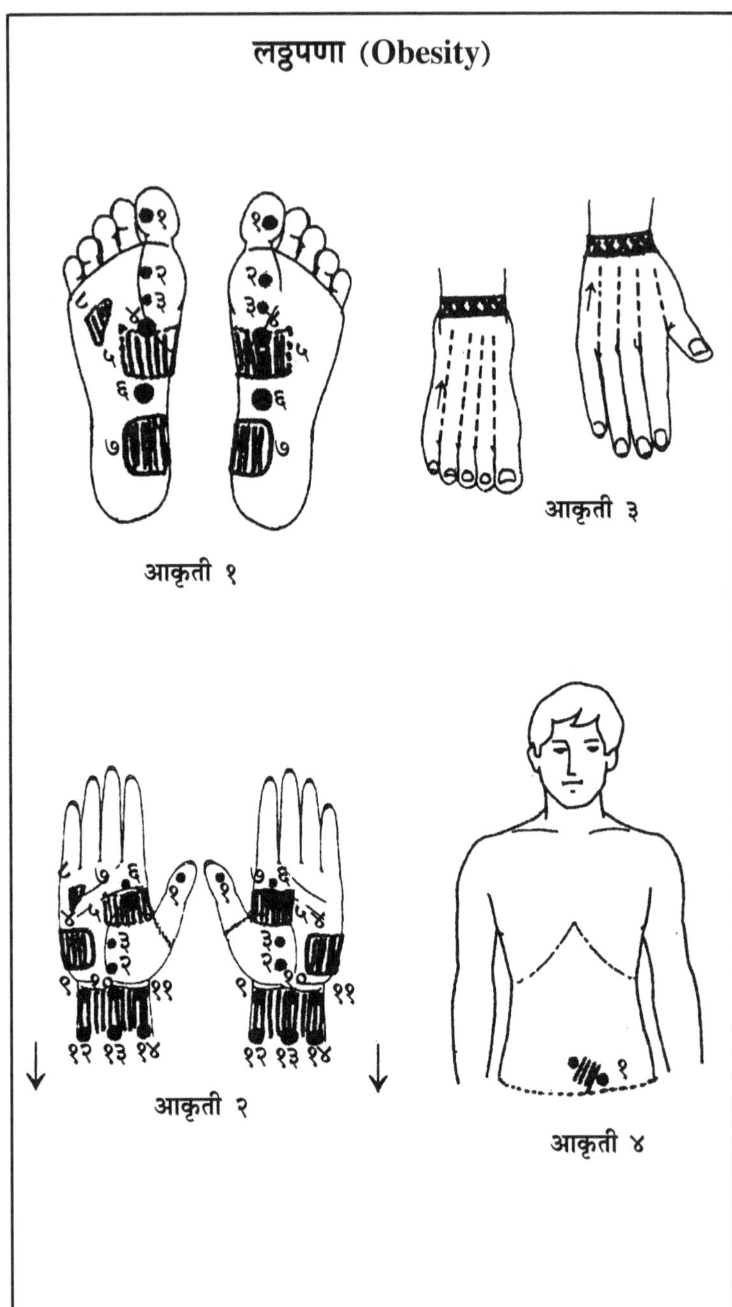

लठ्ठपणा (Obesity) :

लठ्ठ व्यक्तींनी स्निग्ध पदार्थ व पिष्टमय पदार्थ यांचा भरपूर समावेश असलेला आहार टाळावा. शीतपेये, चॉकलेट, मिठाया, बटाटे, रताळी, सुका मेवा, भात इत्यादी पदार्थही टाळावेत. कमी उष्मांक (calorie) देणारा आहार घ्यावा. भरभर चालावे, तसेच आपल्या शरीरास मानवेल असा व्यायाम नियमितपणे करावा.

यावर उपचार करण्यासाठी शीर्षस्थ ग्रंथी, थायरॉइड ग्रंथी, पॅराथायरॉइड ग्रंथी, मूत्रपिंडे, ॲड्रिनल ग्रंथी, आतडी इत्यादी अवयवांशी निगडित असलेल्या बिंदूंवर दाब देणे आवश्यक आहे.

अंत:स्रावी ग्रंथींशी निगडित बिंदूंवर दाब दिल्याने त्यांचे कार्य सुधारते. या ग्रंथींच्या कार्यातील बिघाड लठ्ठपणाचे कारण असू शकते. आतड्यांशी निगडित बिंदूंवर दाब दिल्याने पचनही सुधारते. यासाठी आकृती क्र. १मधील बिंदू क्र. १ ते ७ या बिंदूंवर आकृतीत दर्शविल्यानुसार दाब घ्यावा. हा दाब दोन्ही तळपायांवर घ्यावा. नंतर याच आकृतीमधील फक्त उजव्या तळपायावर दर्शविलेल्या बिंदू क्र. ८वर दाब घ्यावा. हा बिंदू यकृताशी निगडित असतो. अगदी अशाच प्रकारे आकृती क्र. २मधील उजव्या तळहातावरील बिंदू क्र. १ ते ८वर, तसेच डाव्या तळहातावरील बिंदू क्र. १ ते ७वर आकृतीत दर्शविल्यानुसार दाब घ्यावा.

यानंतर आकृती क्र. २मध्ये दर्शविल्यानुसार दोन्ही मनगटांवर दर्शविलेल्या दिशेने मसाज करीत दाब घ्यावा व नंतर मनगटावरील बिंदू क्र. ८ ते १३ या बिंदूंवर दाब घ्यावा.

नंतर आकृती क्र. ३मध्ये दर्शविल्यानुसार तळहात व मनगट जेथे जुळते, तसेच पाय व पाऊल जेथे जुळतात, त्या भागावर दाब घ्यावा. हा दाब आकृती क्र. ३ मध्ये '×××' अशा खुणांनी दर्शविला आहे.

नंतर आकृती क्र. ४मध्ये दर्शविलेल्या बिंदू क्र. १वर दाब घ्यावा. हाताची तीन बोटे जुळवून, रुग्णास सरळ झोपवून हा दाब ३० सेकंद घ्यावा. हा दाब सकाळी पोट रिकामे असताना मूत्रविसर्जनाची क्रिया झाल्यानंतर घ्यावा.

वंध्यत्व (Sterility)

आकृती १

आकृती ४

आकृती २

आकृती ५

आकृती ३

आकृती ६

वंध्यत्व (Sterility) :

या विकाराचा जननक्षमतेशी संबंध असतो. जननक्षमता खूप कमी असणे किंवा अजिबात नसणे हा या विकाराचा अर्थ होय.

ॲक्युप्रेशरचे उपचार

प्रथम सर्व अंत:स्रावी ग्रंथींशी निगडित बिंदूंवर दाब देणे आवश्यक असते. त्यासाठी आकृती क्र.१मधील दोन्ही तळपायांवरील बिंदू क्र. १ ते ४ यांवर दाब द्यावा. असाच दाब आकृती क्र. २मधील दोन्ही तळहातांवरील बिंदू क्र. १ ते ४ या बिंदूंवर द्यावा. नंतर आकृती क्र. १मधील बिंदू क्र. ५जवळ 'xxx' अशा खुणांनी छायांकित केलेल्या टाचांवरील भागात दाब द्यावा. हे बिंदू जननग्रंथींशी (sex glands) निगडित असतात. नंतर आकृती क्र. २मधील बिंदू क्र. ५ ते १० या बिंदूंवर दाब द्यावा, तसेच दोन्ही मनगटांवर मसाज करावा.

यानंतर आकृती क्र. ३मध्ये दर्शविल्यानुसार 'xxx' अशा खुणांनी छायांकित केलेल्या भागावर दाब द्यावा. हा दाब अंगठा व तर्जनी यांच्या साहाय्याने द्यावा. नंतर आकृती क्र. ३मध्ये दर्शविल्यानुसार दोन्ही हातांवरील, जेथे अंगठा व शेजारचे बोट एकत्र जुळते तेथील बिंदूवर (बिंदू क्र. १) दाब द्यावा. हे सर्व बिंदू फॅलेपिअन ट्यूबशी निगडित असतात.

नंतर आकृती क्र. ४मध्ये दर्शविलेल्या ठळक बिंदूंनी बनलेल्या रेषांवर दर्शविलेल्या दिशेने दाब द्यावा. यानंतर आकृती क्र. ५मधील घोट्याच्या हाडाखाली व टाचेवर असलेल्या बिंदू क्र. १वर टाचेच्या दोन्ही बाजूंनी दाब द्यावा. ही क्रिया दोन्ही तळपायांवर करावी. हा बिंदू महत्त्वाचा असतो.

यानंतर आकृती क्र. ५मध्ये दर्शविलेल्या, ठळक ठिपक्यांनी बनलेल्या रेषेवरून मसाज करीत दाब द्यावा. नंतर आकृती क्र. ६मधील बिंदू क्र. १वर दाब द्यावा. हा बिंदू मांडीच्या मध्यभागी असतो व हा दाब दोन्ही पायांवर द्यावा.

पुरुष-जननेंद्रियविषयक समस्या (Male Problems)

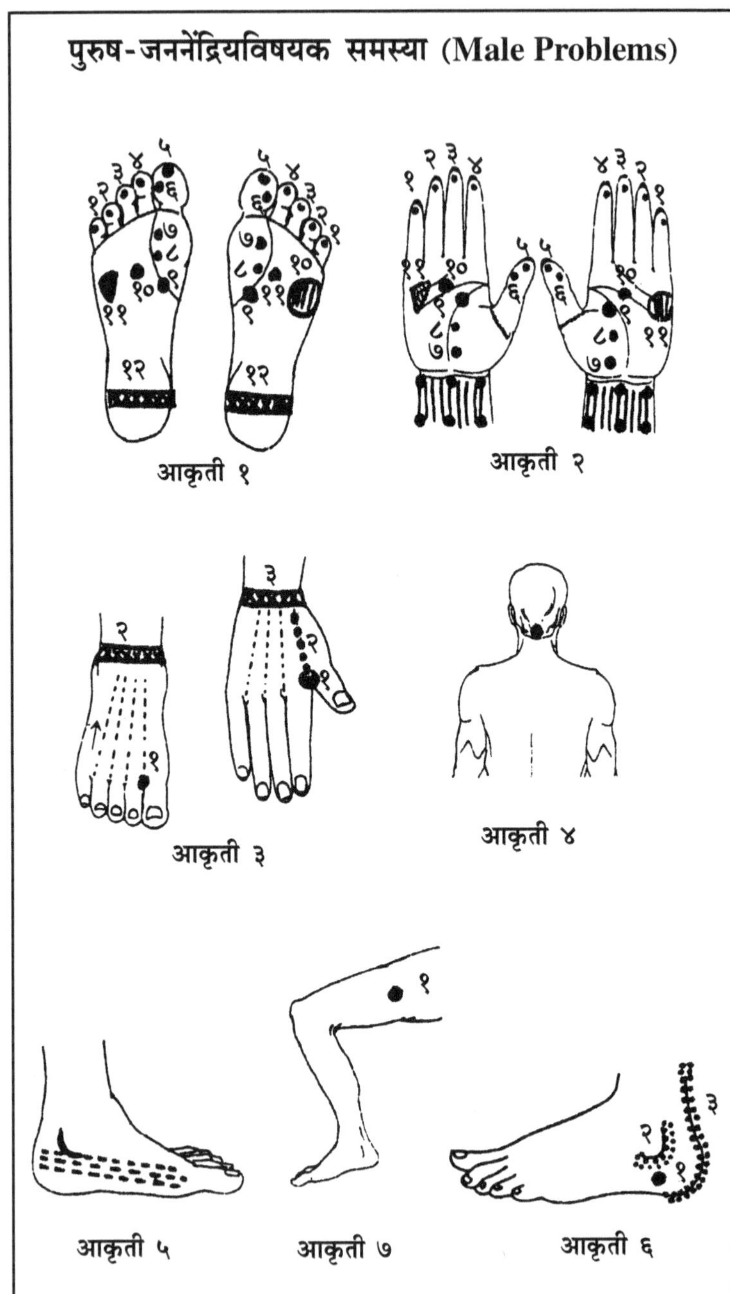

पुरुष-जननेंद्रियविषयक समस्या (Male Problems) :

जननक्षमता कमी असणे, नपुंसकत्व, वृषणांचे काही विकार (testis) इत्यादी अनेक समस्या काही जननग्रंथींच्या (sex glands) कार्यात बिघाड झाल्याने होतात. कधीकधी या समस्या मूत्रपिंडे, यकृत किंवा मज्जासंस्थेच्या कार्यात बिघाड झाल्यानेही उद्भवू शकतात.

ॲक्युप्रेशरचे उपचार

ॲक्युप्रेशरचे उपचार करताना सर्वप्रथम आकृती क्र. १ व आकृती क्र. २मध्ये दर्शविल्यानुसार दोन्ही तळपायांच्या व तळहातांच्या बोटांच्या टोकांवरील सायनस बिंदूंवर दाब द्यावा. हे बिंदू आकृती क्र. १ व आकृती क्र. २मध्ये बिंदू क्र. १ ते बिंदू क्र. ५ असे दर्शविले आहेत. यानंतर आकृती क्र. १मधील बिंदू क्र. ६ ते ११ या बिंदूंवर दाब द्यावा. हे बिंदू शीर्षस्थ ग्रंथी, थायरॉइड ग्रंथी, पॅराथायरॉइड ग्रंथी, मूत्रपिंडे, यकृत व हृदय या अवयवांशी निगडित असतात.

यानंतर आकृती क्र. १मधील बिंदू क्र. १२ जवळ 'xxx' अशा खुणांनी छायांकित केलेल्या भागावर दाब द्यावा. अशाच प्रकारे आकृती क्र. २मध्ये दर्शविल्यानुसार दोन्ही तळहातांवरील क्र. १ ते ११ या बिंदूंवर दाब द्यावा. यानंतर आकृती क्र. २मध्ये दर्शविल्यानुसार दोन्ही मनगटांवरही मसाज करीत दाब द्यावा.

यानंतर आकृती क्र. ३मध्ये दर्शविल्यानुसार दोन्ही पाय व दोन्ही हातांवरील बिंदू क्र. १वर दाब द्यावा. यानंतर आकृती क्र. ३मधील बिंदू क्र. ३जवळ 'xxx' अशा खुणांनी छायांकित केलेल्या भागावर दाब द्यावा. यानंतर आकृती क्र. ३मधील बिंदू क्र. २वर दाब द्यावा. त्याचप्रमाणे बिंदू क्र. २जवळ ठळक ठिपक्यांनी बनलेल्या रेषेवरही दाब द्यावा (आकृती क्र. ३). त्याचप्रमाणे आकृती क्र. ५मध्ये दर्शविलेल्या ठिपक्यांनी बनलेल्या रेषांवर दाब द्यावा. हा दाब दर्शविलेल्या दिशेने द्यावा.

यानंतर आकृती क्र. ४मध्ये मानेवर दर्शविलेल्या बिंदू क्र. १वर दाब द्यावा. या बिंदूवर काळजीपूर्वक व सौम्य ते मध्यम स्वरूपाचा दाब द्यावा. नंतर आकृती क्र. ६मधील घोट्याच्या हाडाच्या खालच्या बाजूला असलेल्या बिंदू क्र. १वर दाब द्यावा. यानंतर आकृती क्र. ६मधील ठिपक्यांनी दर्शविलेल्या रेषांवर (बिंदू क्र. २ व ३जवळील) दाब द्यावा.

स्त्री-जननेंद्रियविषयक समस्या (Female Problems)

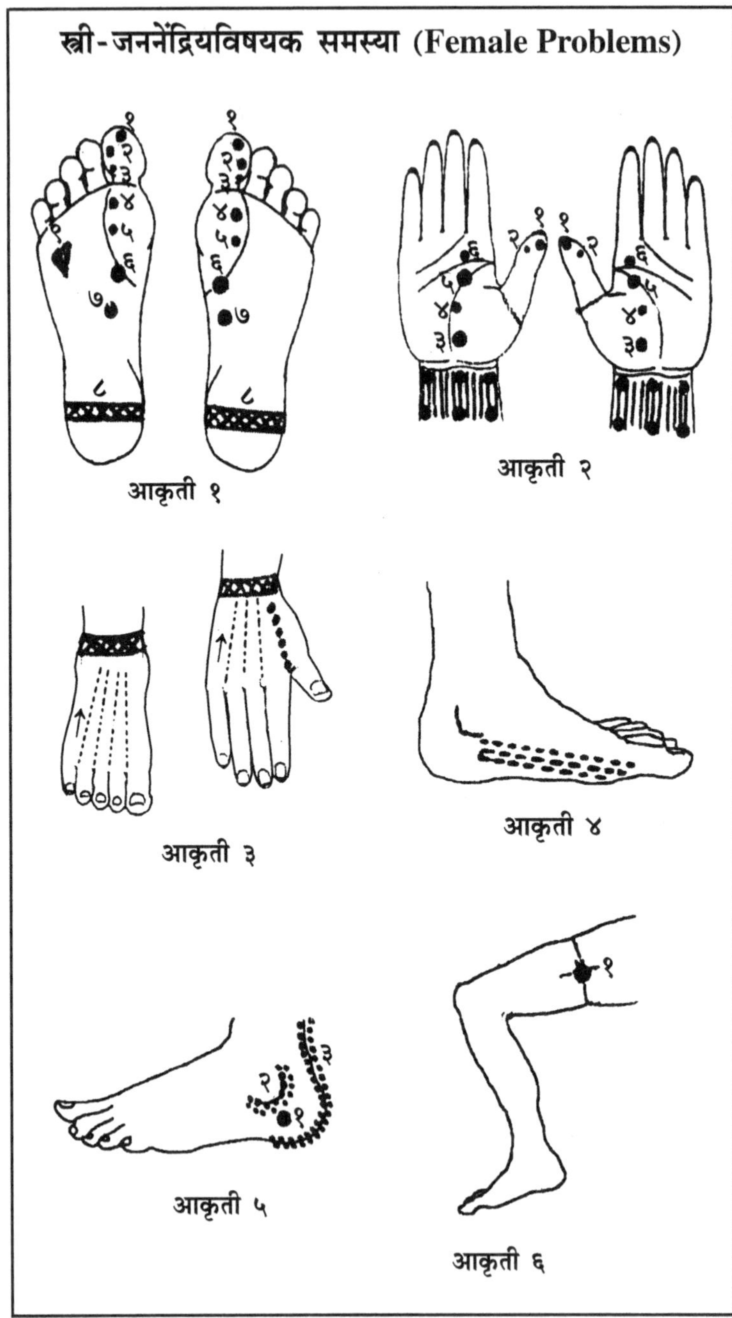

स्त्री-जननेंद्रियविषयक समस्या (Female Problems) :

जननक्षमता कमी असणे, ऋतुस्त्रावासंबंधीच्या तक्रारी, गर्भाशयविषयक समस्या, गर्भपात इत्यादी अनेक समस्या अनेक स्त्रियांना त्रास देतात. निष्णात डॉक्टरांच्या औषधोपचारांना ॲक्युप्रेशर तंत्राची जोड दिल्यास लवकर बरे वाटते.

ॲक्युप्रेशरचे उपचार

उपचार करताना सर्वप्रथम दोन्ही तळहातांच्या व दोन्ही तळपायांच्या बोटांच्या टोकावरील सर्व सायनस बिंदूंवर दाब घ्यावा. हा दाब प्रत्येक बिंदूवर घड्याळाच्या काट्याच्या दिशेने गोल फिरवत घ्यावा व प्रत्येक बिंदूवर १० सेकंद घ्यावा.

यानंतर आकृती क्र. १मधील बिंदू क्र. ४ ते ६ या बिंदूंवर दाब घ्यावा. हे सर्व बिंदू पिट्युटरी, पिनीअल, थायरॉइड, पॅराथायरॉइड, किडनी, ॲड्रिनल व जननेंद्रियाशी संबंधित असतात. यानंतर याच आकृतीतील उजव्या तळपायावरील यकृताशी निगडित असलेल्या बिंदू क्र. ९वर दाब घ्यावा. अशाच प्रकारे आकृती क्र. २मधील तळहातांवरील बिंदूंवरही दाब घ्यावा. यानंतर आकृती क्र. १मध्ये 'xxx' अशा खुणांनी छायांकित केलेल्या भागावर दाब घ्यावा. तसेच आकृती क्र. २मध्ये दर्शविल्यानुसार मनगटांवरही मसाज करावा.

यानंतर आकृती क्र. ३मधील 'xxx' अशा खुणांनी छायांकित केलेल्या भागावर दाब घ्यावा. हा दाब दोन्ही पाय व दोन्ही हातांवर घ्यावा. या भागावरील दाब फार फायदेशीर ठरतो. यानंतर आकृती क्र. ३मध्ये दर्शविल्यानुसार हाताचा अंगठा व शेजारचे बोट जेथे जुळते त्या बिंदूंवर दाब घ्यावा व त्या बिंदूजवळ ठळक ठिपक्यांनी बनलेली जी रेषा दर्शविलेली आहे, त्या रेषेवरही दाब घ्यावा. हा दाब दोन्ही हातांवर दर्शविलेल्या दिशेने घ्यावा.

यानंतर आकृती क्र. ४मध्ये दर्शविल्यानुसार ठळक ठिपक्यांनी बनलेल्या रेषांवर दर्शविलेल्या दिशेने दाब घ्यावा. हा दाब दोन्ही पायांवर घ्यावा. यानंतर आकृती क्र. ५मधील घोट्याच्या हाडाखाली असलेल्या बिंदू क्र. १वर दाब घ्यावा. तसेच याच आकृतीतील बिंदू क्र. २ व ३जवळील ठिपक्यांनी दर्शविलेल्या घोट्याभोवतीच्या व टाचेभोवतीच्या बिंदूंवर दाब घ्यावा. यानंतर आकृती क्र. ६मध्ये दर्शविल्यानुसार मांडीच्या मध्यभागी असलेल्या बिंदू क्र. १ वर दाब घ्यावा. साधारणत: १० ते १५ दिवस अशा प्रकारे उपचार घ्यावेत; परंतु रुग्णाच्या गरजेनुसार हा कालावधी वाढविता येऊ शकतो. रुग्णास दिलासा देऊन अधिक कालावधीकरिता उपचार घेतल्यास बरे वाटू शकते, असा विश्वास घ्यावा.

कानांचे विकार (Diseases of Ears)

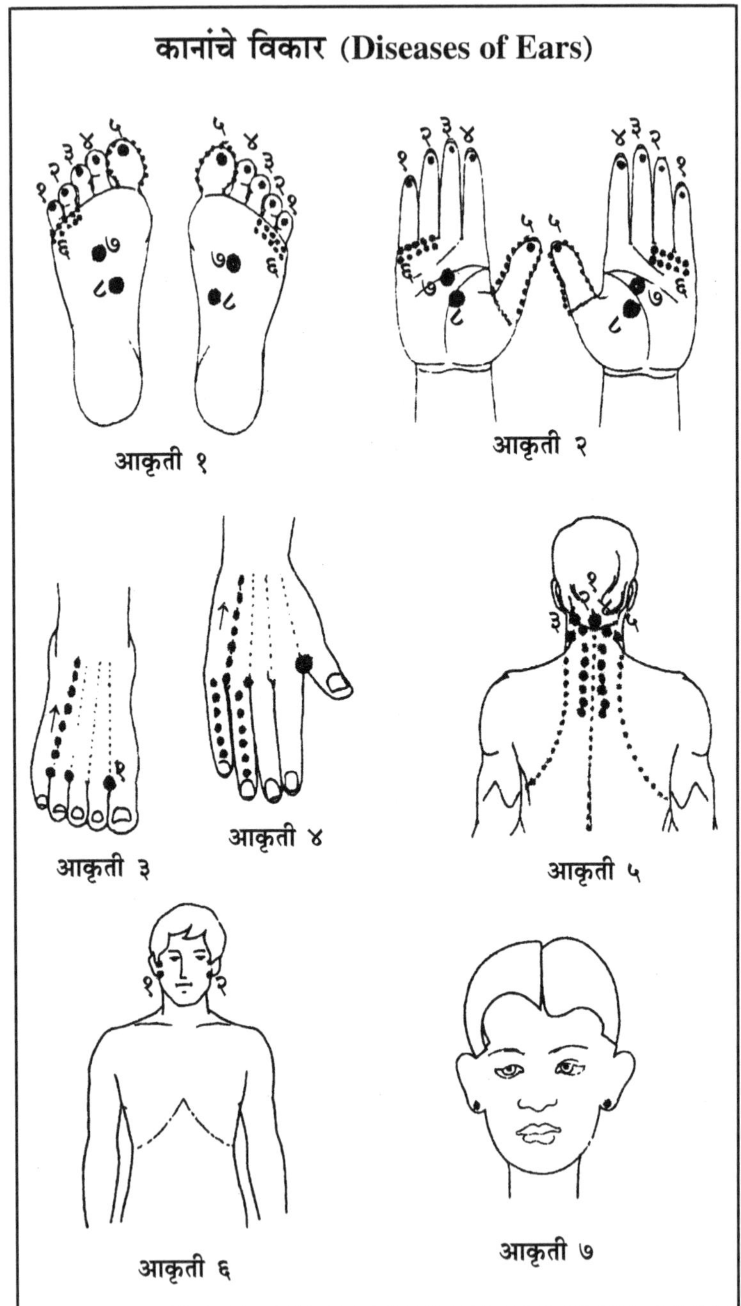

कानांचे विकार (Diseases of Ears) :

कान या अति महत्त्वाच्या अवयवाबाबत अनेक समस्या उद्भवू शकतात. वेळच्या वेळी उपचार झाल्यास हे विकार दूर होऊ शकतात. या विकारात कान दुखणे, कानात पाणी जाणे, कानातून शिट्टीसारखा आवाज येणे (tinnitus), कांजिण्यांमुळे ऐकू येण्याची क्षमता कमी होणे, कानात मळ साचणे, ॲडेनॉइड्स इत्यादी अनेक विकारांचा समावेश होतो. रुग्णाने संयमपूर्वक, धीर न सोडता खाली वर्णन केल्याप्रमाणे ॲक्युप्रेशरचे उपचार सुरू ठेवल्यास या समस्या दूर होऊ शकतात.

ॲक्युप्रेशरचे उपचार

सर्वप्रथम आकृती क्र. १ व आकृती क्र. २मध्ये दर्शविल्यानुसार दोन्ही तळपायांच्या व तळहातांच्या बोटांच्या टोकांवरील सायनस बिंदूंवर दाब द्यावा. हे बिंदू आकृती क्र. १ व आकृती क्र. २मध्ये बिंदू क्र. १ ते ५ असे दर्शविले आहेत.

यानंतर आकृती क्र. १ व आकृती क्र. २मध्ये दर्शविल्यानुसार बिंदू क्र. ६जवळ ठळक ठिपक्यांनी दर्शविलेल्या भागावर दाब द्यावा. हा दाब दोन्ही तळहात व दोन्ही तळपायांवर द्यावा. हा भाग करंगळी व अनामिका यांच्या खालील भागात तळपायांवर व तळहातांवर असतो. कानाच्या विकारांना बरे करण्यासाठी हे बिंदू फार महत्त्वाचे असतात. या भागावर रुग्णास सहन होईल इतका; परंतु शक्य तितक्या तीव्र स्वरूपाचा दाब असावा.

यानंतर आकृती क्र. १ व आकृती क्र. २मधील दोन्ही तळपाय व दोन्ही तळहातांवरील ७ व ८ क्रमांकांच्या बिंदूंवर दाब द्यावा. यानंतर आकृती क्र. १ व आकृती क्र. २मध्ये दर्शविल्यानुसार तळपायांच्या व तळहातांच्या अंगठ्यांभोवती दर्शविलेल्या ठिपक्यांनी बनलेल्या रेषेवर दाब द्यावा. हा भाग मानेशी निगडित असतो. त्यामुळे येथील दाब महत्त्वाचा ठरतो.

यानंतर आकृती क्र. ३ व आकृती क्र. ४मध्ये दर्शविल्यानुसार दोन्ही तळपाय व दोन्ही तळहातांवरील बिंदू क्र. १वर दाब द्यावा. तसेच आकृती क्र. ३ व ४मध्ये दर्शविलेल्या सर्व बिंदूंवर दर्शविलेल्या दिशेने दाब द्यावा. यानंतर आकृती क्र. ५मध्ये दर्शविल्यानुसार मानेवरील बिंदूंवर दाब द्यावा (बिंदू क्र. १ ते ५). या बिंदूंवर सौम्य ते मध्यम स्वरूपाचा दाब द्यावा.

यानंतर आकृती क्र. ७मध्ये दर्शविल्यानुसार समस्या निर्माण झालेल्या कानाच्या पाळीवर (ear lobe) दाब द्यावा. नंतर आकृती क्र. ६मध्ये दर्शविल्यानुसार कानाच्या पाळीजवळ असलेल्या चेहऱ्यावरील बिंदू क्र. १ व २वर दाब द्यावा.

नेत्ररोग (Diseases of Eye)

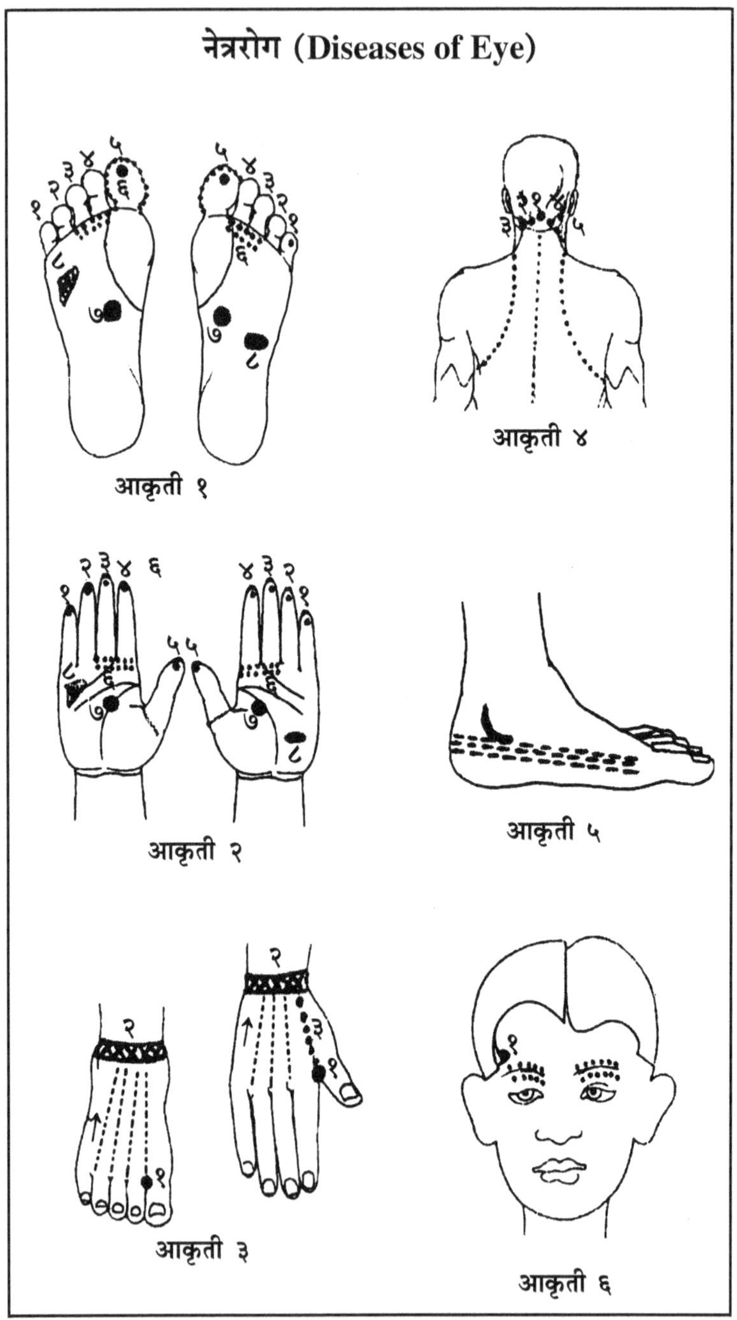

नेत्ररोग (Diseases of Eye) :

सर्वप्रथम आकृती क्र. १ व आकृती क्र. २ मध्ये दर्शविल्यानुसार दोन्ही तळपायांवरील व दोन्ही तळहातांवरील बिंदू क्र. १ ते ५ या बिंदूंवर दाब द्यावा.

यानंतर आकृती क्र. १ व आकृती क्र. २मध्ये दर्शविल्यानुसार दोन्ही तळपायांच्या व दोन्ही तळहातांच्या अंगठ्याशेजारील बोट व मधले बोट यांच्या खाली ठिपक्यांनी दर्शविलेल्या भागावर दाब द्यावा. हा भाग आकृती क्र. १ व २मध्ये बिंदू क्र. ६ जवळ दर्शविला आहे. नंतर आकृती क्र. १ व आकृती क्र. २मध्ये दर्शविलेल्या बिंदू क्र. ७ व ८ या बिंदूंवर दाब द्यावा. हा दाब दोन्ही तळपायांवर व दोन्ही तळहातांवर द्यावा. नंतर पायांच्या व हातांच्या अंगठ्यांभोवतालीही दाब द्यावा. हा भाग अंगठ्यांभोवती ठिपक्यांनी दर्शविला आहे.

यानंतर आकृती क्र. ३मध्ये दर्शविलेल्या दोन्ही पायांवरील व दोन्ही हातांवरील बिंदू क्र. १वर दाब द्यावा. यानंतर याच आकृतीत दर्शविल्यानुसार हातांवरील बिंदू क्र. ३वर दाब द्यावा, तसेच ठळक ठिपक्यांनी बनलेल्या रेषांवरूनही दर्शविलेल्या दिशेने दाब द्यावा. नंतर आकृती क्र. ३मध्ये दर्शविलेल्या बिंदू क्र. २जवळील ‘×××’ अशा खुणांनी छायांकित केलेल्या भागावर दाब द्यावा. त्या भागावर दाब दिल्यास डोळे निरोगी राहण्यास मदत होते.

नंतर आकृती क्र. ५मधील ठळक ठिपक्यांनी छायांकित केलेल्या भागावर दर्शविलेल्या दिशेने दाब द्यावा. हा दाब दोन्ही पावलांवर द्यावा. यानंतर आकृती क्र. ४मध्ये दर्शविल्यानुसार मानेवरील १ ते ५ क्रमांकांच्या बिंदूंवर दाब द्यावा. डोक्याची कवटी जिथे मानेस जुळते तिथे हे बिंदू असतात. हे बिंदूही उपचाराच्या दृष्टीने महत्त्वाचे असतात. नंतर आकृती क्र. ६मध्ये दर्शविल्यानुसार बिंदू क्र. १वर दाब द्यावा. तसेच दोन्ही भुवयांभोवतीही अंगठा व तर्जनी यांच्या साहाय्याने दाब द्यावा.

उपचारांच्या जोडीने रुग्णाने आपले डोळे नियमितपणे थंड पाण्याने धुवावेत. यामुळे रंगांधळेपणा, दृष्टिमज्जातंतू कमकुवत बनणे, अगदी सुरुवातीच्या टप्प्यातील मोतीबिंदू, डोळे लाल होणे इत्यादी समस्या दूर होण्यास मदत होते. रुग्णाने संयमपूर्वक, न कंटाळता, योग्य तो वेळ देऊन नियमित उपचार घेतल्यास चष्मा वापरण्याची गरजही कमी होऊ शकते; परंतु या क्रियेस खूप वेळ लागतो.

मूत्रपिंडाशी निगडित समस्या (Kidney Related Problems)

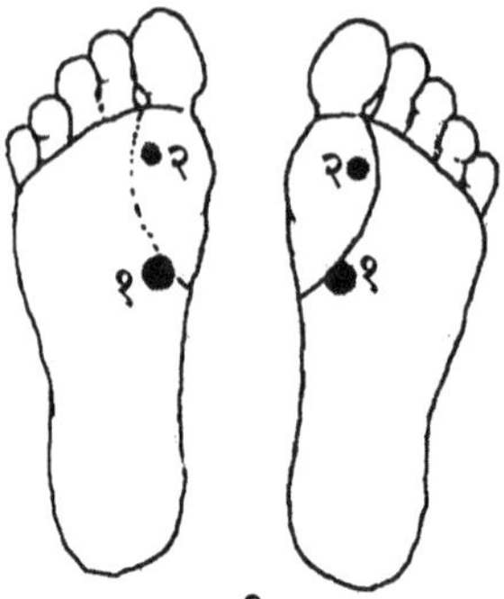

आकृती १

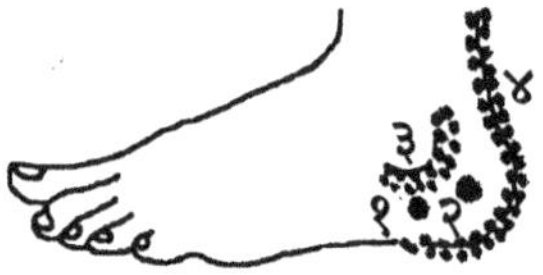

आकृती ३

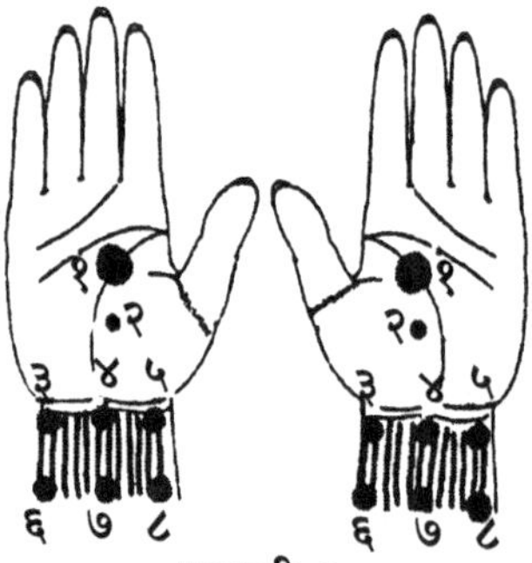

आकृती २

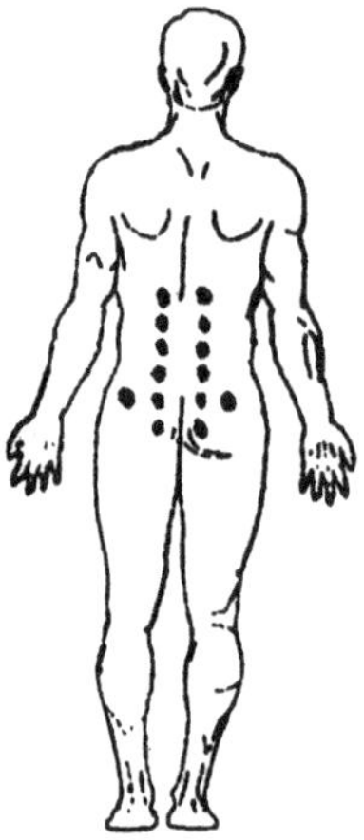

आकृती ५

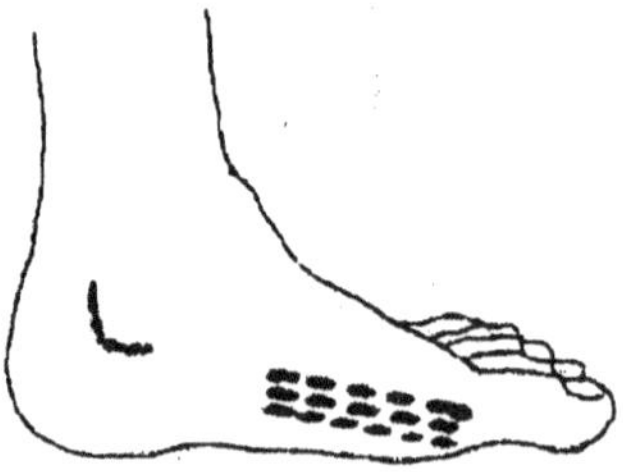

आकृती ४

मूत्रपिंडाशी निगडित समस्या (Kidney Related Problems) :

मूत्रपिंड हा शरीरातील अति महत्त्वाचा अवयव असून मूत्रपिंडामुळे उत्सर्जन संस्था आपले कार्य पार पाडू शकते. मूत्रपिंडांच्या विकारावर खालील वर्णनाप्रमाणे उपचार करावेत.

सर्वप्रथम आकृती क्र. १ व आकृती क्र. २मध्ये दर्शविल्यानुसार दोन्ही तळपायांवरील व दोन्ही तळहातांवरील बिंदू क्र. १वर दाब द्यावा. हा बिंदू मूत्रपिंडांशी निगडित असतो. तसेच आकृती क्र. १ व २मधील बिंदू क्र. २वर दाब द्यावा. हा बिंदू पॅराथायरॉइड ग्रंथींशी निगडित असतो. ही ग्रंथी शरीरातील कॅल्शियमच्या प्रमाणावर नियंत्रण ठेवते. या ग्रंथीच्या कार्यात बिघाड झाल्यास कॅल्शियमच्या असंतुलनामुळे मूत्रपिंडात खडे निर्माण होऊ शकतात. आकृती क्र. २मध्ये दर्शविल्यानुसार दोन्ही मनगटांवर दोन्ही बाजूंनी मसाज करीत दाब द्यावा आणि नंतर मनगटांवर दर्शविलेल्या ३ ते ८ क्रमांकांच्या बिंदूंवर दाब द्यावा. नंतर आकृती क्र. ३मध्ये दर्शविल्यानुसार टाचांच्या दोन्ही बाजूंनी बिंदू क्र. १ व २वर दाब द्यावा. यानंतर आकृती क्र. ३मध्ये ठळक ठिपक्यांनी दर्शविलेल्या टाचेभोवतीच्या व घोट्याच्या हाडाभोवतीच्या बिंदूंवर मसाज करीत दाब द्यावा. नंतर आकृती क्र. ४मध्ये दर्शविल्यानुसार ठळक ठिपक्यांनी दर्शविलेल्या भागावर दाब द्यावा. यानंतर आकृती क्र. ५मध्ये दर्शविल्यानुसार पाठीच्या कण्याच्या दोन्ही बाजूंना असलेल्या बिंदूंवर दाब द्यावा. हा दाब रुग्णास पालथे झोपवून द्यावा.

रुग्णास आहारातून टोमॅटो, पालक, भेंडी, वांगी इत्यादी भाज्या वर्ज्य करण्याचा सल्ला द्यावा. बरबॉरिस व्हल्गॉरिस मदर टिंक्चर (Barbaris vulgaris mother tincture) या होमिओपॅथिक औषधाचे १५ थेंब दिवसातून तीन वेळा या प्रमाणात घेतल्यासही लवकर बरे वाटते. हे औषध मूतखड्यांना फोडून शरीराबाहेर टाकण्यासही मदत करते.

अन्जायना पेक्टोरिस (Angina Pectoris) :

हा हृद्रोगाशी निगडित असा विकार आहे. यात छातीत आवळल्यासारखे किंवा दडपण आल्यासारखे दुखते. हे दुखणे अंगमेहनतीच्या कामानंतर किंवा भावनिक ताण आल्यावर बळावते. विश्रांती घेतल्यावर किंवा औषधे घेतल्यावर बरे वाटते. याची तीव्रता वेगवेगळी असू शकते. कधीकधी नुसतेच अस्वस्थ वाटते, तर कधी खूप दुखते. हे दुखणे खांद्याच्या बाजूला हातापर्यंतही पसरू शकते. विशेषतः डाव्या हातापर्यंत हे दुखणे जाते. डाव्या हातात बधिरता येते किंवा मुंग्या येतात. अस्वस्थपणा काही मिनिटांपर्यंत टिकतो.

अन्जायना पेक्टोरिस (Angina Pectoris)

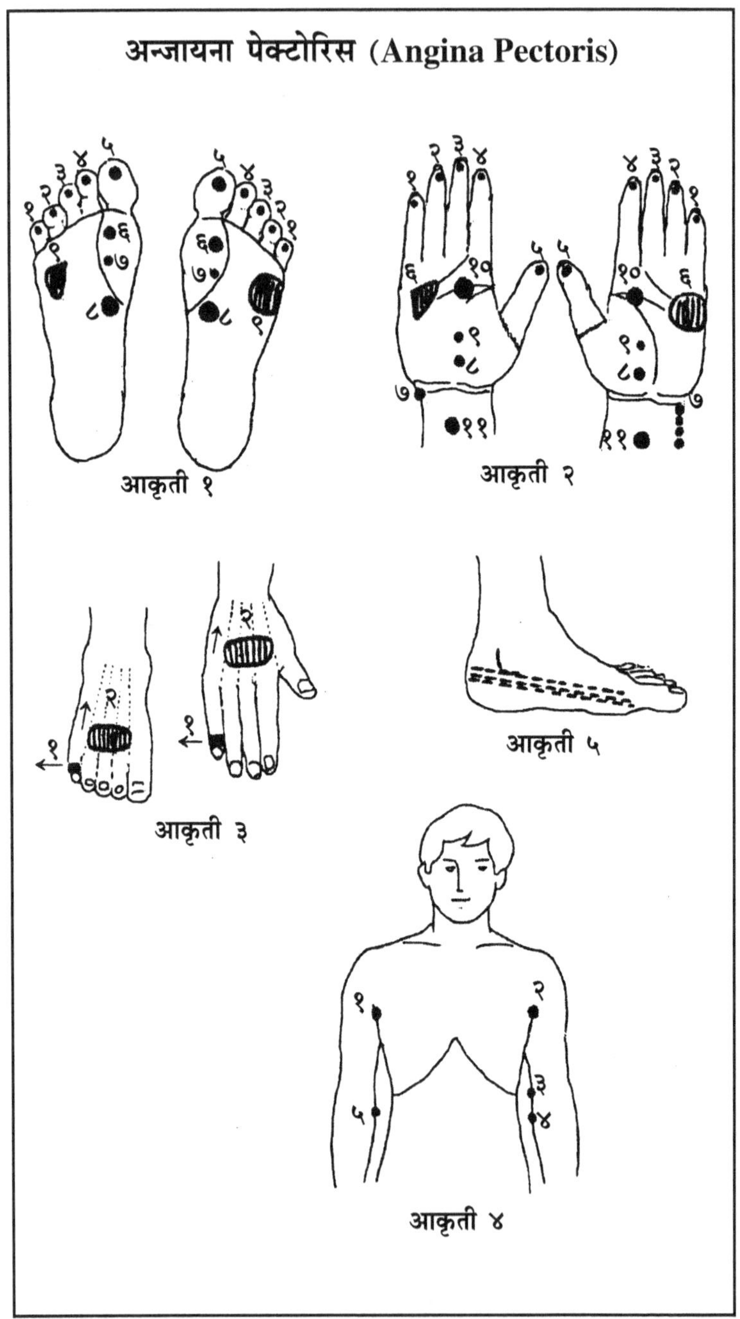

ॲक्युप्रेशरचे उपचार

निष्णात डॉक्टरांचे औषधोपचार सुरू ठेवावेत व त्याच्या जोडीने खालीलप्रमाणे ॲक्युप्रेशरचे उपचार घ्यावेत. हृदयविकारांबाबत कोणताही धोका पत्करू नये. औषधांचे प्रमाणही डॉक्टरी सल्ल्यानुसारच कमी-जास्त करावे.

प्रथम आकृती क्र. १मध्ये दर्शविल्यानुसार आकृती क्र. १ व आकृती क्र. २मधील दोन्ही तळपायांच्या व दोन्ही तळहातांच्या बोटांच्या टोकांवरील सायनस बिंदूंवर (बिंदू क्र. १ ते ५) दाब घ्यावा. यानंतर आकृती क्र. १मधील बिंदू क्र. ६,७ व ८ या बिंदूंवर दाब घ्यावा. हा दाब दोन्ही तळपायांवर घ्यावा. हे बिंदू अनुक्रमे थायरॉइड, पॅराथायरॉइड व ॲड्रिनल ग्रंथींशी निगडित असतात. त्याचप्रमाणे आकृती क्र. २मध्ये दर्शविल्यानुसार दोन्ही तळहातांवरील ८, ९ व १० क्रमांकांच्या बिंदूंवर दाब घ्यावा. यानंतर आकृती क्र. १मधील बिंदू क्र. ९वर दाब घ्यावा. हा दाबही दोन्ही तळपायांवर दर्शविल्यानुसार घ्यावा. त्याचप्रमाणे आकृती क्र. २मधील दोन्ही तळहातांवर दर्शविलेल्या बिंदू क्र. ६वर दाब घ्यावा. नंतर आकृती क्र. २मधील बिंदू क्रमांक ७जवळील दर्शविलेल्या चार बिंदूंवर दाब घ्यावा. हा दाब आकृतीत दर्शविल्यानुसार घ्यावा. या बिंदूंवरील दाब रक्तदाब नियंत्रित करण्यास उपयुक्त ठरतो. नंतर आकृती क्र. २मध्ये दर्शविल्यानुसार दोन्ही मनगटांच्या मध्यभागी दर्शविलेल्या बिंदू क्र. ११वर दाब घ्यावा. हा बिंदू तळहात व मनगट जेथे जुळते तेथून तीन बोटे अंतरावर असतो. यानंतर आकृती क्र. ३मध्ये दर्शविल्यानुसार करंगळीच्या नखाखालील बिंदू क्र. १वर दर्शविलेल्या दिशेने (अंगठ्याच्या विरुद्ध दिशेने) १० ते १२ वेळा दाब घ्यावा. हा बिंदूही फार महत्त्वाचा असून यावरील दाब रक्तदाब नियंत्रित करण्यात महत्त्वाची भूमिका बजावतो. आकृती क्र. ३मध्ये दर्शविल्यानुसार बिंदू क्र. २जवळील छायांकित भागावर दर्शविलेल्या दिशेने दाब घ्यावा. यामुळे रुग्णाचे श्वसन सुरळीतपणे होते. अन्जायना पेक्टोरिसचा ॲटॅक आल्यानंतर अनेकदा रुग्णास श्वसनास त्रास होऊ शकतो. यानंतर आकृती क्र. ४मध्ये दर्शविलेल्या १ ते ५ क्रमांकांच्या बिंदूंवर दाब घ्यावा. हे बिंदू अनेक हृदयविकारांवर उपचार करण्यासाठी महत्त्वाचे ठरतात. यानंतर आकृती क्र. ५मध्ये दर्शविल्यानुसार ठळक ठिपक्यांनी बनलेल्या रेषांवर दाब घ्यावा. हा भाग मज्जासंस्थेशी निगडित असतो. नंतर रुग्णास पालथे झोपवून पाठीच्या कण्याच्या दोन्ही बाजूंना असणाऱ्या बिंदूंवर दाब घ्यावा. हे उपचार दुखणे सुरू झाल्यावर दिवसातून दोनदा करावेत व १० ते १२ बैठकांनंतर रुग्णास बरे वाटू लागल्यावर एक दिवसाआड उपचार करावेत. बरे वाटल्यानंतरही आठवड्यातून कमीत कमी एकदा असे तीन ते सहा महिने उपचार करावेत.

वजन कमी होणे (Weight Loss)

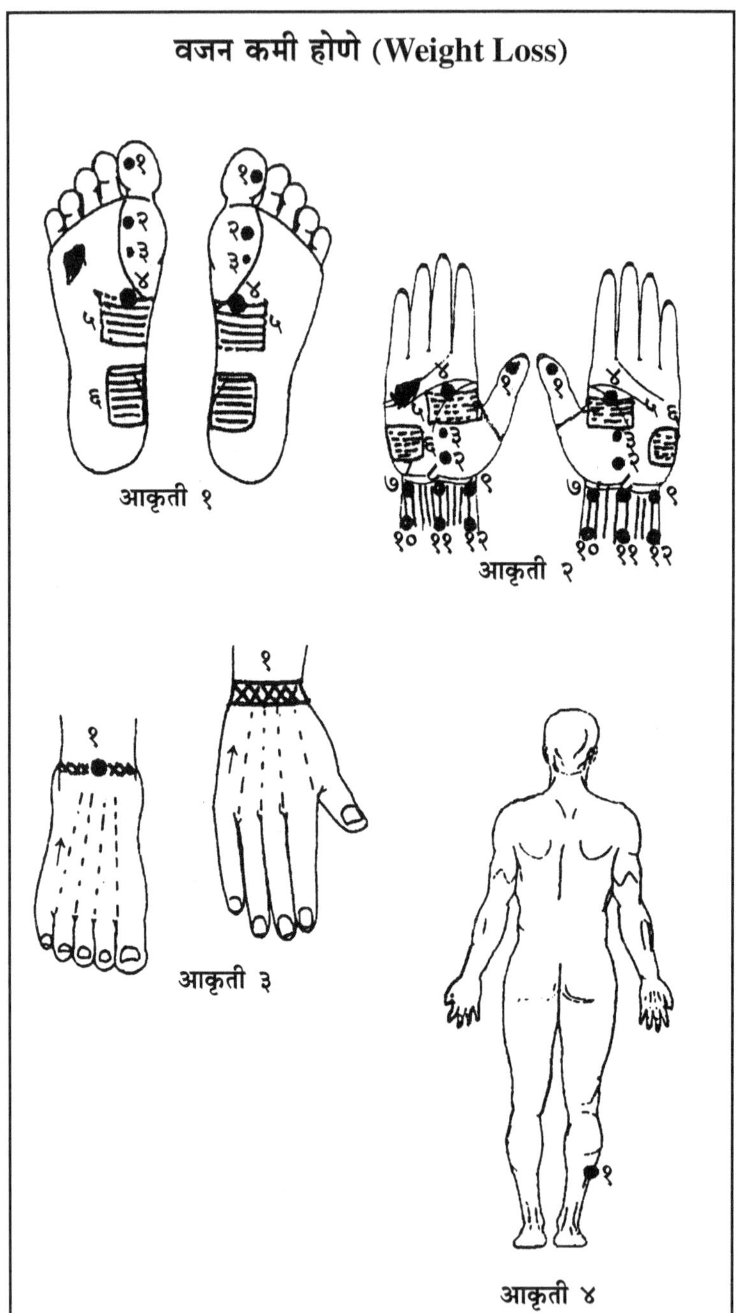

वजन कमी होणे (Weight Loss) :

कुपोषण, भूक न लागणे इत्यादी अनेक कारणांमुळे वजन कमी होते. व्यवस्थित आहार घेत असूनही वजन कमी होत असेल, तर रुग्णास खालील विकारांबाबतच्या चाचण्या करून घेण्याचा सल्ला द्यावा. त्यामुळे वजन कमी होण्याचे नक्की कारण समजते व त्याप्रमाणे उपचार करता येतात. मधुमेह, हायपर थायरॉइडिझम, क्षयरोग, चिंता, अन्नाचे अभिशोषण कमी प्रमाणात होणे, स्प्रू (संग्रहणी) (sprue), यकृताचे विकार, नैराश्य, जठरातील अल्सर, कर्करोग, व्यसनाधीनता, कोलायटिस इत्यादी विकारांमुळे वजन कमी होऊ शकते.

ॲक्युप्रेशरचे उपचार

रुग्णाने आधी सर्व चाचण्या करून घ्याव्यात. त्यामुळे निदानास मदत मिळते. तसेच एखादा रोग सुरुवातीच्या टप्प्यातच लक्षात येतो. सुरुवातीला आकृती क्र. १ व आकृती क्र. २मध्ये दर्शविल्यानुसार दोन्ही तळपायांवरील तळहातांवरील बिंदू क्र. १ ते बिंदू क्र. ६ या बिंदूंवर दाब द्यावा. हे बिंदू शीर्षस्थ ग्रंथी, थायरॉइड, पॅराथायरॉइड, मूत्रपिंडे, पोट व आतडे यांच्याशी निगडित असतात. यानंतर उजव्या तळपायावरील व उजव्या तळहातावरील यकृताशी निगडित असलेल्या भागांवर दाब द्यावा. हा दाब ३० सेकंद द्यावा. यकृताचे कार्य सुरळीत चालणे भूक लागण्याच्या दृष्टीने फार महत्त्वाचे असते. नंतर दोन्ही मनगटांवरील बिंदू क्र. ७ ते १२ या बिंदूंवर दाब द्यावा, तसेच मनगटांवर मसाज करावा (आकृती क्र. २).

आकृती क्र. ३मध्ये दर्शविल्यानुसार बिंदू क्र. १पाशी '×××' अशा खुणांनी दर्शविलेल्या भागावर दाब द्यावा. यानंतर आकृती क्र. ४ मध्ये दर्शविल्यानुसार उजव्या पायाच्या मागच्या बाजूला असलेल्या बिंदू क्र. १वर दाब द्यावा. हा बिंदू घोट्याच्या हाडापासून ७ ते ८ बोटे उंचीवर असतो. या बिंदूवरील दाब यकृताचे कार्य सुरळीत चालण्यास मदत करतो.

या उपचारांच्या जोडीला रुग्णास नियमित व्यायाम करण्याचा सल्ला द्यावा. व्यायामामुळे भूक वाढते. दिवसातून तीन-चार वेळा समतोल आहार घ्यावा. खूप जास्त प्रमाणात चहा-कॉफी घेणे टाळावे.

फीट येणे (Epilepsy)

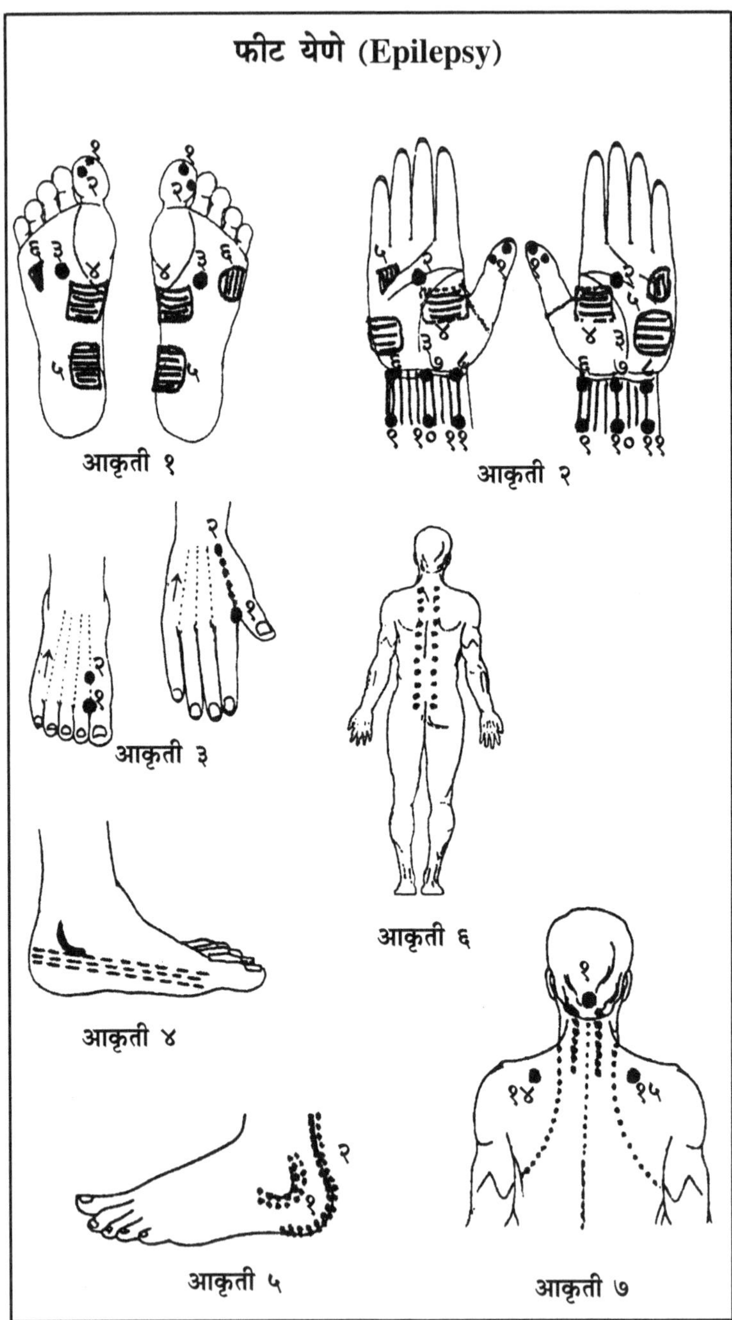

फीट येणे (Epilepsy) :

हा मेंदूच्या कार्याशी निगडित विकार आहे. मेंदूच्या कार्यात बिघाड झाल्याने हा विकार होतो. डोक्याला जखम होणे, जन्माला येताना काही समस्या निर्माण होणे, विषाणूसंसर्ग होणे, मेंदूतील रक्तस्राव (stroke) इत्यादी कारणांमुळे फीट येऊ शकते. फीट आल्यावर व्यक्ती बेशुद्ध होऊ शकते. संपूर्ण शरीर ताठ व कडक होते. अनियंत्रित हिसके (Jerks) बसू लागतात. काही वेळा श्वसन अनियमित होते. फीट येण्याचे काही प्रकार असतात. काही प्रकारांत रुग्ण बेशुद्ध होतो, तर काही प्रकारांत रुग्ण बेशुद्ध होत नाही.

ॲक्युप्रेशरचे उपचार

या विकारावर नियंत्रण ठेवण्यासाठी ॲक्युप्रेशरच्या उपचारांची खूप मदत होते. या विकारावर नियंत्रण ठेवण्यासाठी मज्जासंस्था, पचनसंस्था, पुनरुत्पादन संस्था यांच्याशी निगडित असलेल्या बिंदूंवर दाब देणे आवश्यक असते. या संस्थांच्या कार्यातील बिघाडामुळेही हा विकार होऊ शकतो.

प्रथम आकृती क्र. १मध्ये दर्शविल्यानुसार दोन्ही तळपायांवरील बिंदू क्र. १ ते ६ या बिंदूंवर दाब द्यावा. याचप्रमाणे आकृती क्र. २ मध्ये दर्शविल्यानुसार बिंदू क्र. १ ते १२वर असाच दाब द्यावा. हे बिंदू आकृतीत दर्शविल्यानुसार दोन्ही तळहातांवर असतात.

यानंतर आकृती क्र. ३मध्ये दर्शविल्यानुसार दोन्ही पायांवरील बिंदू क्र. १ व २वर तसेच आकृती क्र. ३मधील दोन्ही हातांवरील बिंदू क्र. १ व २वर दाब द्यावा. यातील बिंदू क्र. २ हा मज्जासंस्थेशी निगडित असतो. नंतर आकृती क्र. ४मध्ये दर्शविल्यानुसार ठळक ठिपक्यांनी बनलेल्या रेषांवरून दोन्ही तळपायांवर दाब द्यावा.

यानंतर आकृती क्र. ५मध्ये दर्शविल्यानुसार दोन्ही तळपायांवरील घोट्यांभोवती व टाचांभोवती दाब द्यावा. हा भाग आकृती क्र. ५मध्ये बिंदू क्र. १ व २जवळ ठिपक्यांनी दर्शविला आहे. नंतर रुग्णास पालथे झोपवून आकृती क्र. ६मध्ये दर्शविल्यानुसार पाठीच्या कण्याच्या दोन्ही बाजूंना दर्शविलेल्या बिंदूंवर दाब द्यावा. पाठीच्या कण्यावर अजिबात दाब देऊ नये. त्याचप्रमाणे पाठीच्या कण्याच्या दोन्ही बाजूंना किमान एक इंच सोडून दाब द्यावा.

लहान आतड्याच्या सुरुवातीच्या भागात होणारा अल्सर
(Peptic Duodenal Ulcer)

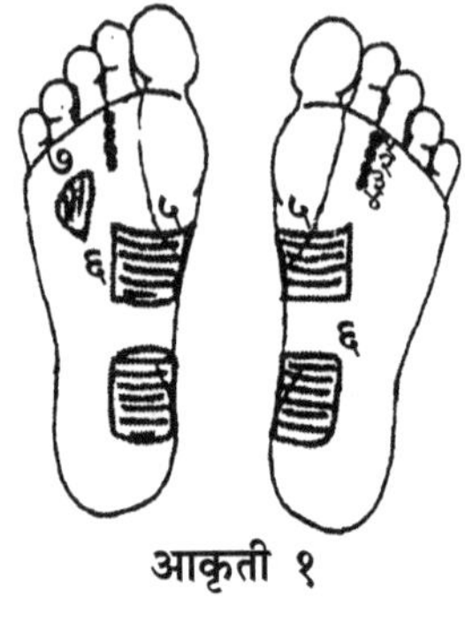

आकृती १

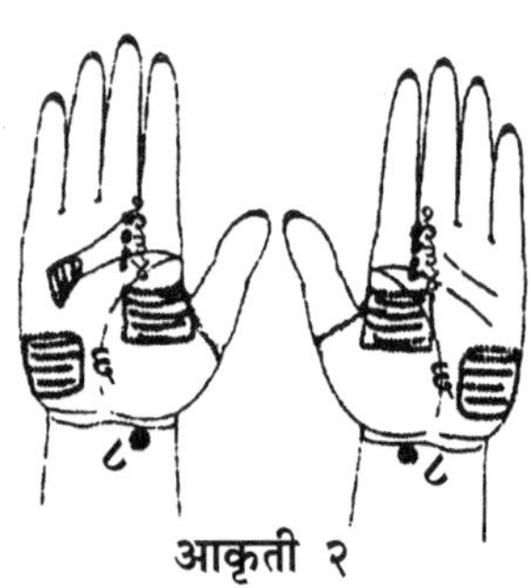

आकृती २

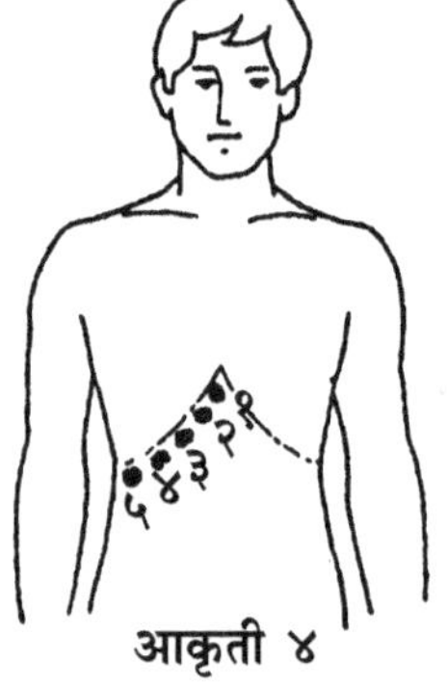

आकृती ४

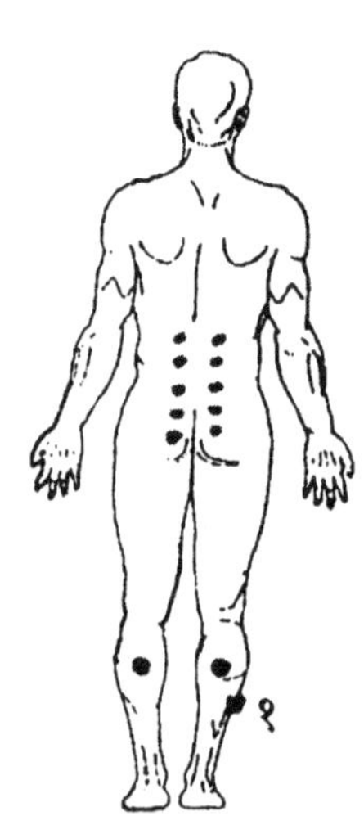

आकृती ३

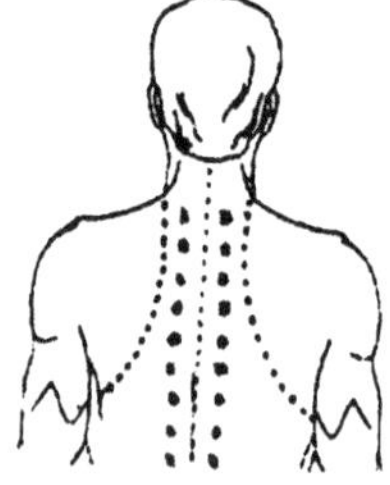

आकृती ५

लहान आतड्याच्या सुरुवातीच्या भागात होणारा अल्सर :
(Peptic Duodenal Ulcer)

लहान आतड्याच्या सुरुवातीच्या भागास पक्वाशय किंवा डिओडिनम असे म्हणतात. त्याच्या अंतस्त्वचेवर व्रण निर्माण झाल्यास अल्सर होतो. पोट रिकामे असताना दुखते. विशेषत: रात्री पोट दुखते. हे पित्त अधिक झाल्यामुळे होते. दोन बिस्किटे खाल्ल्यास पोट दुखणे थांबते. मात्र ग्रॅस्ट्रीक अल्सर असला, तर दुखणे वाढते.

ॲक्युप्रेशरचे उपचार

१० ते १५ दिवस ॲक्युप्रेशरचे उपचार घेतल्यानंतर खूप चांगले परिणाम दिसून येतात. शरीराने योग्य प्रतिसाद दिल्यास ३ ते ४ बैठकांनंतरच रुग्णास बरे वाटू लागते. अर्थात यासाठी शक्य तितक्या लवकर उपचार सुरू करणे आवश्यक असते.

सुरुवातीला आकृती क्र. १मध्ये दर्शविल्यानुसार उजव्या तळपायावरील बिंदू क्र. १ ते ७ व डाव्या तळपायावरील बिंदू क्र. १ ते ६ या बिंदूंवर दाब द्यावा. हे सर्व बिंदू अन्ननलिका, जठर, आतडे व यकृत यांच्याशी निगडित असतात. याआधी जिमी दोन्ही तळपायांवरून लाटण्याप्रमाणे गोल फिरवत एक मिनिट दाब द्यावा. हा दाब प्रत्येक तळपायावर एक मिनिट द्यावा. बिंदू क्र. १ ते ७ व बिंदू क्र. १ ते ६ (अनुक्रमे आकृती क्र. १ व २) या बिंदूंवर दाब देताना प्रत्येक बिंदूवर जिमीच्या पुढील टोकाने १० सेकंद जिमी घड्याळाच्या काट्याच्या दिशेने गोल फिरवत दाब द्यावा. ही क्रिया ३ वेळा करावी. रुग्णास खूपच दुखत असल्यास (दाब दिलेल्या बिंदूंवर दुखत असल्यास) ही क्रिया तीस सेकंदांच्या अंतराने ३ वेळा करावी. अशाच प्रकारे आकृती क्र. २मध्ये दर्शविल्यानुसार उजव्या तळहातावरील बिंदू क्र. १ ते ७ व डाव्या तळहातावरील बिंदू क्र. १ ते ६ या बिंदूंवर दाब द्यावा. नंतर आकृती क्र. २मध्ये दर्शविलेल्या बंदू क्र. ८ वर दाब द्यावा. हा बिंदू मनगटांवर असतो. दोन्ही मनगटांवरील या बिंदूवर दाब द्यावा. कोलॉन या आतड्याला सूज आलेली असल्यास व तो भाग दुखत असल्यास या बिंदूवर दाब दिल्यास या दुखण्यापासून सुटका मिळवता येते. यानंतर आकृती क्र. ३मध्ये दर्शविल्यानुसार उजव्या पायावरील बिंदू क्र. १वर दाब द्यावा. या बिंदूवरील दाबही फार परिणामकारक असतो. यानंतर आकृती क्र. ४मध्ये दर्शविलेल्या, उजव्या बरगडीभोवती असलेल्या बिंदू क्र. १ ते ४ या बिंदूवर हाताची तीन बोटे (तर्जनी, मधले बोट व अनामिका) एकत्र जुळवून दाब द्यावा. हा दाब सौम्य ते मध्यम स्वरूपाचा असावा व दाब द्यावयाच्या बिंदूशी एकत्र जुळविलेल्या तीन बोटांचा २५ ते ३० अंशाचा कोन करून दाब द्यावा. हा दाब पहाटे मूत्रविसर्जनाची क्रिया झाल्यावर द्यावा. या वेळी पोटही रिकामे हवे.

यानंतर रुग्णास पालथे झोपवून पाठीच्या कण्याच्या दोन्ही बाजूंना आकृती क्र. ५ मध्ये दर्शविलेल्या बिंदूवर दाब द्यावा. हा दाब स्कॅप्युलाच्या खालच्या भागापासून नितंबांपर्यंत द्यावा. नंतर आकृती क्र. ३ मध्ये दर्शविल्यानुसार पाठीच्या कण्याच्या दोन्ही बाजूंना किमान एक इंच जागा सोडून दर्शविलेल्या बिंदूंवर, तसेच पोटरीच्या मध्यभागी असलेल्या बिंदूवर दाब द्यावा. या बिंदूंवरील दाब पचनसंस्थेच्या अनेक विकारांच्या उपचारासाठी महत्त्वाचा ठरतो.

मळमळणे व उलट्या होणे (Nausea and Vomitting) :

आधी मळमळते व नंतर उलट्या होतात. जठरातील द्रवपदार्थ उलट्या दिशेने अन्ननलिकेतून प्रवास करून तोंडावाटे बाहेर पडतो. साधारणत: खूप जास्त प्रमाणात खाल्ल्याने व मद्यपान केल्याने असे घडते. त्याचप्रमाणे शल्यक्रियेसाठी भूल दिली जाते, त्या भुलीच्या औषधांनीही (anesthesia) उलटी होते. जठरातील अल्सर, अपेंडिसायटिस, अन्नविषबाधा (food poisoning) इत्यादी अनेक कारणांमुळे उलट्या होतात. काही मानसिक किंवा भावनिक समस्यांमुळेही असे घडू शकते. उलटी होण्याआधी तोंडाला पाणी सुटते, श्वसनाचा वेग वाढतो, घाम घेतो व अस्वस्थ वाटते. गर्भवती महिलांना पहिल्या तिमाहीत उलट्यांचा त्रास होऊ शकतो.

अॅक्युप्रेशरचे उपचार

यकृत किंवा पचनसंस्थेविषयक समस्यांमुळे उलटी होते. यासाठी यकृत, पोट, मूत्रपिंडे इत्यादी अवयवांशी निगडित बिंदूवर दाब देणे आवश्यक असते. आकृती क्र. १ मध्ये दर्शविल्यानुसार उजव्या तळपायावरील बिंदू क्र. १ ते ४ या बिंदूंवर, तर डाव्या तळपायावरील बिंदू क्र. १ ते ३ या बिंदूंवर दाब द्यावा. हे सर्व बिंदू यकृत, जठर, हृदयपटल व किडनीशी निगडित असतात. अशाच प्रकारे आकृती क्र. २ मध्ये दर्शविल्यानुसार उजव्या तळहातावरील बिंदू क्र. १ ते ४ व डाव्या तळहातावरील बिंदू क्र. १ ते ३ या बिंदूंवर दाब द्यावा. तळपाय व तळहातांवरील या बिंदूंवर दाब देताना प्रत्येक बिंदूवर ८ ते १० सेकंद घड्याळाच्या काट्याच्या दिशेने दाब द्यावा. यातील तळपाय व तळहातांवरील बिंदू क्र. १ वर दाब दिल्यास समस्या लवकर नियंत्रित होते. यानंतर आकृती क्र. ३ मध्ये दर्शविलेल्या बिंदू क्र. १ वर दाब द्यावा. हा बिंदू उजव्या पायावर मागच्या बाजूस असतो व तो घोट्याच्या हाडापासून ७ ते ८ बोटे उंचीवर असतो. या बिंदूवर दाब दिल्यास खूप दुखते, पण या बिंदूवरील दाब खूप परिणामकारक असतो व त्यामुळे तातडीने आराम मिळतो. हा बिंदू यकृताशी निगडित असतो व यकृत मेरिडिअनवर येतो. अशा प्रकारे दाब दिल्यास समुद्रप्रवास करतेवेळी बोट लागण्याची समस्याही (Sea sickness) दूर होते.

मळमळणे व उलट्या होणे (Nausea and Vomitting)

आकृती १

आकृती २

आकृती ३

तोंडास कोरड पडणे (Dry Mouth)

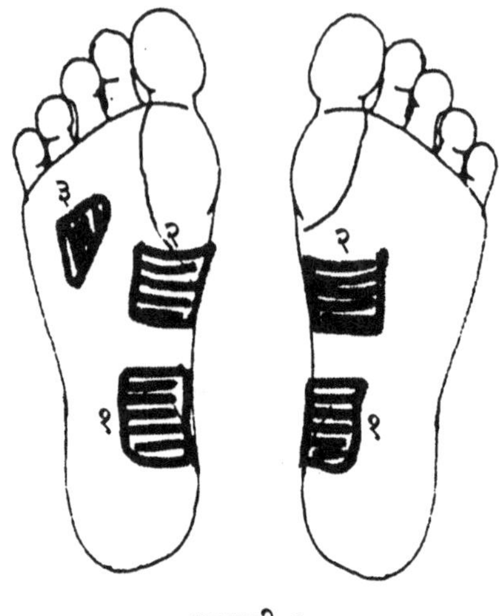

आकृती १

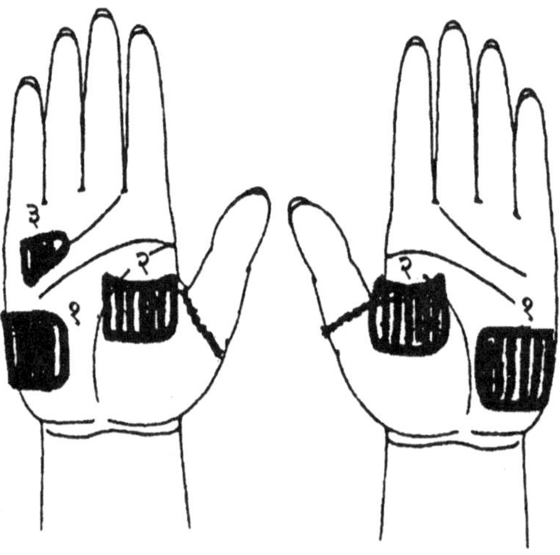

आकृती २

तोंडास कोरड पडणे (Dry Mouth) :

तोंडातील त्वचेचा दाह होणे, लालोत्पादक ग्रंथींचा विकार (fibrosis), ॲट्रॉपिन (Atropine), ॲन्टिहिस्टॅमाइन (Antihistamine), ट्रॅन्क्विलायझर (Tranquilizer) इत्यादी प्रकारच्या औषधांचे सेवन, कर्करोगासाठी घेतलेली केमोथेरपी, मानसिक विकार इत्यादी अनेक कारणांमुळे तोंडाला कोरड पडू शकते.

ॲक्युप्रेशरचे उपचार

हा विकार यकृत व पचनसंस्थेच्या कार्यात बिघाड झाल्याने होतो. उजव्या पायाच्या मागील बाजूस घोट्याच्या हाडापासून ७-८ बोटे उंचीवर असलेल्या बिंदूंवर दाब दिल्यास ४ ते ५ दिवसांत लालोत्पादन सुरू होऊन समस्येचे निराकरण होण्यास सुरुवात होते. पोट व आतड्यांशी निगडित बिंदूंवर दाब देणेही महत्त्वाचे असते. आकृती क्र. १मध्ये दर्शविल्यानुसार उजव्या तळपायावरील बिंदू क्र. १, २ व ३पाशी असलेल्या छायांकित भागावर जिमी लाटण्याप्रमाणे गोल फिरवत दाब द्यावा व आकृती क्र. १मधील डाव्या तळपायावरील बिंदू क्र. १ व २पाशी असलेल्या छायांकित भागावर जिमी लाटण्याप्रमाणे गोल फिरवत दाब द्यावा. त्यानंतर बिंदू क्र. १, २ व ३जवळ (आकृती क्र. १) छायांकित केलेल्या भागावरील प्रत्येक बिंदूवर जिमीच्या पुढच्या टोकाने घड्याळाच्या काट्याच्या दिशेने गोल फिरवत दाब द्यावा. हा दाब प्रत्येक बिंदूवर ८ ते १० सेकंद द्यावा. ही क्रिया प्रत्येक बिंदूवर तीन वेळा करावी. अगदी अशाच प्रकारे आकृती क्र. २मध्ये दर्शविल्यानुसार उजव्या तळहातावरील बिंदू क्र. १, २, ३पाशी असलेल्या छायांकित भागावर व डाव्या तळहातावरील बिंदू क्र. १, २पाशी असलेल्या छायांकित भागावर दाब द्यावा. छायांकित भागावरील प्रत्येक बिंदूवरही दाब द्यावा.

हा विकार लवकर नियंत्रणात आल्यानंतरही १० ते १२ दिवस ॲक्युप्रेशरचे उपचार सुरू ठेवावेत.

स्मरणशक्ती वाढविणे (Strengthening of Memory) :

स्मरणशक्ती कमकुवत असण्यामागे किंवा तिचा ऱ्हास होण्यामागे अनेक कारणे असतात. उदा. डोक्यात झालेली जखम, अशक्तपणा, उत्साह नसणे/ हतोत्साह होणे (frustration), चिंता, मानसिक तणाव इ. परीक्षेच्या तणावाखाली असलेली मुले सकाळी पाठांतर केलेला उतारा संध्याकाळी विसरून जातात.

स्मरणशक्ती वाढविणे (Strengthening of Memory)

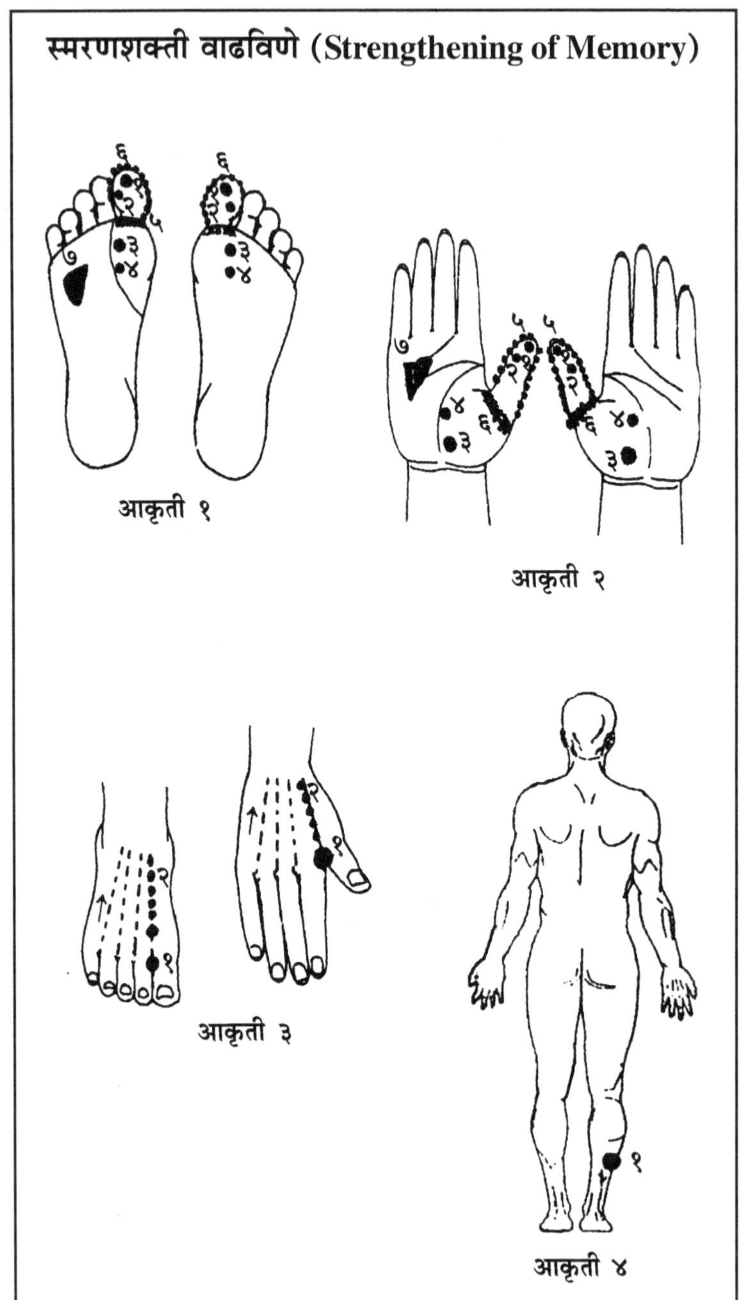

आकृती १

आकृती २

आकृती ३

आकृती ४

ॲक्युप्रेशरचे उपचार

या समस्येवर उपचार करण्यासाठी मेंदू, मानेचा भाग, शीर्षस्थ ग्रंथी, थायरॉइड व पॅराथायरॉइड ग्रंथी इत्यादी अवयवांशी निगडित बिंदूंवर नियमितपणे दाब देणे महत्त्वाचे असते. आकृती क्र. १मध्ये दर्शविलेल्या उजव्या तळपायावरील बिंदू क्र. १ ते ७ या बिंदूंवर, तर डाव्या तळपायावरील बिंदू क्र. १ ते ६ या बिंदूंवर दाब द्यावा. बिंदू क्र. ७ हा यकृताशी निगडित असतो व यावर दाब देणे फार परिणामकारक ठरते. त्याचप्रमाणे तळपायाच्या दोन्ही अंगठ्यांभोवतीही दाब द्यावा. अशाच प्रकारे आकृती क्र. २मध्ये दर्शविलेल्या उजव्या तळहातावरील बिंदू क्र. १ ते ७ व डाव्या तळहातावरील बिंदू क्र. १ ते ६ या बिंदूंवर दाब द्यावा. यानंतर आकृती क्र. ३मध्ये दर्शविल्यानुसार दोन्ही पायांवरील बिंदू क्र. १ व २वर, तसेच दोन्ही हातांवरील बिंदू क्र. १ व २ या बिंदूंवर, तसेच ठळक ठिपक्यांनी बनलेल्या रेषांवरील बिंदूंवर दर्शविलेल्या दिशेने दाब द्यावा. या वेळेस सर्व्हायकल भागातील दाबबिंदूंवर विशेष लक्ष द्यावे. यानंतर आकृती क्र. ४मध्ये दर्शविल्यानुसार उजव्या पायाच्या मागच्या बाजूस घोट्याच्या हाडापासून ७ ते ८ बोटे उंचीवर असलेल्या बिंदू क्र. १वर दाब द्यावा. या बिंदूवर ८ ते १० सेकंद दाब द्यावा व ही क्रिया दोन वेळा करावी.

थायरॉइडचे विकार (Thyroid) :

थायरॉइड ग्रंथी ही अंत:स्रावी ग्रंथी असते व तिच्या कार्यात बिघाड झाल्यास रुग्णास बराच त्रास होतो. अचानकपणे वजन वाढते किंवा अचानक कमी होते. रुग्णास इतरही बराच त्रास होतो. अचानक वजन वाढल्यास रुग्णास हायपोथायरॉइडिझम (Hypothyroidism) असू शकतो किंवा अचानक कमी झाल्यास हायपरथायरॉइडिझम (Hyperthyroidism) असू शकतो.

ॲक्युप्रेशरचे उपचार

या समस्येचे निराकरण करण्यासाठी सर्वप्रथम दोन्ही तळपायांच्या व तळहातांच्या पृष्ठभागावरून जिमी लाटण्याप्रमाणे गोल फिरवत दाब द्यावा. असा दाब दोन ते तीन मिनिटे द्यावा.

आकृती क्र. १मध्ये दर्शविल्यानुसार उजव्या तळपायावरील बिंदू क्र. १ ते ७ या बिंदूंवर, तर डाव्या तळपायावरील बिंदू क्र. १ ते ६ या बिंदूंवर दाब द्यावा. हे बिंदू मेंदू, शीर्षस्थ ग्रंथी, पीनिअल ग्रंथी, थायरॉइड, पॅराथायरॉइड, पोट, यकृत या अवयवांशी निगडित असतात. प्रत्येक बिंदूवर १० सेकंद दाब द्यावा व ही क्रिया ३ वेळा करावी. अशाच प्रकारे आकृती क्र. २मध्ये दर्शविल्यानुसार उजव्या तळहातावरील बिंदू क्र. १ ते १२ व डाव्या तळहातावर असलेले बिंदू क्र.

थायरॉइडचे विकार (Thyroid)

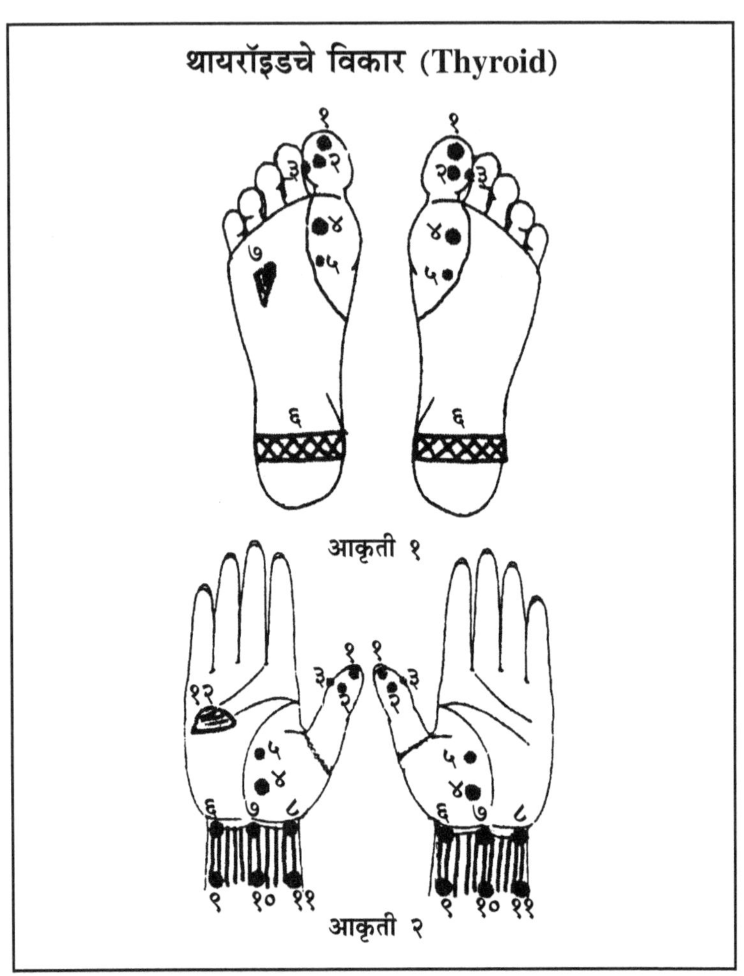

१ ते ११ या बिंदूंवर दाब द्यावा. दोन्ही तळपाय व दोन्ही तळहातांवरील या बिंदूंवर दाब देताना प्रत्येक बिंदूवर १० सेकंद दाब द्यावा व ही क्रिया प्रत्येक बिंदूवर तीन वेळा करावी. ॲक्युप्रेशरचे उपचार शक्य तितक्या लवकर सुरू करावेत. हा विकार बरा होण्यास २० ते २५ बैठका लागू शकतात. योग्य पद्धतीने नियमितपणे उपचार घेतल्यास लवकरही बरे वाटू शकते. निष्णात डॉक्टरांचे औषधोपचार सुरू ठेवून त्यांच्या जोडीला ॲक्युप्रेशरचे उपचार घेतल्यास अधिक फायदेशीर ठरते.

विभाग – ४
विशिष्ट रोगांसाठी खास आहार

पेप्टिक अल्सर (Peptic Ulcer) :

पेप्टिक अल्सर झालेल्या रुग्णांनी खालील गोष्टी टाळाव्यात :–

- अति प्रमाणात आंबट, खारट अथवा मसालेदार अन्नपदार्थ
- कच्च्या भाज्या, बियायुक्त फळे आणि सालीसकट फळे
- अति उष्ण पेये / अन्नपदार्थ
- धूम्रपान, मद्यपान आणि ॲस्पिरीन यांचे सेवन
- प्रत्येक जेवणात कमी-जास्त; परंतु मोठ्या प्रमाणात मांसाहार करणे
- औषधोपचारांइतकेच सुयोग्य आहार नियोजनाचे पेप्टीक अल्सरमध्ये

अधिक महत्त्व असते.

प्रथिने (Proteins) –

सामान्यपणे प्रथिनांची आवश्यकता शरीराच्या वजनाच्या प्रति कि.ग्रॅम मागे १ ग्रॅम इतकी असते. म्हणजेच सामान्यत: ६० ग्रॅम प्रथिने मिळावयास हवीत. जठरातील श्लेष्मल पदार्थात होणारी जळजळ दुधातील प्रथिनांमुळे होत नाही. मांसाचे सूप मात्र ॲसिडिटी वाढविते.

मेद (Fats) –

साय, चीज, लोणी आणि तूप हे मेदयुक्त पदार्थ उपयोगी आहेत; परंतु तळलेले किंवा परतलेले अन्नपदार्थ पचण्यास कठीण असतात आणि त्यामुळे पेप्टीक अल्सरची लक्षणे वाढण्याची शक्यता असते.

उष्मांक (Calories) –

आहारातून पर्याप्त प्रमाणात उष्मांक मिळावेत. तसेच 'क' जीवनसत्त्व अल्सर बरा करण्यास उपयुक्त ठरू शकते.

लेनहार्ट (Lenhart) यांनी सुचविलेला आहार-तक्ता (रक्तस्रावानंतर) :

पहिला दिवस	२ अंडी + २०० मिली. दूध
दुसरा दिवस	३ अंडी + ३०० मिली. दूध

ल्यूबे (Leube) यांचा आहार-तक्ता –

सकाळचा नाश्ता	ब्रेड (५० ग्रॅम)
जेवणापूर्वी	३०० मिली. दूध
दुपारचे भोजन	उकडून कुस्करलेला बटाटा (५० ग्रॅम)
	ब्रेड टोस्ट (५० ग्रॅम)
	लोणी (५० ग्रॅम)
संध्याकाळी	३०० मिली. दूध
	५० ग्रॅम बिस्किटे
	२० ग्रॅम लोणी
रात्रीचे भोजन	३०० मिली. दूध

आहार-तक्ता (Diet sheet) –

पहाटे	१ कप दूध + १ चमचा साखर
सकाळचा नाश्ता	२ स्लाइस ब्रेड + १० ग्रॅम लोणी
	१ कप दूध + १ चमचा साखर
दुपारचे भोजन	३ फुलके (तूप लावून) + १ वाटी भात + पाऊण वाटी शिजवलेली डाळ + पाऊण वाटी भाजी; परंतु जिच्याची फोडणी नको.
दुपारी ४ वाजता	३०० मिली. दूध
संध्याकाळी ६ वाजता	रव्याची खीर (२० ग्रॅम रवा + १ कप दूध + २ चमचे साखर)
रात्रीचे भोजन	३ लहान फुलके
	१ वाटी भात + पाऊण वाटी शिजवलेली डाळ + पाऊण वाटी मऊसर शिजवलेली भाजी
झोपण्यापूर्वी	१ कप दूध + १ चहाचा चमचा साखर

वर दिलेल्या आहारातून २३०० उष्मांक ऊर्जा आणि ६५ ग्रॅम प्रथिने प्राप्त होतात.

मेलीटस प्रकारचा मधुमेह (Diabetes Mellitus) :

खालील अन्नपदार्थ टाळावेत :–

- गोड चवीची आणि फसफसणारी कर्बयुक्त पेये
- सुकी आणि डबाबंद फळे
- केक्स, पेस्ट्रीज, क्रीम आणि मद्ययुक्त पेये
- साखर आणि बटाटे

मधुमेहाचा संबंध आहारातील पिठुळ कर्बयुक्त पदार्थांच्या सेवनाशी असतो. स्वादुपिंडात तयार होणाऱ्या इन्सुलिनमुळे, प्रामुख्याने रक्ताभिसरणातून ग्लुकोजचे रूपांतर ग्लायकोजेनमध्ये होते. हे ग्लायकोजेन शरीरातील स्नायूंमध्ये साठविले जाते. इन्सुलिन जर अपुऱ्या प्रमाणात असेल, तर ग्लुकोज रक्तात किंवा मूत्रात आढळते. मूत्र साखरविरहित राखण्यासाठी मधुमेही रुग्णास स्वत:चा आहार समायोजित कसा करावा याचे ज्ञान असणे आवश्यक ठरते.

पिष्टमय पदार्थ –

पिष्टमय पदार्थ २५० ग्रॅमपेक्षा कमी प्रमाणात खावेत; परंतु मोठ्या प्रमाणात पिष्टमय पदार्थ कमी करणे अयोग्य ठरते. कारण असे करण्यामुळे अधिक प्रमाणात स्निग्ध पदार्थांचे चयापचय वाढून केटोॲसिडोसिस (Ketoacidosis) नावाचा विकार उद्भवतो.

उष्मांक –

वाढत्या वयाची मुले आणि कमी वजन असणाऱ्या व्यक्ती यांना एकूण उष्मांक पुरेसे मिळाले पाहिजेत. स्थूल रुग्णांसाठी उष्मांकांची संख्या कमी करणे योग्य ठरते. अशा रुग्णांनी पोट भरण्यासाठी हिरव्या पालेभाज्यांचे सेवन करावे. कारण त्यात कमी उष्मांक असून ३%पेक्षा कमी प्रमाणात पिष्टमय पदार्थ असतात.

प्रथिने –

शरीराच्या वजनाच्या प्रति कि.ग्रॅम मागे १ ग्रॅम प्रथिने घ्यावीत. चीज हा प्रथिनांचा उत्तम स्रोत आहे. कोलेस्टेरॉलची पातळी कमी ठेवण्यासाठी स्निग्धयुक्त पदार्थांचे सेवन कमी व्हावे. बी कॉम्प्लेक्स जीवनसत्त्वाचे मोठ्या प्रमाणात डोस घेतल्यास डायबेटिक न्युरिटिस (Diabetic neuritis) टाळता येतो. खनिजांपैकी पोटॅशियम या खनिजामुळे स्वादुपिंडातून इन्सुलिन निर्माण होण्यात मदत होते.

गोडी प्रदान करणारे पदार्थ (Sweetening Agents) :

गोडी प्रदान करणाऱ्या पदार्थांचे दोन मुख्य प्रकार असतात. एक म्हणजे द्रवरूप गोळ्या किंवा कणीदार स्वरूपात असलेले सॅक्रिन होय; परंतु हल्ली इक्वल (equal) नावाची गोळी प्रचारात आहे. कोलटारपासून सॅक्रिन हा पदार्थ मिळतो. हा पदार्थ ग्लुकोजच्या ३०० ते ५०० पट गोड असतो; परंतु त्याला उष्मांक मूल्य नसते. साखर वर्गात फ्रुक्टोज सर्वांत गोड असते, त्याचे मूल्य १७३ असते, तर सुक्रोजचे मूल्य १०० असते. ग्लुकोजचे मूल्य ७४ असते, तर लॅक्टोजचे ६० असते. गोड खाण्याची अनिवार इच्छा असणाऱ्या स्थूल मधुमेही रुग्णांनी शुगर फ्रीचा वापर करावा. एक कप चहाला गोडी देण्यासाठी

फक्त ४ उष्मांक देणारी शुगर फ्रीची एक गोळी पुरेशी असते.

सॉरबिटॉल (sorbitol) हे हायड्रोजनेटेड ग्लुकोज असून त्याचे रूपांतर शरीरात ग्लुकोजमध्ये होते आणि त्यामुळे ग्लायकोसुरीया (Glycosuria) होत नाही. मधुमेहींसाठी असणाऱ्या टॉनिकमध्ये सॉरबिटॉल असते.

आहार तक्ता —

बेड टी	चहा/कॉफी १ कप
सकाळचा नाश्ता	१ कप चहा
	थोडे लोणी लावलेले दोन टोस्ट
दुपारचे भोजन	२ फुलके + १ वाटी भात + ३/४ वाटी डाळ
	१ वाटी पालेभाजी, दीड चमचा शिजवण्यासाठी तेल
दुपार	साखरेशिवाय हलका चहा
संध्याकाळ	१ फळ
रात्रीचे भोजन	२ लहान फुलके, १ वाटी भात
	पाऊण वाटी डाळ, कोशिंबीर, १ वाटी भाजी
झोपण्यापूर्वी रात्री	साखरेशिवाय १ ग्लास टोन्ड दूध
अंदाजे उष्मांक	१५० कॅलरी
पिष्टमय पदार्थ	२३० ग्रॅमपेक्षा कमी

संसर्गजन्य (कावीळ) हिपॅटायटिस (Infective Hepatitis) :

प्रथिने —

प्रथिनांचे अतिरिक्त प्रमाणात असलेले सेवन अपायकारक असते, कारण प्रथिनांचे विघटन होऊन निर्माण होणारे पदार्थ शरीरात साठल्याने व्यक्ती कोमामध्ये जाऊ शकते. सौम्य हिपॅटायटिसमध्ये ६० ते ८० ग्रॅमपर्यंत प्रथिनांचे सेवन योग्य ठरते.

मेद —

रोज फक्त ३० ग्रॅम स्निग्ध पदार्थ घेणे योग्य ठरते.

पिष्टमय पदार्थ —

आहारात मोठ्या प्रमाणात पिष्टमय पदार्थ दिले जातात, कारण :—
- पिष्टमय पदार्थ उष्मांकाचे मुख्य स्रोत होत.
- प्रोटिनचे अंतिम टप्प्यात होणारे विघटन न्यूनतम असते.

उलटी/मळमळ टिकून राहिल्यास नीलेमार्फत ग्लुकोज दिलेच पाहिजे.

सौम्य कावीळ असल्यास २००० उष्मांक आणि तीव्र कावीळ असल्यास

१६००-२००० उष्मांकांची शिफारस केली जाते.

जीवनसत्त्व बी कॉम्प्लेक्स आणि क जीवनसत्त्व उपयुक्त ठरतात. पुरेशा प्रमाणात मीठ (सोडियम क्लोराइड) आणि पोटॅशियम क्लोराइड दिल्यास इलेक्ट्रोलाइट (Electrolyte) संतुलन साधले जाते.

आहार तक्ता –

प्रात:काल	हलका चहा १ कप + १० ग्रॅम साखर
सकाळचा नाश्ता	१५० मिली. फळांचा रस + २ चमचे फळांचा जॅम
	सकाळी १० वाजता १ ग्लास उसाचा रस
दुपारचे भोजन	२ वाट्या भात + १/२ वाटी पातळ वरण
	१ कप ताक + साखर
दुपारचे ४ वाजता	२ चमचे साखरेचा हलका चहा + १ केळे
रात्रीचे भोजन	२ मध्यम आकाराचे फुलके, २५० ग्रॅम विविध फळे, चांगली शिजवलेली १ वाटी भाजी

या आहारामुळे २००० कॅलरी उष्मांक आणि ३५ ग्रॅम स्निग्ध पदार्थ मिळतात.

कोलेसिस्टायटिस (Cholecystitis) :

त्याज्य अन्नपदार्थ पुढीलप्रमाणे :–

- पेस्ट्रीज, चीज, बटाटा चिप्स (तळलेले/परतलेले)
- मेदयुक्त मांस, तळलेली/परतलेली अंडी
- कोबी, फ्लॉवर, काकडी, वाटाणा आणि घेवडा
- शेंगदाण्यासारख्या तेलबिया, पॉपकॉर्न, सुकामेवा
- लोणची, मुरंबे आणि मसालेदार पदार्थ

प्रथिने –

शरीराच्या वजनाच्या प्रति कि.ग्रॅ. मागे १ ग्रॅम प्रथिने योग्य. उच्च प्रमाणात प्रथिनांचे सेवन केल्यास बिलीयरी (Biliary) कोलेस्टेरॉलचे प्रमाण वाढण्याची शक्यता असते.

मेद –

स्निग्ध पदार्थांचा मर्यादित आहार

उष्मांक –

उष्मांकाचे प्रमाण नियमित करण्यासाठी कमीत कमी पिष्टमय पदार्थांचे सेवन. उच्च प्रमाणात पिष्टमय पदार्थांचे सेवन केल्यास बिलीयरी (Biliary) कोलेस्टेरॉलचे

प्रमाण वाढते. स्निग्ध पदार्थ विरघळून टाकण्याची क्षमता असणारी जीवनसत्त्वे दिली जावीत.

आहार तक्ता —

प्रात:काल	साखरेसहित १ कप चहा
सकाळचा नाश्ता	साखरेविना १ कप टोन्ड दूध, कमी जाम लावलेले दोन टोस्ट
दुपारचे भोजन	१ वाटी भात + ४ लहान फुलके
	पाऊण वाटी पातळ डाळ, १ वाटी पातळ ताक,
	१ अंडे, शिजवलेला श्रावणघेवडा आणि गाजर
	शिजवण्यासाठी दीड चमचा तेल.
दुपारी ४ वाजता	१ चमचा साखरेचा १ कप हलका चहा,
	३ ते ४ बिस्किटे
रात्रीचे भोजन	४ लहान फुलके, १ वाटी शिजविलेली मिश्र
	भाजी, पाऊण वाटी शिजवलेली डाळ, १ संत्रे
रात्री झोपण्यापूर्वी	साखर व सायविरहित १ कप दूध

वरील आहारातून १५०० कॅलरी उष्मांक, ३० ग्रॅम स्निग्ध पदार्थ आणि ५० ग्रॅम प्रथिने मिळतील.

इश्श्रेमिक हृदयरोग (Ishaemic Heart Diseseas) :

प्रथिने (Protiens) —

शरीराच्या वजनाच्या प्रति कि.ग्रॅम मागे १ ग्रॅम प्रथिने सामान्य वजनाच्या व्यक्तींसाठी योग्य ठरतात.

मेद —

संपृक्त स्निग्धपदार्थ वर्ज्य करावेत. उदा. प्राणिज मेद, मांस, बीफ, पोर्क. साय, लोणी, तूप यांसारखे दुग्धजन्य स्निग्ध पदार्थ वर्ज्य करावेत. हायड्रोजनेटेड वनस्पती तेल वर्ज्य करावे.

करडई आणि सूर्यफूल यांसारख्या असंपृक्त स्निग्ध पदार्थ असणाऱ्या पदार्थातील तेल उपयुक्त ठरू शकते.

पिष्टमय पदार्थ —

पिष्टमय पदार्थांमुळे अंतिम टप्प्यातल्या पचनाच्या बाबतीत होणारे कोलेस्टेरॉल ट्रायग्लिसराईड्सचे (Triglycerides) संयोजन होते. साखरेच्या कमी सेवनामुळे

सिरम ट्रायग्लिसराइड्सचे (Tryglycerides) प्रमाण घटते.

उष्मांक –

उष्मांक कमी करण्याने वजन घटते. केशवाहिन्यांच्या स्थैर्यासाठी 'क' जीवनसत्त्वाची आवश्यकता असते. निकोटिनिक ॲसिडमुळे रक्तातील लिपीडचे (Lipids) प्रमाण कमी होते. म्हणून या दोन्ही गोष्टींची उपयुक्तता जास्त असते. पुरेशा प्रमाणात पोटॅशियम आणि कॅल्शियम रक्तात असल्यास अरिथमियाज (Arrhythmias) या विकारास प्रतिबंध होतो. उच्च रक्तदाबाने उद्भवणारे हार्टफेल टाळण्यासाठी मीठ कमी खाण्याची गरज असते. धूम्रपान घातक आहे, कारण धूम्रपानामुळे मायोकार्डिअल ऑक्सिजनची कमतरता उत्पन्न होते. तसेच बीटा आणि प्री बीटा लीपोप्रोटिन्स वाढून अरथेरोस्क्लेरोसिस (artherosclerosis) विकारास चालना मिळते.

आहार-तक्ता –

प्रात:काल	साखरेविना हलका चहा
सकाळचा नाश्ता	साय-साखरेविना एक कप दूध
दुपारचे भोजन	तुपाशिवाय चार लहान फुलके
	१ वाटी भात, सॅलड, पाऊण वाटी शिजवलेली भाजी शिजविण्यासाठी दीड चमचा तेल
दुपारी ४ वाजता	साखर व दुधाव्यतिरिक्त हलका चहा, मोसंबी आणि पपई.
रात्रीचे भोजन	दोन मध्यम आकाराचे फुलके, पाऊण वाटी शिजवलेली डाळ, सॅलड, पाऊण वाटी दही, शिजवण्यासाठी दीड चमचा तेल, पाऊण वाटी शिजवलेल्या भाज्या.

वरील आहारातून १६०० उष्मांक व ३५ ग्रॅम स्निग्ध पदार्थ मिळतात.

उच्च रक्तदाब (Hypertension) :

खालील गोष्टी टाळाव्यात –

लोणची, पेस्ट्रीज, खारवलेली बिस्किटे, अंडी, हवाबंद डब्यातील अन्नपदार्थ वर्ज्य करावेत.

सोडियम असणारी ॲस्प्रिन फेनेलब्युटॅझोन (Phenylbutazone), कॉर्टिकोस्टेरॉइड (corticosteroid) यांसारखी औषधे घेतल्यास सोडियम टिकून राहतो.

अतिरिक्त मीठ आणि बेकिंग पावडरचा वापर टाळावा.

प्रथिने –

सौम्य उच्च रक्तदाबात ५०-६० ग्रॅम प्रथिने पुरेशी असतात, तर तीव्र उच्च रक्तदाबात ४० ग्रॅम प्रथिने ही मर्यादा असावी.

मेद –

४० ते ५० ग्रॅम स्निग्ध पदार्थ घेण्यास मान्यता असते. यापेक्षा जास्त स्निग्ध पदार्थांचे सेवन केल्यास अॅथेरोस्क्लेरॉसिस होतो, ज्यामुळे उच्च रक्तदाब वाढण्यास मदत होते.

पिष्टमय पदार्थ –

उष्मांक पुरविणारा पिष्टमय पदार्थ हा महत्त्वपूर्ण घटक असावा.

उष्मांक –

स्थूल व्यक्तींसाठी न्यूनतम कॅलरींचा फायदा होतो. उच्च रक्तदाब असणाऱ्या रुग्णांनी सोडियमवर प्रामुख्याने नियंत्रण ठेवणे महत्त्वपूर्ण असते. कारण सोडियममध्ये पाणी-आकर्षणाचा गुणधर्म असल्याने उच्च रक्तदाब वाढतो. रेनिनमुळे होणाऱ्या न्यून रक्तदाबात मिठावर निर्बंध घातल्यास काही व्यक्तींच्या बाबतीत रक्तदाबाचे चक्र गतिमान होऊ शकते.

तीव्र ग्लुमेरुलोनेफ्रिटिस (Acute Glumerulonephritis) :

तीव्र ऑलिग्युरिया (Acute oliguria) या विकारात डाळी, भाज्यांचे सूप, लोणची, मांस आणि अंडी यांचे सेवन वर्ज्य करावे. आदल्या दिवशीच्या मूत्राच्या प्रमाणापेक्षा द्रवरूप पदार्थ ५०० मिली. अधिक घेतले जावेत.

प्रथिने –

तीव्र ऑलिग्युरिया (Acute oliguria) या विकारात प्रथिनांच्या प्रमाणावर निर्बंध असावेत. मूत्राचे प्रमाण ५०० ते ८०० मिली.च्या दरम्यान असेल, तर प्रथिने सेवन करण्याचे प्रमाण शारीरिक वजनाच्या दर कि.ग्रॅ. मागे ०.५ ते ०.७५ इतके ठेवणे मान्य असते. जर निःस्सारण सर्वसामान्य असेल, तर प्रथिनांवर निर्बंध घालण्याची आवश्यकता नसते.

मेद –

४० ते ५५ ग्रॅम स्निग्ध पदार्थांचा समावेश आहारात असल्यास किडनीच्या कार्यावर त्याचा परिणाम होत नाही.

उष्मांक –

उष्मांकावर बंधन नाही. जीवनसत्त्वे आणि पिष्टमय पदार्थ सामान्य प्रमाणात दिले जावेत. जोपर्यंत इडिमा (Oedema), ऑलिग्युरिया (Oliguria) किंवा उच्च रक्तदाब आहे तोपर्यंत सोडियमवर नियंत्रण असणे आवश्यक असते. ऑलिग्युरियाच्या (Oliguria) बाबतीत पोटॅशियमवरसुद्धा नियंत्रण असते. (हिरव्या पालेभाज्या)

आहार-तक्ता –

सकाळचा नाश्ता	एक कप चहा + २ चमचे साखर
	१५० ग्रॅम दूध + १ चमचा साखर
	ब्रेडचे दोन स्लाइस + १० ग्रॅम लोणी
दुपारचे भोजन	दीड वाटी भात, लहान आकाराचे दोन फुलके
	पाऊण वाटी भाजी, पाऊण वाटी दही
सायंकालीन नाश्ता	२ चमचे साखरेचा चहा (१ कप),
	थोडे बटाटा वेफर्स
रात्रीचे भोजन	दीड वाटी भात, दोन फुलके, १ वाटी शिजविलेली
	डाळ, पाऊण वाटी भाजी, पाऊण वाटी दही
रात्री झोपण्यापूर्वी	१ चमचा साखर घातलेले एक कप दूध

वरील आहारातून २१०० उष्मांक आणि ५० ग्रॅम प्रथिने प्राप्त होतात.

नेफ्रॉटिक सिंड्रोम (Nephrotic Syndrome) :

खालील आहार नियंत्रित ठेवावा –

मीठ मिश्रित लोणी, खारट बिस्किटे, टिकविलेले मासे, पापड आणि लोणची.

मूत्रउत्सर्जनातून मोठ्या प्रमाणात प्रथिने जात असल्याने उच्च प्रथिनयुक्त आहाराच्या माध्यमातून शरीराला वजनाच्या दर किग्रॅममागे २ ते ३ ग्रॅम प्रथिने घेण्याचा सल्ला दिला जातो. भुईमुगाच्या शेंगा, सोयाबीन, स्कीम्ड दुधाचा पर्याप्त वापर करावा. याबरोबरच गव्हाच्या पिठाचाही मुबलक वापर व्हावा. कॅसिलॉनमध्ये ९९% प्रथिने असून फक्त ०.१% सोडियम असते. सर्वसामान्य व्यक्तींप्रमाणेच पिष्टमय पदार्थ, उष्मांक आणि जीवनसत्त्वांचा समावेश करावा.

जेव्हा इडिमाची (Oedema) तीव्रता कमी होते तेव्हा सोडियमवर निर्बंध घालण्याची गरज राहत नाही.

आहार-तक्ता –

प्रातःकाल	२ चमचे साखरेचा हलका चहा + ५० मिली. दूध
सकाळचा नाश्ता	२ चमचे साखरेसहित एक ग्लास दूध, १० ग्रॅम लोणी लावलेल्या ब्रेडचे दोन स्लाइस, एक उकडलेले अंडे किंवा ऑम्लेट
दुपारचे भोजन	दोन मध्यम आकाराच्या पोळ्या, १ वाटी भात, १ वाटी शिजवलेली डाळ, १ मध्यम वाटी दही
संध्याकाळी	३० ग्रॅम भाजलेले शेंगदाणे, ३० ग्रॅम फुटाणे, २ चमचे प्रोटिनेक्स (Protinex) घातलेले एक ग्लास दूध
रात्रीचे भोजन	तूप लावलेल्या तीन पोळ्या, ३/४ वाटी मटार पनीर किंवा २ अंड्यांची अंडाकरी, पाऊण वाटी शिजवलेली डाळ, १०० ग्रॅम गोड पदार्थ
रात्री झोपण्यापूर्वी	दोन चमचे साखर घातलेले एक ग्लास दूध

वरील आहारातून २६०० उष्मांक आणि ९५ ग्रॅम प्रथिने मिळतात.

मूत्रपिंड निकामी होणे (Renal Failure) :

खालील अन्नघटकांवर नियंत्रण असावे –

उच्च रक्तदाब असेल, तर सोडियमवर निर्बंध येतो. इडिमा (Oedema) आणि ऑलिग्युरिया (Oliguria) यांच्या बाबतीतही हाच निर्बंध कायम राहतो. खारी बिस्किटे, लोणी, मांस, पापड, लोणची खाण्यास मनाई असते. पोटॅशियमवर निर्बंध असतो.

प्रथिने –

रोग कायमस्वरूपी असल्यास ४० ग्रॅम प्रथिनांना मान्यता असते. त्यातील अर्धी प्रथिने उच्च दर्जाची असावीत. रक्तातील युरियाचे प्रमाण ८० मिग्रॅमपेक्षा जास्त असेल, तर प्रथिनांवर निर्बंध घातला जातो. प्रति किग्रॅममागे ०.३ ते ०.५ ग्रॅम हे प्रथिनांचे बदलते प्रमाण असते.

पिष्टमय पदार्थ –

ते पचनाच्या अंतिम टप्प्यात प्रथिनांचे होणारे विघटन कमी करतात आणि उष्मांकाचा स्रोत कायम राखण्यास मदत करतात. प्रथिनेविरहित आहार मोठ्या प्रमाणात घेण्यास संमती दिली जाते.

उष्मांक –

२००० ते २५०० उष्मांक दररोज

आहार-तक्ता –

प्रात:काल	१ चमचा साखरेचा हलका चहा
सकाळचा नाश्ता	२ चमचे साखर घालून १ कप दूध
	१० ग्रॅम बटर लावून ब्रेडचे दोन स्लाइस
दुपारचे जेवण	चार फुलके किंवा मध्यम आकाराच्या २ वाट्या
	भात, पाऊण वाटी शिजवलेली पातळ डाळ, अर्धी
	वाटी दही, १ बोल भरून चांगल्या प्रकारे शिजलेल्या
	मिश्र भाज्या
संध्याकाळी	२ चमचे साखर घातलेला हलका चहा, १ सफरचंद
रात्रीचे भोजन	१ चमचा तूप घातलेली मूग डाळ व तांदूळ यांची
	३ वाट्या खिचडी, दही घालून कोशिंबीर, चांगली
	शिजवलेली पाऊण वाटी भाजी, १ लहान कप
	आइस्क्रीम
रात्री झोपताना	१ चमचा साखर घालून १ कप दूध

या आहारातून १८०० उष्मांक आणि ४० ग्रॅम प्रथिने मिळतात.

कमी वजन (Under Weight) :

खालील गोष्टींसाठी प्रोत्साहित करावे :

- फळांचा गोड रस
- दूध आणि दुग्धजन्य पदार्थ, चीज, लोणी आणि मिठाई
- ब्रेड, मुरंबा, जेली
- फळे आणि सुकामेवा
- मांस आणि अंडी

प्रथिने –

प्रति कि.ग्रॅममागे १.२ ते १.५ ग्रॅम किंवा त्यापेक्षा जास्त

मेद –

वजन वाढवण्यासाठी मेदयुक्त पदार्थ प्रोत्साहित केले जावेत. स्निग्ध पदार्थ जेवणाच्या सुरुवातीस घेऊ नयेत, कारण त्यामुळे भूक मंदावण्याची शक्यता असते; परंतु त्यांचा अतिरेकी वापर झाल्यास अतिसार (diarrhoea), पोटात

गुबारा धरणे (Flatulence) आणि पचनसंस्था बिघडण्याची शक्यता असते.

पिष्टमय पदार्थ —

बटाटे, रताळी, बिस्कीटे, मिठाया यांचा आहारात जास्त प्रमाणात समावेश असावा. केळी हा उष्मांकाचा उत्तम स्रोत होय.

उष्मांक —

वजन वाढवण्यासाठी आहारातून आवश्यकतेपेक्षा जास्त उष्मांक घेणे आवश्यक असते. हिरव्या पालेभाज्यांचे जास्त प्रमाणात सेवन करावे, कारण त्यांच्यामुळे उष्मांकात वाढ न होता पोट भरल्यासारखे वाटते. जेवताना आणि जेवणानंतर द्रवपदार्थांचे सेवन करू नये. आहारात पर्याप्त प्रमाणात प्रथिनांचा समावेश असावा.

आहार तक्ता —

प्रात:काल	२ चमचे साखर घालून १ कप हलका चहा
सकाळचा नाश्ता	१ चमचा साखर घालून १ कप दूध, ब्रेडचे दोन स्लाइस, १० ग्रॅम लोणी, २५ ग्रॅम चीज किंवा एक अंडे
दुपारचे भोजन	तुपासहित चार लहान फुलके, एक वाटी भात, १ वाटी शिजवलेली डाळ, ३/४ वाटी दही + १ चमचा साखर
संध्याकाळी	५० ग्रॅम शेंगदाण्याचा पदार्थ तयार करणे, १ ग्लास फळाचा रस, १ केळे
रात्रीचे भोजन	तूप लावलेले दोन लहान फुलके, २ वाट्या भात, अर्धी वाटी दही, पाऊण वाटी दालफ्राय, १ वाटी मिश्र भाजी, आइस्क्रीम/ ५० ग्रॅम मिठाई
रात्री झोपण्यापूर्वी	१ ग्लास दूध

वरील आहारातून २८०० उष्मांक आणि ८५ ग्रॅम प्रथिने व १०५ ग्रॅम स्निग्ध पदार्थ मिळतात.

बद्धकोष्ठता (Constipation) :

प्रथिने —

शारीरिक वजनाच्या प्रति कि.ग्रॅममागे १ ग्रॅम प्रथिने

मेद —

तूप आणि तेल यांसारखे स्निग्ध पदार्थ मलनि:सारणात वंगणाप्रमाणे कार्य

करतात आणि अन्नाचे योग्य पचन होण्यासाठी आवश्यक पित्तरस प्रवाहित करण्यास उत्तेजना देतात.

पिष्टमय पदार्थ –

केळ्यासारखी फळे, अंजीर, काकडी (सालांसकट) आणि भेंडी खावी. सेल्युलोजमुळे अन्नमार्गाच्या स्नायूंत आकुंचन-प्रसरण होते व त्यामुळे अन्न पुढे जाण्यास उत्तेजना मिळते. त्यामुळे अन्नाचा गोळा पुढे जात राहून शेवटी अनावश्यक पदार्थांचे उत्सर्जन झाल्याने अन्नमार्ग रिकामा होतो. यीस्टमध्ये मोठ्या प्रमाणात बी कॉम्प्लेक्स असल्याने मलनि:सारण नियमित होते. द्रवरूप पदार्थ मोठ्या प्रमाणात घेणे, तसेच रात्री झोपताना गरम दूध घेणे फायदेशीर ठरते.

अतिसार (Diarrhoea) :

टाळावेत असे अन्नपदार्थ –

- तळलेले आणि मसालेदार पदार्थ
- मिठाई आणि सुका मेवा
- चटण्या, लोणची
- सॅलड आणि सेल्युलोज असणारे पदार्थ

प्रथिने –

स्कीम्ड दूध, अंड्यातील पांढरा बलक, ताक यांसारखे अतिरिक्त प्रमाणात प्रथिने असलेले पदार्थ उपयुक्त असतात; परंतु जर अतिसार या विकारात दुधाची ॲलर्जी असेल, तर दूध वर्ज्य करावे.

मेद –

आतड्यातील विशिष्ट दोषांमुळे स्निग्ध पदार्थांचे शोषण होत नसेल, तर त्यामुळे अतिसार वाढण्याची शक्यता असल्याने स्निग्ध पदार्थ टाळावेत.

पिष्टमय पदार्थ –

ज्यामध्ये सेल्युलोजचे प्रमाण कमी असते अशा पालेभाज्या दिल्या जाव्यात. पिष्टमय पदार्थ सहज पचणारे असल्याने ते दिले जावेत. अतिसाराचे स्वरूप जुनाट असल्यास शरीराचे पोषण चांगले होत नाही. त्यामुळे उच्च उष्मांक असणारे पदार्थ दिले जावेत. अतिसारामुळे शरीरातील द्रवाचे प्रमाण, तसेच काही क्षारही कमी होतात, म्हणून अशा गोष्टींचा पुरवठा तोंडाद्वारे किंवा शिरेतून इंजेक्शनद्वारे देणे योग्य ठरते. खारी बिस्किटे, फळांचे रस आणि मुखाद्वारे क्षारयुक्त द्रावणे दिल्यास ती उपयुक्त ठरतात.

गॅसेस होणे/पोटात वात धरणे (Flatulence) :

खालील अन्नपदार्थ टाळावेत –

● मांस आणि अंडी ● कोबी आणि फ्लॉवर ● उच्च प्रमाणातील पिष्टमय पदार्थ

प्रथिने –

अन्नमार्गामध्ये गुबारा धरणे किंवा गुरगुरणे हा विकार मुख्यत: प्रथिनांमुळे होतो.

मेद –

तळलेले स्निग्ध पदार्थ जठरात दीर्घ काळपर्यंत राहतात. त्यामुळे पोटात अस्वस्थ वाटते. पोट लवकर मोकळे होत नाही.

पिष्टमय पदार्थ –

मिठाया, बटाटे, शलगम यांसारखे पदार्थ टाळावेत.

उष्मांक –

स्थूल रुग्ण सामान्यपणे वातप्रकोपाने पीडित असतात. म्हणून कमी उष्मांक असलेला आहार त्यांना उपयुक्त ठरतो.

ताप (Fever) :

ताप असताना विश्रांतीची म्हणजे अंथरुणावर पडून राहण्याची आणि कमीत कमी शारीरिक हालचाली करण्याची गरज असते. म्हणून रुग्णांना कमीत कमी उष्मांकांची गरज असते; परंतु शरीरामधील झीज भरून काढण्यासाठी जास्त प्रथिनांची गरज असते. म्हणजे ताप आलेल्या व्यक्तीस उच्च दर्जाची प्रथिने आणि कमी उष्मांक यांची गरज असते. त्याला ७० ग्रॅम प्रथिने आणि १८०० कॅलरी उष्मांक पुरेसे असतात. अंडी, दही आणि दूध यात प्रथिने संपृक्त स्वरूपात असतात. तळलेले आणि रेषायुक्त कच्चे अन्नपदार्थ टाळावेत. मोठ्या प्रमाणात पेय पदार्थ आणि खनिजे दिली जावीत.

गाउट (Gout) :

खालील प्रकारचे अन्नपदार्थ टाळावेत.

शाकाहारी अन्नपदार्थ – घेवडा, वाटाणा, कोबी, डाळी, पालक, सफरचंद, मश्रुम इत्यादी

मांसाहारी अन्नपदार्थ – लिव्हर, किडनी, मांस, मासे. सुमारे ६० ग्रॅमपर्यंत प्रथिने पुरेशी असतात. प्रथिने शक्यतोवर वनस्पतिजन्य असावीत.

स्निग्ध पदार्थ नियंत्रित असावेत, कारण त्यामुळे स्थूलताही येते आणि

मूत्रमार्गावर दाब पडून मूत्रविसर्जनास अडथळा येतो.

पिष्टमय पदार्थ –

रुग्णासाठी मुख्यत: पिष्टमय पदार्थ असलेला आहार असावा. विशेषत: गाउटचा जोर अधिक असल्यास हे महत्त्वपूर्ण ठरते. पिष्टमय पदार्थांमुळे प्रथिनांचे अन्नमार्गातील विघटन कमी होते. कमी उष्मांक असणारा आहार उपयुक्त ठरतो.

पेय पदार्थांचे प्रमाण वाढविल्यास मूत्रविसर्जनाचे प्रमाण वाढते व त्यामुळे युरिक ऑसिडचे उत्सर्जन चांगले होते. ही गोष्ट तीव्र स्वरूपाचा ऑटॅक असल्यास उपयुक्त ठरते.

थोड्या प्रमाणात चहा-कॉफी घेतल्यास चालू शकते, कारण त्यात मेथिल प्युराइन असून त्याचे रूपांतर युरिक ऑसिडमध्ये होत नाही.

प्रथिन ऊर्जांचे कुपोषण (Protein Energy Malnutrition) :

प्रथिने –

उष्मांकात २०% उष्मांक प्रथिनांपासून प्राप्त व्हावा. आवश्यक शारीरिक वजनाच्या ३ ते ३.५ प्रति ग्रॅम प्रथिने मिळावीत किंवा दररोज ४५ ते ५५ ग्रॅम प्रथिने आवश्यक असतात. यामुळे प्रथिन ऊर्जा कुपोषण टाळण्यास प्रतिबंधात्मक उपचार करता येतात किंवा उपाययोजना करता येते. चांगल्या दर्जाची प्रथिने दुधातून मिळविता येतात. स्कीम्ड दूध किंवा डाळीतूनही मिळविता येतात. सोयाबीन हा धान्य प्रथिने आणि उष्मांक मिळविण्याचा चांगला स्रोत आहे.

मेद –

स्निग्ध पदार्थांतून एकूण कमीत कमी १५ ते २०% उष्मांक प्राप्त व्हावेत.

उष्मांक –

मुलांना दररोज वजनाच्या प्रति कि.ग्रॅममागे ९० ते १०० उष्मांक मिळावयास हवेत. हैदराबादच्या राष्ट्रीय अन्नपोषण विभागाने खालीलप्रमाणे नियोजन केले आहे.

भाजलेले गहू	४० ग्रॅम
चणा डाळ	१६ ग्रॅम
भुईमूग शेंगा	१० ग्रॅम
गूळ	२० ग्रॅम
एकूण	८६ ग्रॅम
एकूण ऊर्जा	३३०
प्रथिने	११.३ ग्रॅ.

या व्यतिरिक्त केळी, अंडी यांचा आरोग्य चांगले राखण्यासाठी उपयोग होतो.

१००० उष्मांकांचा आहार तक्ता (1000 Calories Diet Chart)

शाकाहारी

सकाळी-प्रात:काल	१ चमचा साखर आणि २ चमचे दुधाचा चहा
सकाळची न्याहरी	१ कप स्कीम्ड दूध किंवा त्यापासून केलेला चहा, १ टोस्ट
दुपारचे भोजन	१ कप भाज्यांचे सूप, पाऊण वाटी पातळ डाळ मुळा, गाजर, लेट्युस (सॅलड), काकडी इ.वर थोडेसे मीठ व मिरपूड घालून शिजवलेल्या भाज्या. लाल भोपळा, श्रावण घेवडा, वांगी इ. बटाटा, वाटाणे, गोड पदार्थ टाळून.
दुपारी	फक्त साधा चहा
रात्रीचे भोजन	१ कप टोमॅटो सूप, स्कीम्ड दुधाचे दही, अर्धी वाटी शिजवलेल्या भाज्या, पोळी किंवा ब्रेडचा १ स्लाइस, पाऊण वाटी पातळ डाळ

साखरेऐवजी इक्वल (equal) किंवा सुक्रेल (sucaryl) कितीही घ्यावे.

१००० उष्मांकांचा आहार-तक्ता

मांसाहारी

प्रात:काल	१ चमचा साखरेसहित १ चमचा दूध घातलेला चहा
सकाळची न्याहरी	अर्धे उकडलेले १ अंडे किंवा हेच अंडे दुधात घुसळून १ टोस्ट
दुपारचे भोजन	मांसाचे सूप १ कप, मध्यम प्रमाणात उकडलेला मासा किंवा भाजलेले मटण, मुळा, टोमॅटो, सॅलडची पाने किंवा काकडी यांचे सॅलड. लाल भोपळा, श्रावण घेवडा इत्यादी भाज्या शिजवून. भाज्यांमध्ये बटाट्याचा वापर टाळावा. २ पोळ्या किंवा २ ब्रेड स्लाइस. भात, जॅम खाऊ नये.
संध्याकाळ	सकाळप्रमाणे चहा
रात्रीचे भोजन	१ कप चिकन सूप. मध्यम प्रमाणात भाजलेले चिकन, शिजवलेल्या भाज्या, १ स्लाइस ब्रेड.

– आहार तक्ता –

अन्न पदार्थ	प्रथिने (ग्रॅम)	स्निग्ध पदार्थ (ग्रॅम)	कॅल्शियम	लोह (मि.ग्रॅम)	'क' जीवनसत्त्व (मि.ग्रॅम)	'अ' जीवनसत्त्व (मि.ग्रॅम)	कॅलरीज
तांदूळ							
कच्चे तांदूळ	६.८	०.५	१०	३.१	०	०	३४५
उकडलेले	६.४	०.४	९	४.०	०	०	३४६
पोहे	६.६	१.२	२०	२०.०	०	०	३४६
चुरमुरे	७.५	०.१	२०	६.६	०	०	३२५
गहू							
कणिक	१२.१	१.७	४८	११.५	०	२९	३४१
मैदा	११.०	०.९	२३	२.५	०	२५	३४८
रवा	१०.४	०.८	१६	१.६	०	०	३४८
पांढरा ब्रेड	७.८	०.७	११	१.१	०	०	२४५
धान्ये							
बाजरी	११.६	५.०	४२	५.०	०	१३२	३६१
ज्वारी	१०.४	१.९	२५	४.८	०	४७	३४९
मका	११.१	३.६	१०	२.०	०	९०	३४२
नाचणी	७.३	१.३	३४४	६.४	०	४२	३२८
डाळी							
चणा डाळ	२०.८	५.६	५६	९.१	१	१२९	३७२
उडीद डाळ	२४.०	१.४	१५४	९.१	०	३८	३४७
मूग डाळ	२४.४	१.२	७५	८.५	०	४९	३४८
मसूर डाळ	२२.३	१.७	७३	५.८	०	१३२	३३५
कडधान्ये							
हरभरे	१७.१	५.३	२०२	१०.२	३	१८५	३६०
मूग	२४	१.३	१२७	७.३	०	९२	३३४
मसूर	२५	०.७	६९	४.८	०	२९४	३४३
वाटाणे	१९.७	१.१	७५	५.१	०	३९	३१५
राजमा	२२.९	१.३	२६०	५.८	०	०	३४६
मटकी	२३.६	१.१	२०२	९.५	०	९	३३०
सोयाबीन	४३.२	१९.५	२४०	११.५	०	४२६	४३२

अन्न पदार्थ	प्रथिने (ग्रॅम)	स्निग्ध पदार्थ (ग्रॅम)	कॅल्शियम (मि.ग्रॅम)	लोह (मि.ग्रॅम)	'क' जीवनसत्त्व (मि.ग्रॅम)	'अ' जीवनसत्त्व (मि.ग्रॅम)	कॅलरीज
दाणे वर्ग							
शेंगदाणे	२५.३	४०.१	९०	२.८	०	३७	४६७
तीळ	१८.३	४३	१४५०	१०.५	०	६०	४६३
खसखस	२१.७	१९	१५८४	०	०	०	४०८
काजू	२१.२	४७	५०	५	०	०	५९६
बदाम	२०.८	५९	२३०	४.५	०	०	६५५
सुके खोबरे	६.८	६२	४०	२.७	७	०	६६२
दूध व दुग्धजन्य पदार्थ							
गायीचे दूध	३.२	४.१	१२०	०.२	२	१७५	६१
म्हशीचे दूध	४.३	८.८	२१०	०.२	१	१६०	१११
बकरीचे दूध	३.३	४.५	११०	०.३	१	१८२	७२
दही	३.१	४.०	१४९	०.२	१	१०२	६०
ताक	०.८	१.१	३०	०.८	०	०	३०
चीज	२४.१	२५.१	१९०	२.१	०	०	३४८
खवा	१४.६	३१.२	६५०	५.८	०	०	४२१
होलमिल्क पावडर	२५.८	२६.१	९५०	०.६	४	१४००	४९६
स्किम्ड मिल्क पावडर	३८.०	०.१	१३१०	१.४	५	०	३५१
अंडी व मांस							
कोंबडीचे अंडे	१३.३	१३.३	६०	२.१	०	६००	१७३
मटन	१८.५	१३.३	१५०	२.५	--	०	१९४
बोकडाचे मांस	२१.४	३.६	१२	---	--	--	११८
चिकन	२६.०	०.६	२५	---	--	--	१०९
गोमांस	२२.६	२.६	१०	०.८	२	०	११४
डुकराचे मांस	१८.७.	४.४	३०	२.२	२	०	११४
मेंढीचे यकृत	१९.३	७.५	१०	६.३	२०	०	१५०

अन्न पदार्थ	प्रथिने (ग्रॅम)	स्निग्ध पदार्थ (ग्रॅम)	कॅल्शियम	लोह (मि.ग्रॅम)	'क' जीवनसत्त्व (मि.ग्रॅम)	'अ' जीवनसत्त्व (मि.ग्रॅम)	कॅलरीज
मासे							
पापलेट	१७.०	१.३	२००	०.९	--	--	८७
हिल्सा	२१.८	१९.४	१८०	२.१	२४	--	२७३
प्रॉन्स	१९.१	१.०	३२३	५.३	--	--	८९
ताजे मासे	११.२	५.८	२४०	२.३	--	--	१३८
सुकविलेले मासे	५.५	२.७	३१५	३.५	--	--	२५५
खेकडा	८.९	१.१	१३७०	२१.२	--	--	५९
हिरव्या पालेभाज्या							
माठ	४.०	०.५	३९७	२५.५	९९	५५२०	४५
चाकवत	३.७	०.४	१५०	४.२	३५	१७००	३०
पानकोबी	१.८	०.१	३९	०.८	१२४	१२००	२७
अळूचीपाने	३.९	१.५	२२७	१०.०	१२	१०२७०	५६
कोथिंबीर	३.३	०.६	१८४	१८.५	१३५	६९१८	४४
शेवग्याची पाने	६.७	१.७	४४०	७.०	२२०	६७८०	९२
मेथी	४.४	०.९	३९५	१६.५	५२	२३००	४९
लेट्यूस	२.१	०.३	५०	२.४	१०	९९०	२१
मुळ्याचा पाला	३.८	०.४	२६५	३.६	८१	५३००	२८
पालक	२.०	०.७	७३	१०.९	२८	५५८०	२६
कंदमुळे							
बीटरूट	१.७	०.१	१८	१.०	१०	०	४३
गाजर	०.९	०.२	८०	२.२	३	१८९०	४८
मुळा	०.७	०.१	३५	०.४	१५	०	१७
कांदा	१.२	०.१	४७	०.७	२	०	५०
बटाटा	१.६	०.१	१०	०.७	१७	०	९७
अळकुड्या	३.०	०.१	४०	०.७	०	--	९७
सुरण	१.२	०.१	५०	०.६	०	२६०	७९

अन्न पदार्थ	प्रथिने (ग्रॅम)	स्निग्ध पदार्थ (ग्रॅम)	कॅल्शियम	लोह (मि.ग्रॅम)	'क' जीवनसत्त्व (मि.ग्रॅम)	'अ' जीवनसत्त्व (मि.ग्रॅम)	कॅलरीज
फळे							
आवळा	०.५	०.१	५०	१.२	६००	९	५८
पेरू	०.९	०.३	१०	१.४	२१२	०	५१
द्राक्षे	०.७	०.१	२०	०.२	३१	०	३२
लिंबू	१.०	०.९	७०	२.३	३९	०	५७
मोसंबी	०.८	०.३	४०	०.७	५०	०	४३
संत्री	०.७	०.२	२६	०.३	३०	११०४	६५
फळांचारस	०.२	०.१	५	०.७	६४	१५	४८
लीची	१.१	०.२	१०	०.७	३१	०	६१
टरबूज/ खरबूज	०.३	०.२	३२	१.४	२६	१७०	१७
पपई	०.६	०.१	१७	०.५	५७	६६५	३२
अननस	०.४	०.१	२०	१.२	३९	++	४६
सीताफळ	१.६	०.४	१७	१.५	३७	०	१०४
स्ट्रॉबेरी	०.७	०.२	३०	१.८	५२	१५	४४
टमाटे	०.९	०.२	४८	०.४	२७	३५०	२०
सफरचंद	०.२	०.५	१०	१.०	१	०	५९
बेलफळ	१.८	०.३	८५	०.६	३	५५	१३७
केळी	१.२	०.३	१७	०.९	७	७८	११६
चेरी	१.१	०.५	२४	१.३	७	---	६४
अंजीर	१.३	०.२	८०	१.०	५	१६२	३७
फणस	१.९	०.१	२०	०.५	७	१७५	८८
आंबा	०.६	०.४	१४	१.३	१६	२७४०	७४
चिकू	०.७	०.१	२८	२.०	६	९५	९८
स्निग्ध पदार्थ आणि तेल							
लोणी	--	८१.०	--	--	--	९६०	७३०
गाईचे तूप	--	१००.०					
म्हशीचे तूप	--	१००.०	--	--	--	२७०	९००
वनस्पती	--	१००.०	--	--	--	७५०	९००
रिफाईंड तेल	--	१००.०	--	--	--	७५०	९००

विभाग–५

प्रयोगशालेय तपासण्या (Laboratory Investigations)

रक्ताचे विश्लेषण (Blood Analysis) :–
रक्तातील पांढऱ्या पेशी (श्वेतपेशी) (White Blood Cells –WBC) :–
रक्तातील योग्य संख्या (Normal values) –
५००० ते १०,०० / घन मिलिमीटर (Cumm)

ग्रॅन्युलोसाइट्स (Granulocytes) :–
न्यूट्रोफिल्स (Neutrophils) – ६०% ते ७०%
इओसिनोफिल्स (Eosinophils) – १% ते ४%
बेसोफिल्स (Basophils) – ०.५% ते १%

ल्यूकोसाइटॉसिस (Leucocytosis) :–
२०,००० पर्यंत – किंचित स्वरूपाचा
३०,००० – मध्यम स्वरूपाचा
५०,००० – तीव्र स्वरूपाचा (उच्च/high)

ल्यूकोसायटॉसिसची कारणे :–

- जंतुसंसर्ग
- रक्तस्राव (haemorrhage)
- विषद्रव्ये (युरेमिया, कोमा इत्यादी विकारांतील)
- क्लोरोफॉर्म, ॲड्रिनॅलिन (chloroform, adrenalin) यांसारख्या औषधांच्या सेवनानंतर
- सीरम सिकनेस (serum sickness)
- स्टिरॉइड्स (steroids) या औषधांच्या सेवनानंतर

ल्यूकोपीनिया (Leucopenia) :–
पेशींची संख्या ४०००पेक्षा कमी असणे
ल्यूकोपीनियाची कारणे :–
- विषाणुसंसर्ग

- हायपरस्प्लीनिझम (Hypersplenism)
- खालील कारणांमुळे होणारे बोन मॅरो डिप्रेशन (Bone marrow depression) –

औषधे

बार्बिट्युरेट्स (Barbiturates)

प्रतिजैविके (Antibiotics)

ॲन्टिहिस्टामाइन्स (Antihistamines)

कर्करोगासाठी घेतलेली केमोथेरपी

जड धातू (Heavy metals)

रेडिएशन (Radiation)

अग्रॅन्युलोसायटॉसिस (Agranulocytosis)

मद्यपान

मधुमेह

अडथळा आणणारे घटक (Interfering factors) –

- पहाटे रक्तातील पेशींच्या संख्येची पातळी कमी असते व दुपारी उशिरा सर्वांत अधिक असते.
- नवजात बालके, तान्ही बालके यांच्यात पेशींची संख्या १०,००० ते २०,००० असते.
- अन्नसेवन, व्यायाम, भावनिक आंदोलने, एखाद्या ठिकाणी दुखणे या सर्वांमुळे पेशीसंख्या अधिक असू शकते.
- ऋतुस्रावाच्या दिवसांत व गर्भवती महिलांमध्ये पेशीसंख्या अधिक असते.
- ताप, भूल देणारी औषधे (anaesthesia), खूप वेळ केलेली थंड पाण्याची अंघोळ यांमुळेही पेशीसंख्या अधिक होऊ शकते.

न्यूट्रोफिलिया (Neutrophilia)

१) कारणे –
- जिवाणूसंसर्ग व परोपजीवी (parasitic) जंतूंचा संसर्ग
- मधुमेह, युरेमिया (Uremia), गाउट (Gout)
- रक्तस्राव (haemorrhage)

२) अविकसित (immature) पेशींच्या संख्येतील वाढीस 'शिफ्ट टू राइट' (shift to right) असे म्हणतात.

- हीमोलिसिस (haemolysis)
- डिजिटॅलिस (digitalis), एसीटीएच (ACTH), सल्फोनामाइड्स (Sulphonamides) यांसारखी औषधे
- चटका बसणे, जळणे (burns), मायोकार्डिअल इन्फार्क्शन (myocardial infarction), शल्यक्रियेनंतर तेथे पू (pus) तयार होणे.
- ॲलर्जी

न्यूट्रोफिल्स व संपूर्ण श्वेतपेशी (total WBC) यांच्या पेशीसंख्येतील तुलना

- न्यूट्रोफिल्सच्या प्रतिशत संख्येत (Percentage) झालेली वाढ जंतुसंसर्गाची तीव्रता दर्शविते. संपूर्ण श्वेतपेशींची संख्या रुग्णाची प्रतिकारशक्ती दर्शविते.
- ल्यूकोसाइट्सची (leucocytes) संख्या व न्यूट्रोफिल्सची प्रतिशत संख्या यांच्यात एका प्रमाणात वाढ झाली (Proportionate increase), तर रुग्णास मध्यम स्वरूपाचा जंतुसंसर्ग झाला आहे व रुग्णाची प्रतिकारशक्ती चांगली आहे असे समजावे.
- न्यूट्रोफिल्सची संख्या एकूण पेशींच्या संख्येपेक्षा खूप जास्त असल्यास रुग्णाची प्रतिकारशक्ती कमी आहे किंवा खूप तीव्र स्वरूपाचा जंतुसंसर्ग झालेला आहे असे समजावे.

न्यूट्रोफिल्सची संख्या कमी होणे (decreased percent)

कारणे –
- विषाणुसंसर्ग, इन्फ्लुएन्झा (Influenza), गालगुंड (mumps)/गोवर (measles)
- रक्ताल्पता (ॲनेमिया/Anaemia), अग्रॅन्युलोसायटॉसिस (agranulocytosis)
- विषद्रव्ये (Toxic agents)
- थायरोटॉक्सिकॉसिस (Thyrotoxicosis)

अडथळा आणणारे घटक :–

- स्टिरॉइड्स या गटातील औषधे न्यूट्रोफिल्सची संख्या वाढू देत नाहीत.
- लहान मुले जंतुसंसर्गास अधिक तीव्र प्रतिसाद देतात.

इओसिनोफिल्स (Eosinophils) :–

योग्य पेशीसंख्या –
एकूण ल्यूकोसाइट्सच्या संख्येच्या १% ते ४%

इओसिनोफिलिया (Eosinopilia) :—

इओसिनोफिल्सच्या संख्येत ५% हून अधिक वाढ होणे.

कारणे –

* ॲलर्जी, डीजनरेटिव्ह रिॲक्शन (degenerative reaction) यांना प्रतिसाद म्हणून

* परोपजीवी जंतूंमुळे होणारे रोग

* फुप्फुसे व हाडांचा कर्करोग

* हॉजकिन्स डिसीझ (Hodgikn's disease)

इओसिनोपीनिया (Eosinopinea) :—

इओसिनोफिल्सच्या संख्येत घट होणे

कारणे –

* इन्फेक्शस मोनोन्युक्लिॲसिस (Infectious mononucleosis)

* हायपरस्प्लीनिझम (Hypersplenism)

* कन्जेस्टिव्ह हार्ट फेल्युअर (Congestive heart failure)

* औषधे, ACTH (एसीटीएच), थायरॉक्झिन (Thyroxine)

* पायोजेनिक जंतुसंसर्ग (Pyogenic infections)

अडथळा आणणारे घटक :—

* सामान्यत: इओसिनोफिल्सची संख्या सकाळी सर्वांत कमी असते व दुपारनंतर मध्यरात्रीपर्यंत वाढते.

* जळणे/चटके बसणे (burns), विजेचा झटका बसणे, प्रसूतिवेदना इत्यादी परिस्थितीत इओसिनोफिल्सची संख्या कमी होते.

* एसीटीएचमुळे (ACTH) रक्तातील इओसिनोफिल्स गायब होतात (disappearance)

लाल रक्तपेशी (Red blood cells) :—

योग्य संख्या –

पुरुष ४.२ ते ५.४ दशलक्ष/घनमिलिमीटर (Cumm)

स्त्रिया ३.६ ते ५ दशलक्ष/घनमिलिमीटर (Cumm)

लाल रक्तपेशींची संख्या कमी होण्याची कारणे –

* रक्ताल्पता (anaemia)

* अस्थिमज्जेचे विकार (diseases of bone marrow) –

हॉजकिन्स डिसीझ

ल्यूकेमिया (leukaema)

मल्टिपल मायलोमा (multiple myeloma)

• हिमोलायटिक व पर्निशिअस ॲनिमिया (Haemolytic and perni-cious anaema)

• ह्रुमॅटिक फीव्हर (Rhumatic fever)

• सब ॲक्युट इन्फेक्टिव्ह एन्डोकार्डिटिस (subacute endocarditis)

लाल रक्तपेशींची संख्या अधिक होण्याची कारणे :—

• पॉलिसायथेमिया व्हेरा (polycythemia vera)

• तीव्र अतिसार

• डीहायड्रेशन (dehydration)

• विषद्रव्ये (poisoning)

अडथळा आणणारे घटक :—

• झोपलेल्या, आडव्या/आरामदायी अवस्थेत संख्या कमी असते.

• खूप अधिक व्यायाम व उत्तेजना (excitement) असल्यास संख्या अधिक असते.

• नवजात बालकांमध्ये संख्या अधिक असते.

समुद्रसपाटीपासून राहावयाची जागा जितकी अधिक उंच, पेशींची संख्या त्या प्रमाणात अधिक.

जेन्टामायसिन (Gentamycin) या औषधामुळे पेशींची संख्या अधिक असते.

इएसआर / ESR :—

योग्य आकडे

वेस्टरग्रेन पद्धत (westergren method) –

पुरुष :– ० ते १५ मिमी. प्रति तास

स्त्रिया :– ० ते २० मिमी. प्रति तास

इएसआरचे आकडे न वाढल्यास —

इन्फ्लुएन्झा

क्रॉनिक फोकल डेन्टल इन्फेक्शन (chronic focal dental infection)

एक्टॉपिक प्रेग्नन्सी (Ectopic pregnancy)

सायकोजेनिक डिसीझ (Psychogenic disease)

इएसआरचे आकडे वाढल्यास –

रक्ताल्पता (anaemia)
ॲक्यूट मायोकार्डिअल इन्फाक्शन (acute myocardial infarction)
क्षयरोग (Pulmonary tuberculosis)
गाउट (Gout)
जळणे (burns)
जंतुसंसर्ग

इएसआरमध्ये खूप भरभर वाढ झाल्यास –

ऱ्हुमॅटॉईड आर्थ्रायटिस (Rhumatoid arthritis)
ल्युकेमिया (Leukaemia)
क्रॉनिक रीनल डिसीझेस (chronic renal diseases)
सारकॉइडॉसिस (Sarcoidosis)

इएसआरच्या आकड्यात घट झाल्यास –

पॉलिसायथेमिया व्हेरा (polycythemia vera)
कन्जेस्टिव्ह कार्डिॲक फेल्युअर (congestive cardiac failure)

इएसआरचे बदलते आकडे खालील परिस्थितीत आढळतात :–

तीव्र स्वरूपाचा रोग (acute diseases) :–
ल्यूकोसायटॉसिस तसेच ताप चढल्यानंतर इएसआरचे आकडे फारसे बदलत नाहीत. साधारण ६ ते २४ तासांनी त्यात बदल होऊ लागतो व काही दिवसांनंतर या आकड्यात खूप बदल होतो.

● कॉन्व्हलसन्स (Convalescence) :–
इएसआरचे आकडे वाढतात व बराच काळ तसेच राहतात.

● अनरप्चर्ड ॲक्यूट अपेन्डिसायटिस (Unruptured acute appendi-citis)   :– यात पस झाल्यास किंवा पेरिटोनायटिस (Peritonitits) झाल्यास इएसआर फार पटकन वाढतो.

● मायोकार्डिअल इन्फाक्शन :–
यात ESR वाढतो; परंतु अन्जायनाचा ॲटॅक आल्यावर हा वाढत नाही.

● ऱ्हुमॅटिक आणि ॲक्यूट गाउटी आर्थ्रायटिस (Rheumatic and acute gouty arthritis) :–

इएसआर वाढलेला असतो.
ऑस्टिओ आर्थ्रायटिसमध्ये इएसआर किंचित वाढतो. न्यूरायटिस (neuritis)

व मायोसायटिस (myositis) या परिस्थितीत इएसआर सामान्य स्वरूपाचाच असतो.

रोगनिदान आणि उपचार यांत आढळणारे इएसआरचे प्रमाण –

● ताप आलेला असताना वाढलेला इएसआर रोगाची तीव्रता वाढत असल्याचे दर्शवितो.

● ऱ्हुमॅटिक फीव्हर (Rheumatic fever) असताना इएसआर हा ऱ्हुमॅटिक इन्फेक्शनचा (Rheumatic infection) निदर्शक असतो.

● इएसआर कमी होण्यास कारणीभूत ठरणारे घटक–

१) रक्तातील साखरेची पातळी खूप अधिक असणे.

२) अल्ब्युमिनची (albumin) पातळी खूप अधिक असणे.

● इएसआर कमी करणारी औषधे –

१) इथॅमब्युटॉल (Ethambutol)

२) सॅलिसिलेट (Salicylates)

३) एसीटीएच (ACTH)

सीरम कोलेस्टेरॉल (Serum Cholesterol)

योग्य आकडे १५० ते २५० मि. ग्रॅम प्रतिशत

सीरम कोलेस्टेरॉलची पातळी अधिक झाल्यास –

रुधिराभिसरण संस्थेचे विकार (cardiovascular diseases) व अथेरोस्क्लेरॉसिस (atherosclerosis)

ऑब्स्ट्रक्टिव्ह कावीळ (Obstructive Jaundice)

नेफ्रॉसिस (Nephrosis)

अनियंत्रित मधुमेह (Uncontrolled diabetes)

नेफ्रायटिक सिन्ड्रोम (Nephritic syndrome)

सीरम कोलेस्टेरॉलची पातळी कमी झाल्यास –

मालअॅबसॉर्प्शन (Malabsorption)

यकृताचे विकार

रक्ताल्पता (anaemia)

तणाव

प्रतिजैविके (antibiotics)

अडथळा आणणारे घटक –

– गर्भवती महिलांमध्ये सीरम कोलेस्टेरॉलची पातळी अधिक असते.

– इस्ट्रोजेन (oestrogen) या संप्रेरकामुळे प्लाझ्मा कोलेस्टेरॉलची पातळी कमी होते, तर ओफोरेक्टॉमी (Oophorectomy) नंतर वाढते.

हाय डेन्सिटी लायपोप्रोटिन (High Density Lipoprotein) (HDL) –

योग्य आकडे –

पुरुष – ४५ मिग्रॅम/१०० मिलिलीटर

स्त्रिया – ५५ मिग्रॅम/१०० मिलिलीटर

– यकृताच्या जुनाट विकारांमध्ये (chronic diseases) हे आकडे अधिक होतात.

● यांची पातळी कमी झाल्यास करोनरी हार्ट डिसीझचा (coronary heart disease) धोका वाढतो.

● धावपटूंमध्ये हे आकडे खूप अधिक असतात.

अडथळा आणणारे घटक:–

● धूम्रपानामुळे HDLची पातळी कमी होते.

● मध्यम स्वरूपाच्या मद्यपानामुळे प्ऱ्थ्ची पातळी वाढते.

● नुकत्याच वाढलेल्या किंवा कमी झालेल्या वजनाचा या आकड्यांवर परिणाम होऊ शकतो.

● HDL व LDL (Low Density Lipoproteins) यांचे गुणोत्तर (ratio) कमीत कमी १:४ असे असावे.

व्हीएलडीएल (VLDL) आणि एलडीएल (LDL)

योग्य आकडे

व्हीएलडीएल (VLDL) – कोलेस्टेरॉल २५% ते ५०%

सीएलडीएल (CLDL) हा ट्रायग्लिसेराइड्सचा प्रमुख वाहक असतो. (६०% ते ७०% ट्रायग्लिसेराइड्स, १०% ते १५% कोलेस्टेरॉल). व्हीएलडीएलच्या विघटनामुळे एलडीएलसाठी महत्त्वाचा स्रोत निर्माण होतो.

ट्रायग्लिसेराइड्स (Triglycerides)

योग्य आकडे ४० ते १५० मिलिग्रॅम प्रतिशत

ट्रायग्लिसेराइड्स शरीराकरिता ऊर्जा निर्माण करतात. जास्त प्रमाणात असलेले ट्रायग्लिसेराइड्स ॲडिपोज टिश्यूमध्ये (Adipose tissue) साठविले जातात.

ट्रायग्लिसेराइड्सची वाढलेली पातळी–

यकृताचे विकार

नेफ्रायटिक सिन्ड्रोम (nephritic syndrome)

हायपोथायरॉइडिझम (Hypothyroidism)
नियंत्रणात नसलेला मधुमेह
मायोकार्डिअल इन्फार्क्शन

ट्रायग्लिसेराइड्सची कमी झालेली पातळी –

मालॲबसॉर्प्शन (Malabsorption)

अडथळा आणणारे घटक :–

- भरपूर, भरपेट जेवण झाल्यानंतर किंवा मद्यपानानंतर तात्पुरती वाढ आढळते.
- गर्भवती महिला व गर्भनिरोधक गोळ्यांचे सेवन करणाऱ्या महिलांमध्ये ट्रायग्लिसेराइड्सच्या पातळीत वाढ झालेली आढळते.

ग्लुकोज टॉलरन्स टेस्ट (Glucose Tolerance Test)

- उपाशीपोटी रक्तातील साखर (Fasting blood sugar)
- योग्य आकडे – ७० ते १०० मिलीग्रॅम प्रति १०० मिलिलीटर

रक्तातील साखरेच्या प्रमाणात वाढ झाल्यास :–

- ॲक्यूट मायोकार्डिअल इन्फार्क्शन
- मधुमेह
- पिट्युटरी ॲडिनोमा (Pituitary adenoma)
- यकृताचे जुनाट आजार (Chronic liver diseases)

रक्तातील साखरेच्या प्रमाणात घट झाल्यास

- इन्सुलिन अधिक प्रमाणात घेतले जाणे
- बॅक्टेरियल सेप्टिसेमिया (bacterial septicemia)
- कार्सिनोमा ऑफ पॅन्क्रिआज (Carcinoma of Pancreas)

जेवणानंतर दोन तासांनी मोजलेली रक्तातील साखर (Two hours post Prandial blood sugar)

योग्य आकडे - १४० मिग्रॅम/१०० मिलिलीटरपेक्षा कमी

खालील प्रकारात हे प्रमाण अधिक असते.

- मधुमेह
- कुपोषण
- ॲक्रोमेगॅली (Acromegaly)
- मायोकार्डिअल इन्फार्क्शन
- गर्भवती महिला

खालील प्रकारात हे प्रमाण कमी असते.

- ॲन्टेरिअर पिट्युटरी इनसफिशिअन्सी
  (Anterior prituitary insufficiency)
- ॲडिसन्स डिसीझ (Addison's disease)
- स्टेटोरिया (Steatorrhoea)

ग्लुकोज टॉलरन्स टेस्ट (Glucose Tolerance Test)

- उपाशीपोटी रक्तातील साखर – ११० मिग्रॅ. प्रतिशत
- जेवणानंतर दोन तासांनी रक्तातील साखर – १४० मिग्रॅ. प्रतिशत

ही चाचणी खालील शक्यता दर्शविते –

- आनुवंशिक मधुमेह
- लठ्ठपणा
- अचानकपणे होणारा / कारण माहीत नसलेला हायपोग्लायसेमिया
  (Hypoglycaemia)
- पूर्वीपासून होत असलेला जंतुसंसर्ग
- पूर्वी प्रसूतीनंतर मूल दगावलेले असणे किंवा मोठ्या आकाराचा गर्भ प्रसवणे.

डायबेटिक कर्व्ह (Diabetic curve) :–

- उपाशीपोटी रक्तातील साखर – १२० मिग्रॅमपेक्षा अधिक
- चाचणी सुरू असताना रक्तातील साखरेचे प्रमाण १८०पेक्षा अधिक होणे.
- दोन तासांनंतर रक्तातील साखरेचे प्रमाण योग्य पातळीवर येत नाही.
- मूत्रात शर्करा असणे

लॅग कर्व्ह (Lag Curve) :–

- उपाशीपोटी रक्तातील साखरेचे प्रमाण योग्य असणे.
- चाचणी सुरू असताना रक्तातील साखरेचे प्रमाण १८०पेक्षा अधिक होणे.
- दोन तासांनंतर रक्तातील साखरेचे प्रमाण योग्य प्रमाणाइतके किंवा
  त्यापेक्षाही कमी होणे.
- मूत्रात साखर आढळू शकते.

सीरम बिलिरुबिन (Serum Bilirubin)

- योग्य आकडे – ०.८ मिग्रॅम प्रतिशत
- आवाका (Range) – ०.२ ते ०.८ मिग्रॅम प्रतिशत

रक्तातील वाढलेली पातळी :–

- यकृताच्या पेशींना झालेल्या दुखापतींमुळे किंवा काही रोगांमुळे होणारा हीपॅटोसेल्युलर जॉन्डिस (Hepatocellular Jaundice)
- विषाणुसंसर्गामुळे झालेली कावीळ (Viral hepatitis)
- सिर्रॉसिस ऑफ लिव्हर (Cirrhosis of Liver)
- क्लोरप्रोमॅझाइन (Chlorpromazine) हे औषध
- पित्तनलिकेत अडथळा आल्यामुळे झालेली ऑब्स्ट्रक्टिव्ह कावीळ (obstructive Jaundice)
- हीमोलायटिक जॉन्डिस (Haemolytic Jaundice)
- इरिथ्रोब्लास्टोसिस फीटेल्स (Erythroblastosis fetails)
- पर्निशिअस ऑनिमिया (Pernicious anaemia)
- ट्रान्सफ्युजन रिऑक्शन (Transfusion reaction)

अडथळा आणणारे घटक :–

- भरपूर प्रमाणात स्निग्ध पदार्थांचा समावेश असलेला आहार घेतल्यास बिलिरुबिनची पातळी कमी होऊ शकते.

- तपासणी करण्यासाठी घेतलेला नमुना सूर्यप्रकाशात उघडा राहिल्यास बिलिरुबिनचे प्रमाण कमी होते.

प्रयोगशालेय तपासणा	हिमोलायटिक	ऑब्स्ट्रक्टिव्ह	हिपॅटोसेल्युलर
सीरम बिलिरुबिन	अप्रत्यक्ष (Indirect)	प्रत्यक्ष (Direct)	डायफेझिक (Diphasic)
युरिन बिलिरुबिन	अनुपस्थित (absent)	उपस्थित (Present)	वाढलेले
युरिन युरोबिलिनोजेन	वाढलेले	अनुपस्थित किंवा कमी	वाढलेले
मलाचा रंग	गडद	मातकट	फिकट
फ्लॉक्युलेशन	नकारार्थी	नकारार्थी	होकारार्थी
टर्बिडिटी टेस्ट	(Negative)	(Negative)	(Positive)
सीरम अल्कलाइन फॉस्फेटेज	योग्य (normal)	वाढलेले	किंचित वाढलेले
सीरम कोलेस्टेरॉल	योग्य	वाढलेले	कमी झालेले

ब्लड युरिया नायट्रोजन (Blood Urea Nitrogen–BUN)

योग्य प्रमाण २५ ते ४० मिलिग्रॅम प्रतिशत

रक्तातील वाढलेली पातळी –

- मूत्रपिंडांच्या कार्यातील बिघाड (Impaired renal function)
- शॉक (shock)
- निर्जलीकरण (dehydration)
- मधुमेह
- ॲक्यूट मायोकार्डिअल इन्फाक्शन
- क्रॉनिक गाउट (chronic gout)
- खूप अधिक प्रमाणात प्रथिनांचे सेवन (Excessive protein intake)

रक्तातील कमी झालेली पातळी –

- लिव्हर फेल्युअर (Liver failure)
- कुपोषण
- नेफ्रायटिक सिन्ड्रोम (nephritic syndrome)
- खूप अधिक पाणी पिणे (Over Hydration)

अडथळा आणणारे घटक :–

- आहारात पिष्टमय पदार्थ अधिक व प्रथिने कमी प्रमाणात असल्यास रक्तातील पातळी कमी होते.
- फार उशिरा गर्भधारणा झाली असल्यास गर्भवती महिला व बाळामध्ये BUNचे प्रमाण वाढते.
- अधिक प्रमाणातील इन्ट्राव्हेनस फ्लुइडमुळे (IV fluids) रक्तातील BUNची पातळी कमी होते.

युरिक ॲसिड (URIC ACID)

योग्य प्रमाण - ४ ते ७ मिलिग्रॅम प्रतिशत

गाउट या विकारात सर्वसामान्यपणे युरिक ॲसिडची वाढ होते; परंतु ही वाढ विकाराची तीव्रता दर्शवत नाही.

रक्तातील वाढलेली पातळी :–

- ल्यूकेमिया
- मेटॅस्टॅटिक कॅन्सर (Metastatic cancer)
- अन्नपदार्थ न मिळणे (starvation)

- शॉक (shock)
- कर्करोगासाठीची केमोथेरपी
- अत्याधिक रेडिएशन (Excessive radiation)
- डायबेटिक कीटॉसिस (diabetic ketosis)

अडथळा आणणारे घटक —

- तणावामुळे रक्तातील पातळी वाढते

- खूप अधिक काळपर्यंत कमी प्रमाणात (low dose) घेतली गेलेली सॅलिसिलेट्स (Salicylates), 'क' जीवनसत्त्व, इथॅमब्यूटॉल (Ethambutol) मिथाइलडोपा (methyldopa) यांसारखी औषधे रक्तातील पातळी वाढवितात.

- एसीटीएच (ACTH), फेनोथायझीनस (Phenothiazenes) यांच्यामुळे रक्तातील युरिक ॲसिडची पातळी कमी होते.

मूत्र तपासणी (Urine Analysis)

विशिष्ट गुरुत्व (specific gravity) –

योग्य प्रमाण –

१.००३ ते १.०२५ (सामान्यत: या दरम्यान)

१.०२५ ते १.०३० डसंहत (concentrated) मूत्र.

विशिष्ट गुरुत्व हे मूत्राच्या प्रमाणावर अवलंबून असते. मूत्र कमी प्रमाणात निर्माण झाल्यास विशिष्ट गुरुत्व वाढते.

खालील परिस्थितीत विशिष्ट गुरुत्वाचा हा गुणधर्म (वर वर्णन केलेला) आढळत नाही.

- मधुमेह – अधिक प्रमाणात मूत्र निर्माण होते; विशिष्ट गुरुत्वही वाढते.
- उच्च रक्तदाब – योग्य प्रमाणात मूत्र निर्माण होते; विशिष्ट गुरुत्व कमी होते.
- मूत्रपिंडांच्या विकाराचा प्राथमिक टप्पा (Early renal diseases) – मूत्रनिर्मिती अधिक; विशिष्ट गुरुत्व कमी

विशिष्ट गुरुत्व कमी असणे (१.००१ ते १.०१०)

- डायबेटिस इनसिपिडस (diabetes insipidus)
- ग्लोमेरुलोनेफ्रायटिस (Glomerulonephritis)
- सीव्हिअर रीनल डॅमेज (severe renal damage)

विशिष्ट गुरुत्व अधिक होणे

- मधुमेह (diabetes mellitus), नेफ्रॉसिस (nephrosis)
- ताप, उलट्या व इतर काही कारणांमुळे कमी झालेले पाण्याचे प्रमाण (dehydration)

अडथळा आणणारे घटक :–

- तपासणीसाठी पहाटे घेतलेल्या नमुन्याचे विशिष्ट गुरुत्व सर्वाधिक असते.
- ताप, उलट्या, अतिसार यांसारख्या विकारांमध्ये विशिष्ट गुरुत्व वाढते.
- शीतपेटीत, थंड ठिकाणी ठेवलेल्या मूत्राच्या नमुन्याचे विशिष्ट गुरुत्व अधिक असते.

मूत्राचा रंग (Colour of Urine)

- सामान्यत: पिवळसर असतो
- वाळलेल्या गवतासारखा रंग हा सामान्य समजला जातो व त्याचे विशिष्ट गुरुत्वही कमी असते (१.०१० पेक्षा कमी)

● थोड्याशा गडद पिवळ्या रंगाचे मूत्रही सामान्य रंगाचे समजले जाते व हा रंग मूत्र संहत (concentrated) असल्याचे दर्शवितो. याचे विशिष्ट गुरुत्व १.०१० असते.

● खालील परिस्थितीत रंगहीन मूत्र आढळून येते –
खूप अधिक प्रमाणात पाणी किंवा इतर द्रवपदार्थ पिणे
उपचार न झालेला मधुमेह
मद्यपान
मूत्रवर्धक (Diuretic) औषधे

● केशरी रंगाचे (orange coloured) मूत्र खालील परिस्थितीत आढळते
संहत मूत्र (concentrated urine)
खूप कमी प्रमाणात पाणी किंवा इतर द्रवपदार्थ पिणे

● गडद पिवळ्या रंगाचे फेसयुक्त मूत्र बाइल पिगमेंटमुळे (bile pigment) होऊ शकते.

● हिमोग्लोबिनयुरिया (haemoglobinurea) या विकारामुळे मूत्रास लाल रंग येऊ शकतो.

● तपकिरी, काळपट रंग हा हिमोग्लोबिन, लायझॉल पॉयझनिंग (Lysol poisoning) किंवा मेलॅनिन (melanin) यांमुळे येऊ शकतो.

● धुरकट (smoky) रंग हा लाल रक्तपेशींमुळे (red blood cells) येऊ शकतो.

अडथळा आणणारे घटक :–

● तपासणीसाठी घेतलेला नमुना तसाच ठेवून दिल्यास रंग गडद होतो. ही क्रिया युरोबिलिनोजेनच्या ऑक्सिडीकरणामुळे (oxidation) होते व युरोबिलिन (Urobilin) तयार होते.

● बीटरूटच्या सेवनामुळे मूत्रास लाल रंग येऊ शकतो.

● र्‍हुबार्बमुळे (Rhubarb) मूत्रास तपकिरी रंग येऊ शकतो.

● अमायडोपायरीनमुळे (Amidopyrine) मूत्रास केशरी रंग येऊ शकतो.

● पायरिडियममुळे (pyridium) मूत्रास केशरी ते लाल रंग येऊ शकतो.

● सल्फोनामाइड्समुळे (sulphonamides) मूत्रास गंजासारखा पिवळट रंग (rust yellow) येऊ शकतो.

● डायलॅन्टिनमुळे (dilantin) मूत्रास लालसर तपकिरी रंग येऊ शकतो.

● फिनॉलिक (phenolic) गटातील औषधांमुळे मूत्रास गडद तपकिरी रंग येऊ शकतो.

- मेथिलिन ब्लू (methylene blue) हे रंगद्रव्य (dye) टाकल्यास निळा रंग हिरवा होतो.
- लोहाच्या क्षारांमुळे (iron salts) गडद रंग येऊ शकतो.

वास :—

मूत्रास येणारा विशिष्ट वास हा त्यातील काही विशिष्ट आम्लांमुळे असतो.
- ऑसिटोनसारखा (Acetone) गोडसर वास डायबेटिक कीटॉसिस (diabetic ketosis) या विकारात येतो.
- जंतुसंसर्ग झाला असल्यास (मूत्रमार्गास) वाईट वास येतो.
- शतावरीसारख्या (asparagus) द्रव्यांच्या सेवनाने मूत्रास विशिष्ट वास येतो.
- तपासणीसाठी घेतलेला नमुना दीर्घ काळ ठेवून दिल्यास त्यातील अमोनियामुळे मूत्रास एक तीव्र (pungent) स्वरूपाचा वास येतो. हा वास नमुन्यातील जिवाणूंच्या क्रियेमुळे, तसेच युरियाच्या विघटनामुळे येतो.

पी एच (PH) :—

सामान्यत: ४.६ ते ८

शरीरातील सोडियम व आम्लाचे प्रमाण वाढल्यास मूत्र आम्लधर्मीय बनते.

अल्कधर्मीय (alkaline) मूत्रात बायकार्बोनेट्स (bicarbonates) व कार्बोनिक ऑसिड बफर (carbonic acid buffer) असते.
- मूत्र अल्कधर्मीय असल्यास स्ट्रेप्टोमायसिन (streptomycin), निओमायसिन (neomycin) यांसारखी औषधे मूत्रमार्गास झालेल्या जंतुसंसर्गावर उपयुक्त ठरतात.

आम्लधर्मीय मूत्र:—

अल्कलॉसिस (Alkalosis), अनियंत्रित मधुमेह, पल्मनरी एनफायझेमा (Pulmonary enphysema), अतिसार, अन्न न मिळणे/उपासमार (starvation) या परिस्थितीत मूत्र आम्लधर्मीय असते.

श्वसनाच्या रोगांमध्ये (respiratory diseases) मूत्र आम्लधर्मीय असते.

अल्कधर्मीय मूत्र (Alkaline urine)

- मूत्रमार्गास जंतुसंसर्ग झाल्यास, पायलोरिक ऑब्स्ट्रक्शन (pyloric obstruction), रीनल ट्युब्युलर ऑसिडॉसिस (renal tubular acidosis) या विकारांमध्ये अल्कधर्मीय मूत्र आढळते.

अडथळा आणणारे घटक :—

● तपासणीसाठी घेतलेला मूत्राचा नमुना तसाच ठेवून दिल्यास तो अल्कधर्मीय बनतो.

● प्रथिनांचे प्रमाण खूप अधिक असलेला आहार घेतल्यास तीव्र आम्लधर्मीय (highly acidic) मूत्र निर्माण होते.

● अमोनियम क्लोराइडमुळे (Ammonium chloride) आम्लधर्मीय मूत्र निर्माण होते.

● सोडियम बायकार्बोनेटमुळे (sodium bicarbonate) अल्कधर्मीय मूत्र निर्माण होते.

गढूळपणा (Turbidity)

ताजे मूत्र स्वच्छ, पारदर्शी (clear) असते.

● काही समस्या निर्माण झाली असता (pathological) मूत्र गढूळ असते.

● मूत्रमार्गास जंतुसंसर्ग झाल्यासही मूत्र गढूळ असते.

● श्वेतपेशी अथवा जिवाणू मूत्रात असल्यास मूत्र गढूळ होते.

अडथळा आणणारे घटक :—

● अन्नसेवनानंतर अन्नातील युरेट्स (Urates) आणि फॉस्फेट्समुळे (phosphates) मूत्रास गढूळपणा येऊ शकतो.

● नमुना घेताना योनिमार्गातील स्राव मूत्रात मिसळले गेल्यास महिलांच्या मूत्रात गढूळपणा येऊ शकतो.

● खूप जास्त प्रमाणातील स्निग्ध पदार्थांमुळे मूत्रास तेलकट स्वरूपाचा गढूळपणा येऊ शकतो.

हीमॅट्युरिया (Haematuria)

मूत्रातील रक्तपेशी (blood cells) ओळखण्याकरिता मूत्र सेंट्रिफ्यूज (centrifuge) केले जाते व खाली राहिलेला साका (sediment) सूक्ष्मदर्शकाखाली तपासला जातो. यामुळे मूत्रावाटे रक्त जात असल्यास तसे लवकर कळून येते.

१) हीमोग्लोबिन युरिया (haemoglobin urea) खालील परिस्थितीत आढळतो.

● अत्याधिक ज्वलन/जळणे (excessive burns) आणि दुखापती

● फेब्राइल इनटॉक्सिकेशन (febrile intoxication)

● मलेरिया

● साप चावणे

* हीमोलायटिक ॲनिमिया (haemolytic anaemia)
* कौमॅरिन (coumarin) आणि ॲस्पिरिनमुळे (aspirin) होऊ शकते.
* अधिक प्रमाणातील 'क' जीवनसत्त्वाचे सेवन केल्याने चुकीचे नकारार्थी (negative) परिणाम मिळू शकतात.
* ब्रोमाइड्समुळे (bromides) चुकीचे होकारार्थी (false positive) परिणाम मिळू शकतात.

अडथळा आणणारे घटक :—

* गर्भवती महिलांमध्ये व स्तनपान देणाऱ्या महिलांमध्ये चुकीचे होकारार्थी परिणाम मिळू शकतात.

* तणाव, उत्तेजना, भरपेट जेवणानंतर केलेली तपासणी या सर्वांमुळे चुकीचे होकारार्थी परिणाम मिळू शकतात.

* अधिक प्रमाणातील 'क' जीवनसत्त्वाच्या सेवनामुळे चुकीचे नकारार्थी परिणाम मिळू शकतात.

प्रथिने

योग्य प्रमाण – सामान्यत: मूत्रात प्रथिने नसतात.
* प्रोटिन युरिया (Protein urea) :— मूत्रातून प्रथिने जाणे
  हे मूत्रपिंडांच्या खालील विकारात आढळून येते –
  नेफ्रायटिस
  नेफ्रॉसिस
  पॉलिसिस्टिक किडनी (Polycystic Kidney)
  मुतखडे (Kidney stones)
  ट्युबरक्युलॉसिस (Tuberculosis)
* मूत्रपिंडाशी निगडित नसलेल्या खालील विकारांतही प्रोटिन युरिया आढळतो.
  ताप (fever)
  ट्रॉमा (Trauma)
  कन्व्हल्झिव्ह डिसऑर्डर (convulsive disorder)
  हायपर थायरॉइडिझम (Hyperthyroidism)

अडथळा आणणारे घटक :—

अगदी थोड्या प्रमाणात, तात्पुरत्या स्वरूपात खालील परिस्थितीत मूत्रात प्रथिने आढळतात –
* अतिरेकी व्यायाम (violent exercise)

* तीव्र भावनिक तणाव
* थंडगार पाण्याने केलेली अंघोळ

मूत्रात प्रथिनांची संख्या वाढणे –

* आहारातून भरपूर प्रमाणात प्रथिनांचे सेवन झाल्यास
* गर्भवती महिलांमध्ये
* ऑर्थोस्टॅटिक प्रोटिनयुरिया (orthostatic proteinurea) या परिस्थितीत
* अल्कधर्मीय मूत्रामुळे चुकीचे परिणाम म्हणजेच प्रथिनांचे प्रमाण कमी असल्याचे निष्पन्न होऊ शकते.

खालील औषधांमुळे प्रथिनांविषयीची चाचणी होकारार्थी (positive) असल्याचा चुकीचा निष्कर्ष निघू शकतो –

* खूप मोठ्या प्रमाणात पेनिसिलीन (Penicillin)
* क्लोरप्रोमॅझाइन (chlorpromazine)
* सल्फामिथॉक्सॅझोल (sulphamethoxazole)

वैद्यकीय अर्थ (clinical implication)

* अधिक प्रमाणातील प्रोटिनयुरिया (Heavy proteinuria) –४ ग्रॅम ते २४ तासांत
* ग्लोमेरुलोनेफ्रायटिस (Glomerulonefritis)
* अमायलॉइड डिसीझ (Amyloid disease)
* नेफ्रायटिक सिन्ड्रोम (Nephritic syndrome)
* मॉडरेट प्रोटिनयुरिया (moderate proteinuria)–०.५ ते ४ ग्रॅम २४ तासांत
* नेफ्रोस्क्लेरॉसिस (Nephrosclerosis)
* पायलोनेफ्रायटिस (pyelonephritis)
* मधुमेह
* किडनी स्टोन्स (kidney stones)
* मिनिमल प्रोटिनयुरिया (minimal proteinuria) - ५०० मिग्रॅमपेक्षा कमी
* पॉलिसिस्टिक किडनी (polycystic kidney)
* रीनल ट्युब्युलर डिसीझ (Renal tubular disease)

मूत्रातील साखर

सामान्यत: मूत्रात साखर आढळत नाही.

मूत्रात साखर आढळल्यास वैद्यकीय अर्थ (clinical implications)

* मधुमेह, मेंदूस झालेली दुखापत, मायोकार्डिअल इन्फार्क्शन इत्यादी रोग असल्यास साखरेची पातळी वाढलेली आढळते.

सूक्ष्मदर्शकाखाली केलेली तपासणी (Microscopic examination)

लाल रक्तपेशी व त्यांचे 'कास्ट्स' (casts of Red cells)
सामान्य प्रमाण
१ किंवा २/ लो पॉवर फील्ड (Low power field)
० ते १ / हाय पॉवर फील्ड (high power field)

रेड सेल कास्ट्स (Red cell casts)

- ॲक्युट इन्फ्लमेटरी ऑर व्हॅस्क्युलर डिसऑर्डर्स इन ग्लोमेरुलाय (Acute inflammatory or vascular disorders in Glomeruli)
- खालील परिस्थितीतही आढळू शकते.
    रीनल इन्फार्क्शन (Renal infarction)
    कोलाजेन डिसीझ (collagen disease)
    ॲक्युट ग्लोमेरुलोनेफ्रायटिस (Acute Glomerulonephritis)

लाल रक्तपेशी (Red cells)

- खालील परिस्थितीत आढळतात
    पायलोनेफ्रायटिस (Pyelonephritis)
    रीनल स्टोन्स (Renal stones)
    सिस्टायटिस (cystitis)
    ट्युबरक्युलॉसिस (Tuberculosis)
- श्वेतपेशीपेक्षा लाल रक्तपेशींचे प्रमाण अधिक असल्यास मूत्रमार्गात रक्तस्राव होत असल्याचे निदर्शनास येते.
    ॲस्पिरिनचे सेवन
    ट्रॉमा (Trauma)
- अतिरेकी प्रमाणात व्यायाम केल्यास, मुतखडे शरीरातून मूत्रावाटे बाहेर पडल्यास, कॅथेटर (catheter) लावावा लागल्यास लाल रक्तपेशी मूत्रात आढळून येतात.

श्वेतपेशी व त्यांचे कास्ट्स (White cells and casts)

श्वेतपेशी – ० ते ४ / हाय पॉवर्डफिल्ड (High powerred field)
श्वेतपेशींचे कास्ट्स नसतात.

श्वेतपेशी मूत्रात आढळल्यास त्याचा वैद्यकीय अर्थ (clinical implications)

- श्वेतपेशींची अधिक संख्या मूत्रमार्गाचा जिवाणूसंसर्ग दर्शविते.
- मूत्रपिंडास जंतुसंसर्ग झालेला असल्यास श्वेतपेशींबरोबर सेल्युलर व

ग्रॅन्युलर कास्ट्ससुद्धा (cellular and granular casts) आढळतात.

- रीनल पॅरेन्कायमल इन्फेक्शन (Renal parenchymal infection)
- पायलोनेफ्रायटिस (Pyelonephritis)
- ॲक्युट ग्लोमेरुलोनेफ्रायटिस (Acute glomerulonephritis)

एपिथेलियल सेल्स आणि कास्ट्स (Epithelilal cells and casts)

सामान्यत: रीनल एपिथेलियल सेल (Renal epithetlcal cells) आढळू शकतात.

वैद्यकीय अर्थ (clinical implications)

- ग्लोमेरुलर कॅपिलरी मेंब्रेनला (Glomerular capillary membrane) इजा पोहोचणे.
- खालील परिस्थितीत हायलिन कास्ट्स (Hyaline casts) आढळतात.
  ताप
  पोस्ट्युरल स्ट्रेन (Postural strain)
  भावनिक आंदोलने/तणाव
- नेफ्रायटिक सिन्ड्रोममध्ये (Nephritic syndrome) मोठ्या प्रमाणात हायलिन कास्ट्स, अधिक प्रथिने व ग्रॅन्युलर कास्ट्स (granular casts) आढळतात.
- अल्कधर्मीय पी एच असल्यास आढळू शकतात.

ग्रॅन्युलर कास्ट्स (Granular casts)

सामान्यत: थोड्या प्रमाणात (occasional) आढळतात.
खालील परिस्थितीत आढळतात.
  ॲक्युट ट्युबलर नेक्रॉसिस (Acute tubular necrosis)
  सीव्हिअर ग्लोमेरुलोनेफ्रायटिस (severe glomerulonephritis)
  पायलोनेफ्रायटिस (pyelonephritis)
  क्रॉनिक लेड पॉयझनिंग (chronic lead poisoning)

मल तपासणी (Stool Analysis)

मलाचे स्वरूप (consistency) :–

पेस्टसारख्या (paste) मलामध्ये मेदाचे (fats) प्रमाण खूप अधिक असते.
स्प्रूसारखे व सेलिॲक डिसीझ (sprue and celiac disease) झाल्यास मलाचे स्वरूप अल्युमिनियम पेन्टसारखे (paint) असते. हे त्यातील फॅटी ॲसिड्समुळे (fatty acids) मुळे होते.

- सिस्टिक फायब्रॉसिस (cystic fibrosis) झाल्यास मल तेलकट असतो.
- खालील रोगांमध्ये अतिसाराबरोबर मलात श्लेष्म (mucus) आणि रक्त आढळते –

    टायफॉइड (Typhoid)

    कॉलरा (Cholera)

    अमीबियासिस (Amoebiasis)

    लार्ज बॉवेल कॅन्सर (Large bowel cancer)

- खालील रोगांमध्ये अतिसाराबरोबर मलात श्लेष्म व पू (pus) आढळतो.

    अल्सरेटिव्ह कोलायटिस (Ulcerative colitis)

    रीजनल एन्टेरायटिस (Regional enteritis)

    शिगेलॉसिस (shigellosis)

    साल्मोनेलॉसिस (salmonellosis)

आकार (shape and size) :–

- अरुंद, रिबिनीसारखा मल, गुदाशय (rectum) अरुंद होणे किंवा अर्धवट अडथळा येणे (partial obstruction) किंवा स्पास्टिक बॉवेल (spastic bowel) याची शक्यता दर्शवितो.

- खूप मोठ्या आकाराचा मल डायलेटेशन ऑफ व्हिस्कस (dialation of viscus) असल्याचे दर्शवितो.

- सवयीनुसार (habitual) छोट्या, गोल आकाराचा मल मध्यम स्वरूपाचे बद्धकोष्ठ दर्शवितो.

- अतिशय कडक स्वरूपाचा मल पाण्याच्या अभिशोषणात किंवा द्रवपदार्थांच्या अभिशोषणात झालेली वाढ दर्शवितो.

मलाचा रंग

- पिवळा ते हिरवट पिवळा - तीव्र अतिसार
- काळा - पचनमार्गाच्या वरच्या भागातील रक्तस्राव
- मातकट रंग - स्वादुपिंडाच्या कार्यात बिघाड (pancreatic insufficiency)
- लाल - पचनमार्गाच्या खालच्या भागातील रक्तस्राव
- बाह्य भागावरील रक्ताचे बारीक पट्टे (blood streaks) असल्यास हिमॉरबॉइड्स (haemorrboids) असण्याची शक्यता असते.

अडथळा आणणारे घटक :–

- स्तनपान घेणाऱ्या तान्ह्या बालकांच्या मलाचा रंग पिवळा किंवा हिरवट

पिवळा असू शकतो.

● हरितद्रव्य (chlorophyll) अधिक प्रमाणात असलेल्या भाज्या आहारात अधिक प्रमाणात असल्यास मलास हिरवट रंग येऊ शकतो. कॅलोमेल (calomel) या औषधामुळेही असे होऊ शकते.

● काळा किंवा गडद तपकिरी रंग आहारातील लोहाच्या (iron) अधिक्यामुळे असू शकतो. बिस्मथ (bismuth), चारकोलमुळेही (charcoal) असे होऊ शकते.

● भरपूर प्रमाणात दूध प्यायल्यास मलाचा रंग फिकट असू शकतो.

● अधिक प्रमाणात मेदाचे सेवन केल्यास मल मातीसारखा असू शकतो.

● बीटरूटच्या अधिक सेवनामुळे मलास लाल रंग येऊ शकतो.

खालील औषधांमुळे मलास विशिष्ट रंग येतो.

काळा रंग - लोहाचे क्षार, चारकोल (Charcoal)

हिरवा रंग - मर्क्युरस क्लोराइड (Mercurous chloride)

हिरवा ते निळा रंग - डायथायझीन्स (Diathiazenes)

लाल - टेट्रासायक्लिनस (Tetracyclines)

पिवळा - सॅन्टेनिन्स (santenins)

पांढरट - अॅन्टासिड्स (antacids)

केशरी - फेनॅझोपायरिडिन (Phenazopyridine)

मलात रक्त आढळणे

सामान्यत: मलात रक्त नसते.

● गडद लाल ते काळपट लाल रंगाचा मल असल्यास पचनमार्गाच्या वरच्या भागातून ०.५० मिलिलीटर ते ०.७५ मिलिलीटर रक्त मलावाटे जात असल्याचे निदर्शक असते.

● ऑकल्ट (Occult) स्वरूपाचे रक्त मलात आढळल्यास ते अल्सरेटिव्ह कोलायटिसचे निदर्शक असते.

अडथळा आणणारे घटक :—

● आहारात मांसाचा समावेश असल्यास त्यातील हिमोग्लोबिन व काही विकरांमुळे (Enzymes) चाचणीचे निष्कर्ष चुकीचे होकारार्थी असू शकतात.

● ५०० मिग्रॅमपेक्षा अधिक 'क' जीवनसत्त्वाचे सेवन केल्यास तपासणीचा निष्कर्ष चुकीचा नकारार्थी असू शकतो.

● ब्रोमाइड्स या औषधांमुळे तपासणीचा निष्कर्ष चुकीचा होकारार्थी (false positive) असू शकतो.

कोलचिसिनस (cholchicines)
ऑक्सिडायझिंग एजन्ट्स (oxidizing agents)

मलात श्लेष्म असणे (Mucus in stool)

• थोडासा चमकदार (translucent), जिलेटिनसारखा (gelatinous) श्लेष्म मलाच्या पृष्ठभागावर (surface) असल्यास खालील रोगांची शक्यता असते.

म्युकस कोलायटिस (Mucus colitis)

भावनिकदृष्ट्या अस्वस्थता (disturbance)

मलत्याग करतेवेळी खूप अधिक जोर लावावा लागणे.

औषधे

इन्फ्लमेशन ऑर निओप्लाझम ऑफ रेक्टल कॅनाल
(Inflammation or Neoplasm of rectal canal)

श्लेष्मामध्ये पू आणि रक्त असल्यास

अल्सरेटिव्ह कोलायटिस (Ulcerative colitis)

बॅसिलरी डिसेन्ट्री (Bacillary dysentery)

ॲक्युट डायव्हर्टिक्युलायटिस (Acute diverticulitis)

इन्टेस्टायनल ट्युबरक्युलॉसिस (Intestinal tuberculosis)

मलामधील ल्यूकोसाईट्स (Leucoeytes in stool)

• खालील रोगांमध्ये मलामध्ये ल्युकोसाइट्सचा पूर्ण अभाव दिसून येतो.

कॉलरा

अतिसार

विषाणूंमुळे उत्पन्न झालेला अतिसार

• प्रायमरी मोनोन्युक्लिअर ल्यूकोसाइट्स खालील विकारात आढळतात

शिगेलॉसिस

साल्मोनेलॉसिस

अल्सरेटिव्ह कोलायटिस

• खालील विकारांत मलामध्ये खूप मोठ्या प्रमाणावर पू आढळतो.

क्रॉनिक अल्सरेटिव्ह कोलायटिस

क्रॉनिक बॅसिलरी डिसेन्ट्री

लोकलाइइझ्ड ॲबसेस (Localized abscess)

सीएसएफ- सेरेब्रो स्पायनल फ्लुइड (Cerebro Spinal Fluid) CSF

सामान्यतः प्रौढ व्यक्तीबाबत सीएसएफचे आकडे खालीलप्रमाणे असतात.

आकारमान (volume)	९० ते १५० मिली. (clear)
दाब (pressure)	७५ ते १५० मिमी.
विशिष्ट गुरुत्व (specific gravity)	१.००६ ते १.००८
ग्लुकोज (Glucose)	४५-८५ मिग्रॅ/डीएल (mg/dl)
लॅक्टिक ॲसिड (Lactic acid)	२४ मिग्रॅ/डीएल (24mg/dl)
ए जी रेशो (AG ratio)	८ : १
क्लोराइड (chloride)	११८ ते १३२
युरिया नायट्रोजन (Urea nitrogen)	६ ते १६ मिग्रॅम/डीएल
कोलेस्टेरॉल (cholesterol)	०.२ ते ०.६ मिग्रॅम/डीएल
बिलिरुबिन	नसते
युरिक ॲसिड (Uric acid)	०.५ ते ४.५ मिग्रॅम/डीएल

सीएसएफमधील रंगबदल

स्वरूप (Appearance)	परिस्थिती (condition)
ऑपल्संट; पिवळसर नाजूक गाठयुक्त (opalescent; slightly yellow, with delicate clot)	टीबी मेनिनजायटिस (T B Meningitis)
ऑपल्सन्ट टु प्युरुलन्ट, पिवळसर खडबडीत गाठयुक्त (opalescent to purulent, slightly yellow with coarseclot)	ॲक्युट पायोजेनिक मेनिंजायटिस (Acute, Pyogenic meningitis)
पिवळसर, स्वच्छ किंवा ऑपल्सन्ट, नाजूक गाठयुक्त (slightly yellow, clear or opalescent, with delicate clot)	ॲक्यूट ॲन्टेरिअर पोलिओमायलेटिस (Acute anterior poliomyelitis)
झान्थोक्रोमिक (xanthochromic)	टॉक्सोप्लाइझ्मॉसिस (Toxoplasmosis)
रक्त आणि पसयुक्त (Bloody, Purulent)	ट्यूमर ऑफ ब्रेन किंवा कॉर्ड (Spinal cord) ब्रेन

सी एस एफ ग्लुकोज

- सामान्यत: ४५ ते ८५ मिग्रॅम/डीएल

ग्लुकोजची पातळी कमी झाल्यास :–

- पायोजेनिक, ट्युबरक्युलस आणि बुरशी संसर्ग
  (Pyogenic, tuberculous and fungal infections)
- लिम्फोमा विथ मेनिनजिअल स्प्रेड
  (Lymphoma with meningeal spread)
- हायपोग्लायसेमिया (Hypoglycaemia)
- गालगुंड (Mumps), मेनिंगोएनसेफेलायटिस (Meningoencephalitis)

ग्लुकोजची पातळी वाढल्यास

- मधुमेह
- सीएसएफ क्लोराईड :- सामान्यत: ११८ ते १३२ Meg/litre

सीएसएफ क्लोराइड कमी झाल्यास

- ट्युबरक्युलस मेनिनजायटिस (Tubercular Meningitis)
- बॅक्टेरिअल मेनिनजायटिस (bacterial meningitis)

सीएसएफ लॅक्टिक ॲसिडची पातळी अधिक झाल्यास

- बॅक्टेरिअल मेनिनजायटिस
- हायड्रोसिफॅलस (Hydrocephalus)
- ब्रेन ॲबसेस (brain abscess)
- लो आर्टेरिअल पी ओ - टू (Low arterial Po-2)
- सेरेब्रल इनफार्क्ट (cerebral infarct)
- निम्न रक्तदाब (Low blood pressure)
- सेरेब्रल इश्केमिया (cerebral ischaemia)
- ट्रॉमॅटिक ब्रेन इन्ज्युअरी (Traumatic brain injury)
- रेस्पिरेटरी अल्कलॉसिस (Respiratory alkalosis)
- इडिओपॅथिक सिझर्स (Idiopathic seizures)

सीएसएफ टोटल सेल काउंट (CSF Total cell count)

सामान्यत: ०.५ cu/mm

हे आकडे वाढल्यास (३००-५००, मोनोसायटिक क्लिअर सेल्स अधिक प्रमाणात) खालील विकार संभवतात –

- विषाणुसंसर्ग

- सिफिलिस ऑफ सीएनएस (syphilis of CNS)
- ट्युबरक्युलस मेनिनजायटिस
- मल्टिपल स्क्लेरॉसिस (multiple sclerosis)
- एनसेफॅलोपॅथी (Encephalopathy)
- सारकॉइडॉसिस (Sarcoidosis)
- पॉलिन्यूराइटिस (Polyneuritis)
- पेरिआर्टेराइटिस (Periarteritis)

न्यूट्रोफिल्स अधिक झाल्यास

- बॅक्टेरिअल मेनिनजायटिस
- अर्लीव्हायरल मेनिंगो एनसेफेलायटिस
- मायकॉटिक मेनिनजायटिस (mycotic meningitis)
- ऑस्टिओमायलेटिस ऑफ स्कल (osteomyelitis of skull)
- सबड्युरल एम्पायेमा (Subdural empyema)
- मेटॅस्टॅटिक ट्युमर (Metastatic tumor)

सीएसएफ-दाब वाढल्यास

७५-१५० mm H2o latcral decbitus हा CSF चा योग्य प्रमाणातील दाब आहे.

- इन्ट्रक्रिनिअल ट्युमर (Intracranial tumor)
- प्युरुलन्ट ऑर ट्युबरक्युलस मेनिनजायटिस
- लो ग्रेड इन्फ्लमेटरी प्रोसेस (Low grade inflammatory process)
- एनसेफेलायटिस (Encephalitis)

दाब कमी झाल्यास

- डायबेटिक कोमा (diabetic coma)
- ऑब्स्ट्रक्टिंग ट्युमर ऑफ स्पायनल कॉर्ड
  (obstructive tumor of spinal cord)

सीएसएफमधील प्रथिने वाढल्यास

योग्य प्रमाण १५-४५ mg/dl

- प्रुरलन्ट मेनिनजायटिस (Prurlent meningitis)
- ट्युबरक्युलस मेनिनजायटिस
- असेप्टिक मेनिनजायटिस (Aseptic meningitis)
- ब्रेन अॅबसेस

- सब ऑरक्नॉइड हिमरेज (Sub arachnoid haemorrhage)
- पोलिओ मायलेटिस (Poliomyelitis) आणि
- सिफिलिस (syphilis)

ऱ्हुमॅटॉइड फॅक्टर (Rheumatoid Factor)

सामान्यत: तपासणी निगेटिव्ह (<१:२०) / नकारार्थी असते.

तपासणी होकारार्थी निष्कर्ष देत असल्यास

- अर्ली ऱ्हुमॅटॉइड आर्थ्रायटिस
- ल्यूपस एरिथेमॅटोसस (Lupus erythematosus)
- एन्डो कार्डिऑटिस (Endo carditis)
- ट्युबरक्युलॉसिस
- सिफिलिस
- सारकॉइड (sarcoid)
- कर्करोग (cancer)
- विषाणुसंसर्ग (Viral infections)

फ्री थायरॉक्झिन-टी-४ (Free Thyroxine - T4)

सामान्यत: १ ते २.३ mg/dl

यापेक्षा अधिक असल्यास

- ग्रेव्हज डिसीझ (Graves' Disease)
- थायरोटॉक्सिकॉसिस (Thyrotoxicosis)
- सिरॉसिस ऑफ लिव्हर (Cirrhosis of liver)

कमी झाल्यास

- प्रायमरी हायपोथायरॉइडिझम (Primary hypothyroidism)
- सेकंडरी हायपोथायरॉइडिझम (secondary hypothyroidism)
- T-३मुळे होणारा थायरोटॉक्सिकॉसिस (Thyrotoxicosis due to T-3)

ट्राय आयोडोथायरॉनिन-टी-३ (Tri iodothyronine - T3)

सामान्यत: ११० ते २३० मिग्रॅ/१००मिलिलीटर

यापेक्षा अधिक झाल्यास :–

- हायपरथायरॉइडिझम (Hyperthyroidism)
- टी ३ थायरोटॉक्सिकॉसिस (T3 Thyrotoxicosis)
- ॲक्युट थायरॉइडायटिस (Acute Thyroiditis)

कमी झाल्यास

- हायपोथायरॉइडिझम (Hypothyrodism)
- उपासमार (starvation)
- ॲक्युट इलनेस (acute illness)

MIRACULOUS MIRRORS OF

प्रतिबिंब

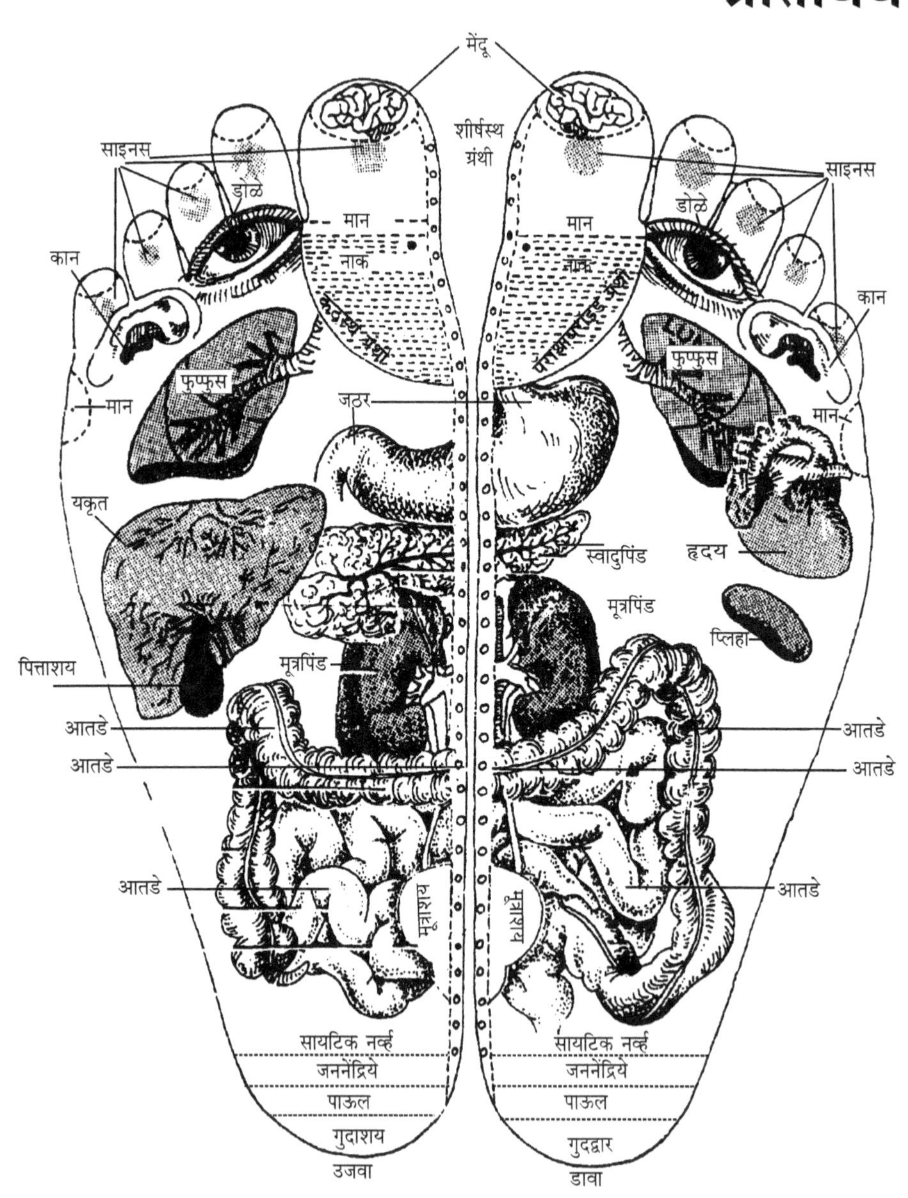

THE BODY-REFLEX CENTRES

केंद्र

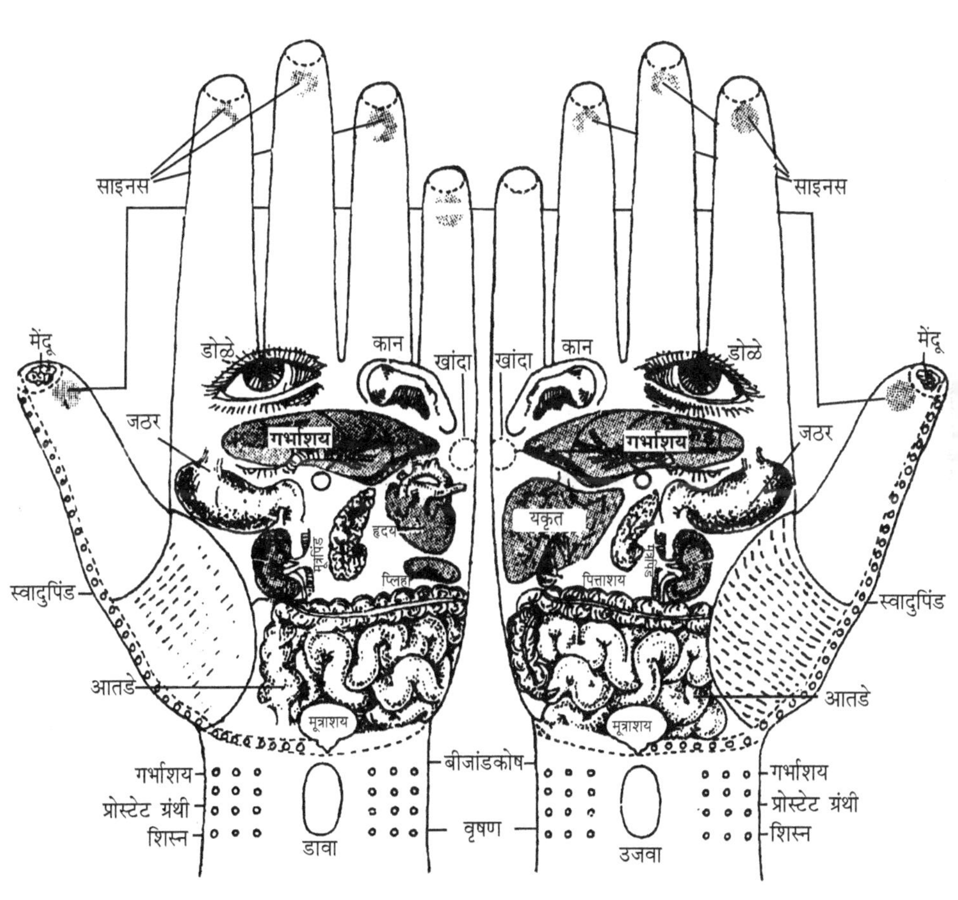

'हॉट वॉटर थेरपी'
या प्रसिद्ध इंग्रजी पुस्तकाचा अनुवाद

उष्ण जलोपचार

शॉवर, बाथटब किंवा गरम पाण्याच्या टबात रोज फक्त दहा मिनिटे व्यायाम करून तुमची मान, खांदे व पाठ कसे सुरक्षित ठेवाल...

डॉ. पॅट्रिक होरे । डेव्हिड हार्प

अनुवाद : सुभाष जोशी

तुम्हाला खालील गोष्टींचा त्रास आहे का?
तणावामुळे डोकेदुखी, सतत बैठ्या कामामुळे पाठदुखी,
सप्ताहाच्या अखेर सुट्टीत खेळल्यामुळे उसण भरणे, लचकणे,
अपघातामुळे इजा किंवा अतिश्रमानी, वयोमानापरत्वे अथवा
हालचालीच्या अभावामुळे, सांधे व स्नायू दुखणे?

गरम पाण्याच्या उपचारपद्धतीची मदत होऊ शकते.
दुखऱ्या स्नायूंना आराम देऊन सशक्त करण्याच्या,
सोप्या पण परिणामकारक पद्धतींची या पुस्तकात
ओळख करून देण्यात आलेली आहे. हे सर्व, गरम
पाण्यानी अंघोळ करतांना, टबमध्ये डुंबत असताना
करता येतं आणि करायला फक्त काही मिनिटंच लागतात!
हलकस मालीश, व्यायाम आणि ताण देण्याचे प्रकार करून,
तुम्ही दुखरी पाठ बरी करू शकता. गरम पाण्याच्या औषधी
व दुःखशामक गुणांची या व्यायामाशी सांगड घालून,
तुम्ही घरबसल्या प्रसिद्ध 'स्पा' उपचारपद्धतीचा आनंद घेऊ शकता,
तेही स्वतःच्या बाथरुममध्ये!

✳ ✳ ✳